Emma 姐姐
说营养

主 审　王军波

主 编　崔怡辉

大健康时代

先提升素养，再讲究营养

U0370265

中华医学电子音像出版社

CHINESE MEDICAL MULTIMEDIA PRESS

北 京

图书在版编目（CIP）数据

Emma 姐姐说营养 / 崔怡辉主编. —北京：中华医学电子音像出版社，2022.6
ISBN 978-7-83005-275-1

Ⅰ. ①E… Ⅱ. ①崔… Ⅲ. ①饮食营养学 - 普及读物
Ⅳ. ① R151.4-49
中国版本图书馆 CIP 数据核字（2022）第 006711 号

Emma 姐姐说营养
EMMA JIEJIE SHUO YINGYANG

主　　编：崔怡辉
策划编辑：鲁　静　赵文羽
责任编辑：周寇扣
校　　对：张　娟
责任印刷：李振坤
出版发行：中华医学电子音像出版社
通信地址：北京市西城区东河沿街 69 号中华医学会 610 室
邮　　编：100052
E - mail：cma-cmc@cma.org.cn
购书热线：010-51322677
经　　销：新华书店
印　　刷：廊坊祥丰印刷有限公司
开　　本：720 mm×1020 mm　1/32
印　　张：15.75
字　　数：334 千字
版　　次：2022 年 6 月第 1 版　　2023 年 3 月第 2 次版
定　　价：88.00 元

内容提要

　　本书围绕基础营养、人群营养、营养与慢性病预防这 3 条主线，就人体必需营养素、食物中的生物活性成分、不同人群的营养需求、常见生活方式及慢性病的预防等人们普遍关心和关注的话题予以分享，同时介绍了体重管理、益生菌、饮食模式等营养健康知识。作者秉承"大健康时代，先拥有素养，再讲究营养"的理念，通过新颖且独树一帜的科普风格和语言，力求让大众看得懂、记得住、用得上，轻松学习，乐享健康。本书除营养健康知识外，还有许多作者推荐的健康饮食的制作方法和心得，适合作为大众营养与健康知识的入门级科普读物。

作者简介

崔怡辉，注册营养师，毕业于北京大学医学部，医学硕士，曾在北京大学医学部执教多年。

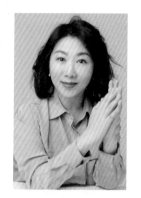

2016年创立"Emma姐姐说营养"科普自媒体平台，被喜爱她的读者亲切地称为Emma姐姐，她热心于探索如何将专业的医学健康知识和营养知识进行科普，让大众听得懂、学得会，助力提升个人的营养健康素养。

除了致力于营养与健康的公众科普教育，Emma姐姐还是一名独立健康生活方式教练，是健康生活方式和生机饮食的倡导者与践行者。

序

任何形式的营养不良或营养失衡都会导致人类健康的重大问题。获取足量、安全而营养的食物是维持生命和促进健康的关键。良好的营养能够改善母亲和子代生命早期的健康与安全，增强免疫功能，降低非传染性疾病的风险，提高儿童的学业能力及成年人的生产力和创造性，促进社会发展。

2017 年全球疾病负担研究分析显示，膳食因素（如高钠摄入、全谷物和水果摄入不足）导致成年人全因死亡率和伤残率分别为 22%、15%，而我国的比例更高（分别为 30.2% 和 21.3%）。

如今，全球范围内都面临营养不良的多重负担，其中逾 8 亿人处于慢性饥饿状态，20 亿人缺乏微量营养素。同时，另一种形式的营养不良——超重，其人口数量也高达 24 亿。在我国亦然，在生长迟缓、消瘦及贫血等营养低下状况有所改善的同时，营养过剩的发生率急剧上升，2015—2017 年我国 18 周岁及以上居民超重、肥胖率高达 50.7%。

膳食模式同步发生着较大变化，植物性食物摄入量逐渐减少，而动物性食物，尤其畜肉逐渐增多；蔬菜、水果、全谷物、鱼类、奶制品等普遍摄入不足，而畜肉、油盐等摄入明显过量。2015—2017 年中国居民营养与健康状况监测结果表明，每标准人日粮谷类平均摄入量较 2002 年减少了近 60 g；全谷物平均摄入量仅为 16.3 g（推荐 50.0~150.0g）；仅有 28.9% 和 3.8% 的居民蔬菜、水果的平均摄入量达到推荐摄入量；与之相对应的是，畜禽肉平均摄入量则由 2002 年的 78.6 g 增加到了 85.0 g。

相继出台的《健康中国行动（2019—2030 年）》《国民营养计划（2017—2030 年）》等国家层面政策和行动，均将"平衡膳食、合理营养"作为健康中国建设的主要目标。实现这一目标的关键核心要素之一是营养健康素养。

营养健康素养是指个人获取、处理、理解食物和营养的基本信息，运用这些信息作出正确健康决策的能力。它不仅包括营养学知识，还包括营养学相关的技能和行为。多项研究表明，营养素养与蔬菜、水果、脂类食物的摄入量明显相关，同时发现营养知识更丰富的人群会摄入更多的蔬果和更少的高脂肪食物。

为此，《健康中国行动（2019—2030 年）》和《国民营养计划（2017—2030 年）》均将"提高居民营养健康素养"作为主要目标和增进全民健康的前提，将"普及营养健康知识"作为实施策略或基本路径。

本书作者崔怡辉，一直致力于通过新媒体向大众传递营养健康信息，已完成大量原创科普类文章、微课、语音课堂等，其受众广泛且受益良多，被喜爱她的读者 / 观众 / 听众朋友亲切地称为 Emma 姐姐。

《Emma 姐姐说营养》是作者的一次驻足，系统梳理和整合了既往工作成果，对于营养学三大模块——食物营养与健康、人群营养、营养与慢性病预防进行了有趣而科学的诠释。之所以"有趣",是源于本书轻松而接地气的文字,少见晦涩的语言;之所以"科学",是基于作者的医学背景和营养学专业素养;之所以称为"诠释",是由于本书侧重读者技能的培养,而非仅是罗列晦涩的知识——这也是很多营养科普读物最常见的短板!

本书不仅有知识,还有爱。作者以邻家姐姐的口吻娓娓道来,切入点都是大众最常遇到、最受关注的问题,还涉及行为模式引导,可谓"设身处地、苦口婆心"。毕竟,即使只影响某个人的一个行为,就能改善其健康状况和疾病风险,进而助力家庭、社会、国家和谐发展,这也是每位营养科普工作者共同的心愿!

北京大学医学部营养与食品卫生学系　朱文丽

2022 年 1 月

　　30多年前，我考入北京大学医学部预防医学专业。从入学开始，就在脑中印上了8个字——预防为主、治疗为辅，憧憬着有那么一天，许多疾病都被消灭或预防，更多的人可以健康而长寿地活到百岁。

　　如今，30多年过去了，经济的发展带来生活条件的改善、收入的提高和食物的丰富，使我们脱贫了、吃饱了，预期寿命也逐渐延长，但人类似乎并没有因此远离疾病。威胁人类生命质量的疾病谱悄然而肆意地迭代，从营养缺乏性疾病、感染性疾病到非传染性慢性疾病，不少人年纪轻轻就收到"三高"、"四高"或"五高"的健康警告。

　　健康似乎并未随着医疗科技的日新月异同步得到改善，也许你也在扪心自问：如果人生缺少健康，生存质量降低，少了生命尊严，仅寿命数字被延长，又有何意义？令人欣慰的是，我们赶上了一个前所未有的"大健康时代"，健康意识深入人心、健康观念深得人心。值得庆幸的是，许多疾病已经可以被预防，健康可以被管理，只要我们愿意有所行动，做出改变。行动的第一步，不妨就从为自己和家人学一些健康知识、营养知识，提升营养健康素养开始吧！

　　谨借此书出版之际，我要诚挚感谢本书的主审王军波副教

Emma姐姐说营养

授，诚挚感谢对这本书的出版付出极大耐心的周寇扣编辑、赵文羽编辑。诚挚感谢为这本书精心绘制插图的赵超凡女士，封面设计张泱女士，以及 5 年多来无私协助我完成公益科普工作的周阳阳先生，诚挚感谢全心全意支持我的家人、挚友们，诚挚感谢每一位给予我信任的读者朋友们。

2021 年 11 月

x

目　录

第二篇　益生菌

第三篇　人群营养

第七篇　体重管理

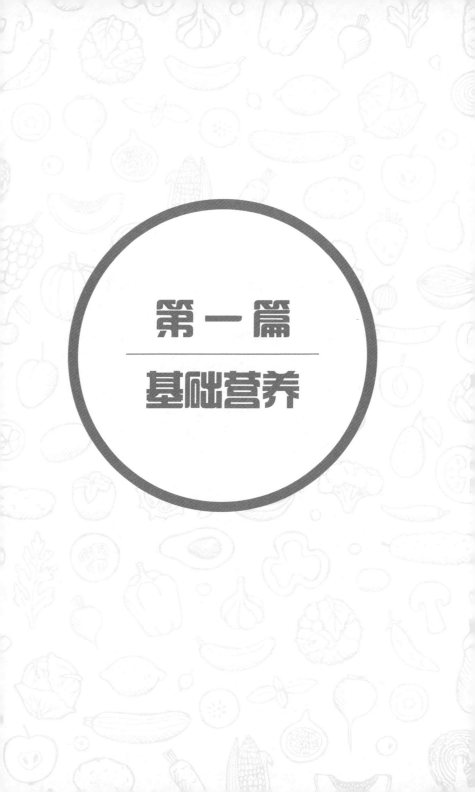

第一篇

基础营养

身为首席营养素的
蛋白质有多重要

如果需要系统地讲食物中的各类营养素，我会毫不犹豫地从蛋白质谈起。

蛋白质被称为一切生命的物质基础，在诸多营养素中，被评为"首席营养素"。那么，"地位如此之高"的蛋白质到底为我们人体的健康"承包"了什么任务呢？接下来我们一一道来。

蛋白质"承包"我们的颜值

在身体的构成中，如果除去全部的水分，剩下的有 3/4 都是蛋白质。如果没有蛋白质，人体是一堆脂肪和矿物质，沉浮在 40 L 左右的液体中，哪里还会有亭亭玉立的人存在呢？

小到一个细胞，细到一根发丝，手指末端的指甲、足趾末端的趾甲，近到我们的心脏，从人体表面的皮肤，到身体里面的五脏六腑，全都需要蛋白质。

如今在这个"拼颜值"的时代，想要皮肤有弹性，头发有光泽，肌肉饱满，身形矫健，蛋白质可万万不能缺少。

如果身体摄入蛋白质充分，你看上去如下图这样。

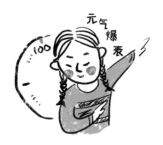

如果身体缺乏蛋白质，你看上去就可能如下图这样。

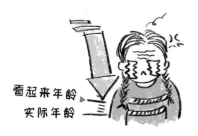

蛋白质"承包"我们的免疫力

什么是免疫力？免疫力是指身体抵抗疾病入侵的能力。这个能力要靠谁来执行？那就是我们身体里的"百万免疫大军"——免疫细胞。它们24小时在我们的身体里监视和消灭细菌部队、病毒部队，清除有害物质等。它们作战时使用的"弹药武器装备"也非常厉害，其中，最常用到的是抗体。

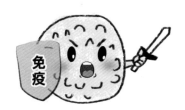

重点来了！无论是免疫细胞，还是它们使用的"弹药武器"——抗体，都需要蛋白质作为原材料。

所以，每天摄入的蛋白质够不够多，够不够好，直接决定你身体对疾病的抵抗力。以我为例——要想常年不感冒，蛋白质可是万万不能少！

蛋白质"承包"我们的竞争力

大家一定和我一样，特别羡慕那些每天都光鲜亮丽，神采奕奕，精力充沛的人。在当今社会，旺盛的精力就等于强大的竞争力。

如何获得和保持旺盛的精力？就是想方设法让我们身体里那些关键岗位的成员们都能各司其职，积极地工作、不偷懒。我们不妨来畅想一下，如果身体里所有酶都能全身心投入催化各项生命活动的工作中；所有激素都认真执行保驾护航的调节工作；所有神经递质都及时传递大脑和神经的指令；所有载体都负责任地将养分和代谢废物运输到指定的位置……身体又怎么能感觉到累呢？

你或许不知道，上面所说的酶、激素、神经递质和载体，其核心组成成分都是蛋白质。试想一下，如果不补充优质蛋白质，或者当身体缺乏蛋白质，上述"变形金刚"们，不是数量减少，就是偷懒怠工，导致身体的各个器官、系统消极怠工，人就会感觉疲劳，会经常喊累。经常喊累的人生，又如何谈得上"竞争力"？

　　还有一句话：身体缺少了蛋白质，真的会"要命"啊！这可不是耸人听闻的话。一位体重 60 kg 的成年人，体内含有 10～11 kg 蛋白质，当人体丢失 20% 的蛋白质，即约 2 kg 蛋白质时，生命活动将被迫停止运行。所以说蛋白质"承包"了我们的生命，实在不为过。

　　我们每天需要吃多少蛋白质？哪些食物含有丰富的蛋白质？请看接下来的内容。

"优质蛋白" 究竟优在哪儿

　　在列举优质蛋白的入选标准之前，简单介绍一下构成蛋白质的基本单位——氨基酸。如果说社会的基本单位是一个个家庭，人体的基本单位就是一个个细胞，那么蛋白质的基本单位就是一个个氨基酸。

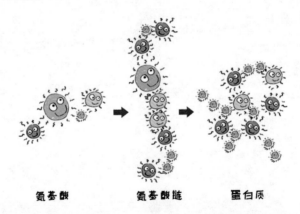

氨基酸　　　　　氨基酸链　　　　蛋白质

　　大家都知道，我们吃下的蛋白质不是被身体原封不动地利用，例如，吃下的鸡胸肉不会直接变成你的胸肌；吃下的猪心也不能弥补失恋后粉碎的心。

　　那么食物中的蛋白质是如何被人体利用的呢？

　　简单说，食物蛋白质在胃肠道中被分解为氨基酸，这些氨基

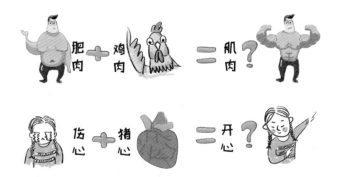

酸作为原材料，通过血液这个"快递系统"被精准送到全身各处的组织细胞中，在那里的"生产线"上重新组装合成人体内的蛋白质后，才能发挥其重要作用。

　　有一个形象的比喻——蛋白质是各色各样的珠子串成的一条链子，而每一颗珠子都是一个氨基酸。食物中的"蛋白质珠链"进入人体这个大加工厂后，先在消化车间把珠子（即氨基酸）拆散，再运输到不同的制造车间（即细胞），根据人体的需要串成大小和排列顺序各异的新链子（即蛋白质）。

　　不同颜色或形状的珠子，代表不同种类的氨基酸。构成人体内蛋白质的氨基酸有多少种呢？答案是人体内共有 20 种氨基酸。虽然数字听起来不是很多，但如果用 20 种氨基酸进行不同的排列组合，那产生的"蛋白质珠链"的种类可就非常多了。

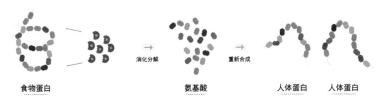

食物蛋白　　　　　消化分解　　　　氨基酸　　　　重新合成　　　人体蛋白　　人体蛋白

含蛋白质的食物究竟要符合哪些标准才能入选优质蛋白？那就要符合以下 2 个入选标准。

标准 1: 必需氨基酸的种类要齐全

如前所述，合成人体蛋白的氨基酸总共需要 20 种，它们通过不同的排列组合可形成多达十万种不同的蛋白质。在这 20 种氨基酸中，有 8 种氨基酸是人体内细胞无法合成的，必须依靠"进口"，即必须通过外界食物来供给，我们称之为必需氨基酸。

如果一种蛋白质要想登上"优质蛋白"的排行榜，就必须同时具备这 8 种必需氨基酸，缺少任何一种必需氨基酸都不能"上榜"。

以上述条件作为入选标准，牛奶、鸡蛋、肉类、鱼类及豆类均可以上榜。

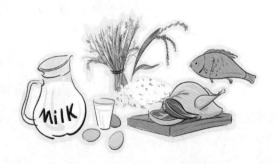

标准 2: 必需氨基酸的构成比要合理

不同食物来源的蛋白质，即使同时含有 8 种必需氨基酸，其营养价值也不一样。要想成为优质蛋白，仅靠种类齐全还不够，其构成比还必需合理。

必需氨基酸构成比合理是指这些食物必需氨基酸的构成比要尽可能接近人体内蛋白质必需氨基酸的构成比。两者的构成比越接近，说明这种蛋白质越容易被人体吸收和利用，这种食物才能被选为优质蛋白。

按照这个标准来衡量，鸡蛋、牛奶、肉类、鱼类等动物蛋白及豆类依然可以上榜。

通过上述内容，不难发现动物性食物更容易成为优质蛋白。这并不奇怪，毕竟从进化的角度来看，人类和动物更接近。那么，新的问题出现了，素食者该怎样补充蛋白质？难道素食者就没有办法获取优质蛋白吗？

在"肉食动物"眼中吃"草"的素食者，一样可以成为出色的艺术家、画家、数学家和运动员。因为素食者同样可以获得优质蛋白，他们的身体功能并不逊色于吃肉的人群。一项美国国家食品营养协会的结论指出"素食完全可以提供人体对蛋白质及所有必需氨基酸的需求，甚至可能提高人类健康水平"。

你此时是否已经发现一个问题，不是说绝大部分植物蛋白都缺乏一种或多种必需氨基酸吗？那素食者又是怎样获得优质蛋白的？答案很简单，即通过"蛋白质氨基酸的互补作用"的原理来实现。

例如，我们常吃的大米缺少赖氨酸，但富含用蛋氨酸，而豆类食物刚好相反，富含赖氨酸，缺少用蛋氨酸。所以，只要我们养成在蒸米饭、熬米粥的时候加一把豆类进去的好习惯，正好互相补充了这两种食物间缺少的必需氨基酸。中国很多传统食物，如豆包、八宝饭等都是氨基酸互补的食物。

作为素食者，在一日三餐的饮食搭配上，只要经常记着蛋白质氨基酸之间的互补作用，摄入优质蛋白就不是难事。

3 如何做到每天"有态度地"吃蛋白质

通过了解蛋白质的重要性，我猜你现在最想问的问题是：我们每天究竟需要吃多少克蛋白质？

 ## 每天需要摄入多少蛋白质

有 3 种权威营养学家们推荐的方法：

　　※　按体重计算蛋白质摄入量，推荐健康成年人每人每天每千克体重应摄入 0.8～1 g 蛋白质。

　　※　按性别来推荐蛋白质摄入量，推荐成年女性每天摄入 46 g 蛋白质，成年男性每天摄入 56 g 蛋白质。

　　※　按能量计算蛋白质摄入量，每天蛋白质的摄入量应该占每天总摄入能量的 10%～15%。

　　非营养专业且只想好好吃饭的读者们，读到这里应该已经不知道该选择哪种方法去计算每天摄入的蛋白质。

摄入蛋白质的原则

我们先抛开上面提到的数字，其实摄取蛋白质，只要掌握好

3 个原则，就不会出错了。

❀　每天都要吃蛋白质，特别是早餐一定要吃优质蛋白。

❀　不偏食，善混搭食物。

动物性食物，如鸡蛋、牛奶，或牛肉、羊肉等红肉，或鸡肉、鸭肉、鱼肉等白肉，都含有优质蛋白，但也不宜摄入过多或偏食。

还要强调一点，补充优质蛋白不等于只摄入动物性食物。素食者一样可以获得优质蛋白，且素食还有很多肉食无法取代的优点，如低脂肪、零胆固醇、富含膳食纤维等。我们穿衣服可以"混搭""赶时髦"，在生活中摄取蛋白质时提倡荤素搭配，不提倡"无肉不欢"。

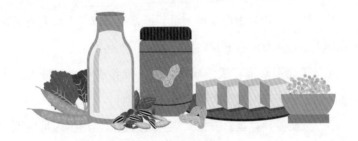

现在流行"素食星期一"，其实不妨也赶个时髦，试试每周一天全部食素，或者每天一餐食素，用植物蛋白代替一些动物蛋白。

❀　最大限度地让蛋白质发挥营养作用。

被你吃进肚子里的蛋白质，它可不是一个"孤胆英雄"，要想让蛋白质物尽其用，最大限度地发挥它的营养作用，还要搭配其他营养素，其中最容易忽视的就是碳水化合物。

如果缺少碳水化合物，我们的身体就没有能量来源，蛋白质就会被临时"征用"，"被迫"去给身体提供能量，做它并"不擅长"的工作。这可太委屈你的钱包了，花钱吃进来的蛋白质，仅用来提供能量，这是一种浪费呀！

❀ 善待自己，精挑细选蛋白质食品。

也许你会问，我多吃蛋白质，还不算善待自己吗？我给你出2 道选择题，你就理解这个原则的含义了。

✺ **问题 1："小鲜肉"与"老腊肉"，你选哪一个？**

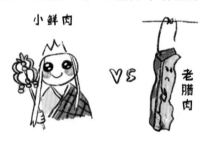

当我们选择蛋白质来源的时候，如果还天天迷恋腊肉、香肠等加工肉类，那就是对自己不负责了！这类肉制品中含有防腐剂、添加剂等，如果经常吃这些加工肉类制品，将给身体带来诸多健康隐患，如增加罹患血管疾病、大肠癌的风险等，更谈不上"保鲜"自己的健康了！

✺ **问题 2：土鸡与速成鸡，你选哪一个？**

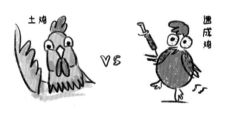

不言而喻，大家的答案当然是选择土鸡，除非你爱吃激素和抗生素。

这样的选择题还有很多。总之，在选择吃蛋白质食物时，我们一定要多想想以上选择优质蛋白的原则。

最后，将《中国居民膳食营养素参考摄入量速查手册（2013版）》里每天蛋白质摄入量推荐给大家，供读者朋友们参考。

中国居民膳食蛋白质参考摄入量

年龄 / 岁	蛋白质推荐摄入量（g/d）	
	男	女
0～6 个月	9	9
7～12 个月	20	20
1 岁	25	25
2 岁	25	25
3 岁	30	30
4 岁	30	30
5 岁	30	30
6 岁	35	35
7 岁	40	40
8 岁	40	40
9 岁	45	45
10 岁	50	50
11 岁	60	55
14～17 岁	75	60
18～49 岁	65	55
50～64 岁	65	55
65～79 岁	65	55

续表

年龄 / 岁	蛋白质推荐摄入量（g/d）	
	男	女
≥80 岁	65	55
孕妇（早）	—	55
孕妇（中）	—	70
孕妇（晚）	—	85
乳母	—	80

注：—. 未制定参考值

　　Emma 姐姐认为，补充蛋白质数量不是最关键的，态度才是最关键的。掌握上面的 4 条原则，就可以每天高效地摄入蛋白质，这个"首席营养素"自然会认认真真地为我们服务了。

摄入蛋白质并非多多益善

你或许会问，既然蛋白质对身体里如此重要，为什么我们还要设定每天推荐的摄入量？蛋白质的摄入为什么不能多多益善？

我们对蛋白质的重视要理性，而不能任性。人体对蛋白质的摄入量，足够就好，而不是越多越好。过量摄入蛋白质可不是愉快的事情！且听我给你讲讲摄入过量蛋白质的危害。

首先，过量摄入蛋白质导致体重增加。蛋白质不仅是组成身体的重要原材料，同时还可以提供能量，为我们的身体贡献"卡路里"。因此，如果你摄入了过量的蛋白质，但身体又无法全部消耗完，就转变成脂肪储存体内。

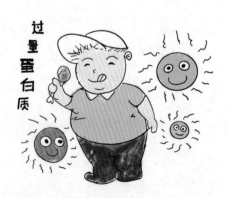

其次，处理这些多余的蛋白质，需要动用人体的两个重要器官——肝和肾。这两个器官，一个是"解毒工厂"，一个是"排毒工厂"，原本它们的"工作"就已经非常忙碌，为了处理这些多余的蛋白质，还要超负荷工作，久而久之，肝和肾都会"累"。特别是那些常喝酒，或者肝、肾功能不全人群，摄入过量蛋白质对他们无疑是"雪上加霜"。因此，当你大口喝酒，大碗吃肉的时候，不要天真地以为"酒肉穿肠过"，也考虑一下你的肝、肾，照顾一下它们的感受吧。

再次，我们吃的任何一种含蛋白质的食物，都不会只含蛋白质成分，如大部分动物蛋白都含有脂肪和胆固醇。当然，这两种成分只要不摄入过量，我们还是欢迎的。但问题是，当你吃进大量蛋白质，脂肪和胆固醇也很难不过量。

最后，已有不少研究发现，过量摄入蛋白质，尤其是动物蛋白，可能会增加罹患乳腺癌、结肠癌等多种癌症的发病率，增加骨质疏松的风险，还可能引起肾结石。Emma 姐姐用词一向严谨科学，用"可能"这两个字是因为有些结论还需要进一步的研究来证实，因此，这也提醒我们，蛋白质的摄入足够就好，并非要多多益善。

5 脂肪——让人欢喜让人忧的营养素（上）

谈到脂肪产能营养素，先让 Emma 姐姐为脂肪"撑撑腰"。

为什么？因为一提起"脂肪"，很多人就开始"恨得牙根儿痒痒"，认为它是让自己长胖的"罪魁祸首"，或者是让自己与高脂血症、高血压、心脑血管疾病挂上钩的"元凶"。看看女士们对付脂肪的这些手段，常常一言不合就要"低脂""脱脂""吸脂""减脂"……不难想象人们对脂肪这个家族有多么地"谈脂变色"，唯恐避之不及。

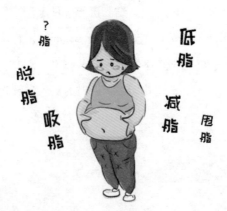

"脂肪家族"是在营养学上有头有脸的"名门望族"，是三大产能营养素之一。在这个以瘦为美，"三高"（高血压、高脂

血症、高血糖）横行的时代，人们都习惯把"怨气"撒在脂肪上，脂肪真的如此不可爱吗？如果"脂肪家族"真的一无是处，那么应该干脆从此与脂肪绝缘，为什么还要把它列入人类必需的营养素之一呢？

其实，脂肪并非一无是处，在人体里，脂肪虽然不是万能的，但没有脂肪却是万万不能的。

为什么身体万万不能没有脂肪呢？我来举例说明吧。

甘油三酯

甘油三酯和胆固醇，都听说过吧！它们是"脂肪家族"中最饱受争议的两位成员，虽然它们的名气都很大，但是很多人分不清它们，还以为是同一种物质。其实，它们是归属在一个家族里的近亲，在身体里各司其职，不能被混为一谈。先说甘油三酯，它有 3 个优点。

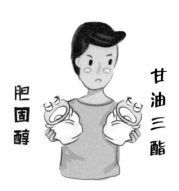

✳ 扛饿

因为甘油三酯是人体能量的储备源、战备粮。如果在没吃、没喝的年代，骨瘦如柴且没有脂肪储备的人想要生存下来该有多艰难！

✳ 防撞

甘油三酯对内脏器官有保护和润滑的作用，可以有效缓冲外部的冲击力。同样是摔了一跤，脂肪厚的人也许只感觉被硌了一下，脂肪薄的人可能会发生骨折。

✳ 保暖

这就不用多解释了，胖的美女冬天即使穿的少，也比瘦的美女抗冻，这其实要感谢皮下脂肪给我们带来的保暖作用。

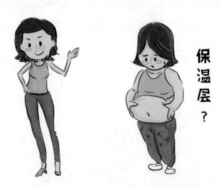

胆固醇

再说胆固醇，它的作用也非同小可，我们的身体里有3样东西最离不开胆固醇，分别是细胞膜、性激素、胆汁。

❀ 细胞膜

人体里有几十万亿个细胞，每个细胞都需要"穿衣吃饭"，"衣"是指什么？"衣"就是细胞膜，而胆固醇是制造细胞膜的重要原材料之一。

❀ 性激素

性激素有保持男、女性别特征的作用，而胆固醇是合成性激素的重要原料之一。

❀ 胆汁

胆汁有消化、吸收脂肪的作用。身体缺少胆固醇，就算被"吓破了胆"，也流不出胆汁。

说了这么多，你可以再次打开脑洞想象一下，如果一个人，特别是女性，也像某些食物一样"脱脂"了，肯定会变难看，还会丧失自己的性别特征，甚至可能致病或致命。

我们通过以上的了解得出结论，"脂肪家族"绝对是身体不可缺少的营养成分，而且我们需要从食物中摄取健康的脂肪。

我们倡导的健康体魄，绝对不是身体"零脂肪"，而是拥有适度的脂肪。正常成年人男性的体脂率为10%～20%，而女性体脂率范围要相对高于男性，为18%～25%。

每年为自己安排一次体检，如今的体检中心大都把体重计升级为体脂成分测量仪，定期监督自己体脂率的变化已不是什么难题了。

脂肪——让人欢喜让人忧的营养素（中）

上篇中，Emma姐姐为甘油三酯和胆固醇"撑了撑腰"，很多人可能会表示"不服"！因为体检的时候，最容易出现异常的指标都与"脂肪家族"的这两位成员相关。

先别急！还记得Emma姐姐上一篇是如何形容甘油三酯和胆固醇的吗？我用了一个词叫"饱受争议"。作为基础营养素，它们的确有令人欢喜的一面，但如果既管不住自己的嘴，又迈不开自己的腿，它们在身体里储存的越来越多，还真是令人担忧。

这篇咱们就谈谈脂肪带给我们的健康"担忧"，也顺便让您明白自己体检报告上的那些"血脂"指标代表的含义。

甘油三酯和胆固醇如何在身体里"流动"？

甘油三酯和胆固醇在肝合成之后，要想到达全身各组织细胞发挥作用，必须依靠血液来运输。

那么问题来了！血液的主要成分是水，而甘油三酯和胆固醇属于脂类，这两类物质不相溶，如何通过血液来运输脂肪呢？（这就相当于甘油三酯和胆固醇不会"游泳"，如何跟随血

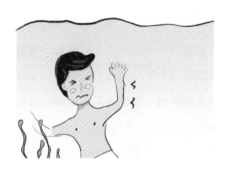

液"流动"？）。

答案其实不难，只要血液里有能搭载它们的"船"就行！专门运输甘油三酯和胆固醇的"船"，我们称之为载脂蛋白。

现在你明白了，甘油三酯和胆固醇在血液中流动可不是自己会"游泳"，而是依靠某些易溶于水的蛋白质（即前面说到的"船"），以脂蛋白的形式在血液中流动。

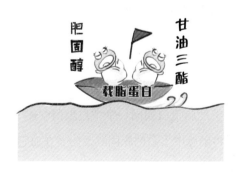

脂蛋白的分类

正如"船"有大有小，在血液里流动的脂蛋白，密度也有高有低。根据密度不同，脂蛋白被分成4种。

- ❀ 乳糜微粒（体检报告上的英文缩写为 CM）
- ❀ 高密度脂蛋白（体检报告上的英文缩写为 HDL）
- ❀ 低密度脂蛋白（体检报告上的英文缩写为 LDL）
- ❀ 极低密度脂蛋白（体检报告上的英文缩写为 VLDL）

乳糜微粒和极低密度脂蛋白相对比较"省心"，基本工作就是负责运输甘油三酯，前者负责运输吃进来的甘油三酯（如含有动物脂肪的食物），后者负责运输体内肝合成的甘油三酯（如果能量没有消耗完，身体会把多余的能量转换为甘油三酯，最终转换为皮下脂肪和内脏脂肪储存起来）。

"好"脂蛋白与"坏"脂蛋白

我们需要重点关注的是高密度脂蛋白和低密度脂蛋白，这一对"活宝儿"可没那么省心了，两者好似"天敌"，它们的作用刚好相反。

高密度脂蛋白密度高，体形小，可以自由出入血管壁。借由这个特性，高密度脂蛋白如同一个"垃圾回收船"，在血液中漂流，同时可以将动脉中多余的胆固醇及附着在血管壁上的胆固醇回收到自己的"船"上，再把它们运送回肝再代谢掉。如此一来，胆固醇就不容易沉积到血管壁上。所以说，血清中高密度脂蛋白有助于预防动脉硬化。

低密度脂蛋白负责将肝合成的胆固醇运送至细胞、组织中，用于细胞、性激素等物质的合成。

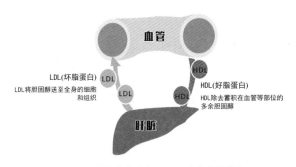

注：LDL. 低密度脂蛋白；HDL. 高密度脂蛋白

用一句话总结一下它们的作用：高密度脂蛋白负责从外周向肝回收胆固醇，低密度脂蛋白负责从肝向外周输送胆固醇。

高密度脂蛋白与低密度脂蛋白的作用相反，在血液中颇有些"水火不相容"的架势。当饮食摄入胆固醇过量时，负责运输它的低密度脂蛋白数量会大量增加，从而使高密度脂蛋白数量降低。

从血管健康和预防动脉硬化的角度说，高密度脂蛋白是受欢迎的"好"脂蛋白，它的数量多对血管健康多一些保护，预防动脉硬化的发生。而低密度脂蛋白则是不受欢迎的"坏"脂蛋白，我们在体检的时候可不希望看到它超标，它的含量少一些血管才有"安全感"。

什么情况属于高脂血症？

体检报告上关于血脂的指标，主要看以下 4 个：

❀　血中的总胆固醇（体检报告上的英文缩写为 TC）

❀　血中的甘油三酯（体检报告上的英文缩写为 TG）

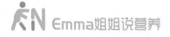

- 高密度脂蛋白（体检报告上的英文缩写为 HDL）
- 低密度脂蛋白（体检报告上的英文缩写为 LDL）

如果总胆固醇或甘油三酯高于正常值范围，以及高密度脂蛋白低于正常值，那你可就要小心了，如果这些指标持续异常，你就会被贴上高脂血症的标签。

中国动脉粥样硬化性心血管病一级预防人群血脂合适水平和异常分层标准 （mmol/L）

分层	总胆固醇	甘油三酯	高密度脂蛋白胆固醇	低密度脂蛋白胆固醇
理想水平	—	—	—	<2.6
合适水平	<5.2	<1.7	—	<3.4
边缘升高	≥5.2 且<6.2	≥1.7 且<2.3	—	≥3.4 且<4.1
升高	≥6.2	≥2.3	—	≥4.1
降低	—	—	<1.0	—

注：—. 无数据

高脂血症主要分为以下 3 类：

- 高胆固醇血症：仅总胆固醇超过正常范围。
- 高甘油三酯血症：仅甘油三酯超过正常范围。
- 高胆固醇甘油三酯血症：两者均超过正常范围。

关于高脂血症对身体的危害，以及如何通过营养来预防和改善高脂血症的问题见"脂肪——让人欢喜让人忧的营养素（下）"。

在这一篇，最主要的任务就是弄清楚与脂肪相关的一些指标所代表的意义，并且了解自己体检报告上与脂肪相关的检查结果是否令人满意。

如果还没有养成每年体检的好习惯，那就赶快找个体检中心检查身体吧。

脂肪——让人欢喜让人忧的营养素（下）

通过上一篇内容的描述，我们知道血液中的甘油三酯和胆固醇增多，超过正常值，就称为高脂血症。虽然高脂血症患者通常都未出现自觉症状，但并不代表这些多余的甘油三酯和胆固醇就会"老老实实"的在血液里"随波逐流"，对人体不造成威胁。其实，高脂血症对人体最大的威胁就是大家已经耳熟能详的动脉硬化。

大家或许都还记得在中学时期学习的《人体生理卫生》，人体的血管分为动脉、静脉和毛细血管3种，动脉通过血液把氧气和营养物质输送给全身的器官、组织和细胞。当身体出现动脉硬化，会影响全身各处重要的器官、系统，给身体带来严重的危害。

高脂血症如何引发动脉粥样硬化？

❁ 甘油三酯与低密度脂蛋白胆固醇（"坏"胆固醇）等增多后，它们就会"排挤"高密度脂蛋白胆固醇（"好"胆固醇），导致后者的数量减少。

❁ "好"胆固醇少了，那些血液中过剩的胆固醇被"回收"的数量减少，于是不断有未被回收的胆固醇滞留在血液中。

❋ 这些"无所事事"的低密度脂蛋白胆固醇特别容易被活性氧自由基"盯上"，并被它们氧化，成为过氧化的脂肪，附着在动脉血管壁上。

❋ 过氧化的脂肪又会被身体的免疫系统当作"异物"来处理，于是就派出负责清理血液异物的巨噬细胞来吞噬它们。

巨噬细胞本身并不能直接消灭这些"异物"，只能"吞了"它们，一直到自己实在"吞"不下了，破裂了，巨噬细胞和"异物"同归于尽。破裂的"残骸"不断在动脉内膜上累积越来越多，最后形成"黏糊糊"的粥样物质。这些粥样物质最终导致动脉壁失去弹性、变硬，以上即是形成"动脉粥样硬化"的过程。

动脉粥样硬化的危害

❋ 如果发生脑动脉粥样硬化，颅内的血液流通不畅，初期的症状包括眩晕、健忘，站立时一过性头晕，接下来可能发生一过性脑缺血，随着病情发展，当形成血栓并堵住脑血管时，就会导致脑出血、脑梗死。

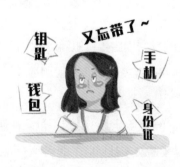

◈　如果发生冠状动脉粥样硬化，可能引起心绞痛，甚至恶化成心肌梗死。

◈　如果腿部血管大动脉发生硬化，早期的症状为走路时出现腿痛以致无法行走，稍加休息后能缓解。如果病情进一步恶化，会出现腿部坏疽，导致被截肢的情况也不少见。

◈　如果眼底发生动脉硬化，会致视野部分丢失，甚至失明。

◈　如果发生肾动脉硬化，会导致尿毒症。

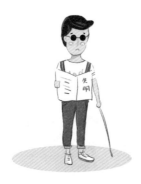

千万别以为 Emma 姐姐讲的是恐怖故事，现在吃得好了、动得少了，压力大了，竞争多了，高脂血症已不再是中老年人的"专利"，三十多岁体检被查出高脂血症的也不在少数。如果这么年轻就出现血脂异常，再加上高血压、吸烟，那动脉不早早"硬化"才怪呢!

如何通过饮食来预防、改善高血脂 / 动脉粥样硬化

◈　被活性氧攻击的低密度脂蛋白胆固醇是造成动脉粥样硬

化的"元凶",如何对抗活性氧,防止低密度脂蛋白胆固醇被氧化。因此,我们要多吃有抗氧化作用的食物,特别是富含维生素C、维生素E、类胡萝卜素、茶多酚等营养成分的植物性食物。

❀ 膳食纤维丰富的食物(蔬菜、水果、海藻等)可降低胆固醇,以及抑制肠道对甘油三酯的吸收。

❀ 常吃豆类(如黄豆)制品。大豆蛋白有显著降低低密度脂蛋白胆固醇,增加高密度脂蛋白胆固醇的作用。大豆中含有皂角苷,具有降低胆固醇和甘油三酯的作用。大豆异黄酮具有雌激素类似的生理作用,也可以降低胆固醇与甘油三酯,并维护血液的流动顺畅,防止血栓形成。

❀ 经常吃富含二十碳五烯酸(eicosapentenoic acid,EPA)和二十二碳六烯酸(docosahexoenoic acid,DHA),两者均为n-3多不饱和脂肪酸的食物(海藻类食物、深海鱼等),有助于软化血管,防止血栓形成及改善高血压。

❀ 推荐中老年朋友经常吃一些有助于防止血栓形成的食物,如黑豆、纳豆、洋葱、西红柿、西蓝花、绿茶(抹茶粉)等。

8 心明眼亮地揪出脂肪家族里的 "坏分子"——反式脂肪酸

在我的读者朋友中，有些读者心心念念只喝脱脂牛奶，买到全脂牛奶的时候，都要晒个朋友圈表示很遗憾。

其实，脱脂牛奶并不一定比全脂牛奶的能量低，营养价值也比不上全脂牛奶（全脂牛奶里含有的丰富脂溶性维生素，在脱脂牛奶里就荡然无存），口感上更是寡淡。

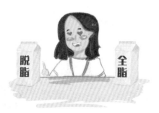

Emma 姐姐还是劝大家，不能因为生活在"以瘦为美"的时代，就全面否定脂肪的营养价值。脂肪作为三大产能营养素之一，肯定不是彻头彻尾的"坏分子"。但是，在脂肪家族里的确存在一类"坏分子"，名曰"反式脂肪酸"。

 什么是反式脂肪酸?

反式脂肪酸在天然食物中含量很少，它更多是一种人造产物。

想当初，食品业的科学家为了提高植物油的抗氧化性，解决食品长期储存，方便运输的问题，通过氢化改变植物油脂的空间结构，即脂肪酸的空间结构发生改变。这样的改变，不仅让植物油更耐高温、不易变质，而且增加食物的口感及美味，但也同时不可避免地诞生了副产品——反式脂肪酸。

反式脂肪酸的危害

❋ 升高低密度脂蛋白胆固醇（"坏"胆固醇），降低高密度脂蛋白胆固醇（"好"胆固醇），促进动脉粥样硬化形成，增加罹患冠心病的风险。学术界普遍认为，反式脂肪酸对心血管健康的危害程度大于动物脂肪。

❋ 增加血液黏度和凝聚力，导致血栓形成。

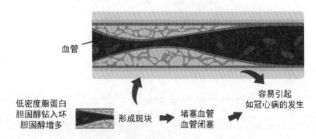

血管

低密度脂蛋白胆固醇钻入坏胆固醇增多 → 形成斑块 → 堵塞血管血管闭塞

容易引起如冠心病的发生

❋ 影响记忆力。反式脂肪酸对一种可促进记忆力的胆固醇有抵制作用，一个人在青壮年时期如果经常摄入反式脂肪酸，老年时罹患阿尔茨海默病的风险会升高。

❋ 增加体内脂肪。反式脂肪酸在体内代谢缓慢，且易在腹部囤积，导致肥胖。

◈　有增加罹患肿瘤（如乳腺癌、大肠癌）、糖尿病、过敏等疾病的风险。

◈　反式脂肪酸可通过胎盘转运给胎儿，影响胎儿及婴儿的生长发育，特别是大脑的发育。

哪些人群需特别"小心"反式脂肪酸

◈　孕妇和哺乳期女性。

◈　儿童和青少年。

◈　老年人。

◈　心脏病患者。

◈　糖尿病患者。

◈　神经系统疾病患者。

◈　备孕的夫妻。

如何识别反式脂肪酸

从现在开始，养成购买食品时看标签的习惯。美国、加拿大、日本、韩国等国家都要求在食品标签上标注反式脂肪酸的含量。我国也对反式脂肪酸的标识作出要求，但大家可能发现，不是每一种食品标签都清楚地标识反式脂肪酸，不妨擦亮眼睛，学习如何辨认穿了"马甲"的反式脂肪酸。

◈　带"氢化"二字：氢化植物油、部分氢化植物油、氢化脂肪。

🌼 带"黄油"二字：植物黄油、人造黄油。

🌼 带"酥"字：起酥油、人造酥油、酥油。

🌼 其他名称：精炼植物油、植脂末、植物奶昔（油）、代可可脂、麦淇淋等。

了解以上知识，以后你就能辨别哪些食品含有反式脂肪酸，在选择吃或不吃的时候，至少让自己拥有知情权和选择权。

营养成分表

配料：白砂糖、鸡蛋、小麦粉、起酥油、低聚异麦芽糖、植物油、人造奶油、乳糖、麦芽糖浆、乳清粉、稀奶油、食用盐、代可可脂白巧克力、氢化植物油、丙二醇、甘油、精炼植物油、食品添加剂、膨松剂、乳化剂、食用香料

保质期：12个月

每份食用量：1袋（45 g）

项目	每份	营养素参考值(%)
能量	997 kJ	12
蛋白质	2.6 g	4
脂肪	14.5 g	24
-饱和脂肪酸	7.2 g	36
碳水化合物	23.8 g	8
糖	0 g	
膳食纤维	1.4 g	6
钠	232 mg	12

9 如何挑选琳琅满目的 鱼油产品

放眼"脂肪家族",各个成员之间并非一模一样的"孪生胎",它们的"长相"千差万别。比如,猪油与花生油不同,是因为它们的基本结构单位——脂肪酸。所以,分清食物中脂肪的好与坏,关键在于分清脂肪酸的好与坏。

脂肪酸的分类

脂肪酸的分类方法很多,最常用的方法是按照脂肪酸的饱和程度,将脂肪酸分为饱和脂肪酸与不饱和脂肪酸两类。

❋ 饱和脂肪酸

顾名思义,结构饱和的物质说明它性质稳定、不活跃、"老老实实""不大让人操心"。饱和脂肪酸具有储能、供能的作用,但吃多了会引起血脂升高,引发动脉粥样硬化等心脑血管疾病。

所以含有大量饱和脂肪酸的食物(肥肉、猪油、牛油等动物油;棕榈油、可可黄油等植物油),虽无法完全限制它的摄入,但是应尽量少吃。

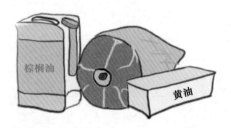

❀ **不饱和脂肪酸**

结构"不饱和"的物质则与"饱和"的物质正相反，它性质不稳定、活跃、"不老实"、容易让人"操心"（担心它们被氧化），也因此具备很多特殊的生理活性。

不饱和脂肪酸主要存在于橄榄油、花生油、菜籽油等植物油，以及深海鱼、贝类食物等海生动物体内。

不饱和脂肪酸对人体很重要，如何摄取不饱和脂肪酸也非常重要。

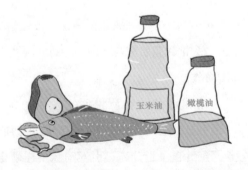

▰▰▰◯ **食用油最好搭配着吃**

❀ 不饱和脂肪酸主要分为 3 类；即 n-3、n-6 和 n-9。

❀ n-9 是单不饱和脂肪酸，在食用油中的比例越高越好，如橄榄油含有丰富的 n-9 脂肪酸。

❀ n-3 脂肪酸（α- 亚麻酸、EPA、DHA 等）和 n-6 脂肪酸（包括亚油酸，花生四烯酸等）为多不饱和脂肪酸，摄入比一般在 1 :（4.5～5）比较适宜。

市面上常见的花生油、大豆油、玉米油、瓜籽油等烹调用油，较多见的是 n-6 超量和 n-3 不足，过量的 n-6 会降低 n-3 的吸收和利用，从而影响脂肪的代谢，进而导致罹患心脏病、糖尿病、关节炎等慢性疾病的风险增加。

所以尽量不要只吃一种食用油，要搭配着吃（例如，用 1 份亚麻籽油与 2 份大豆油或 2 份花生油调和后食用），以保证膳食脂肪酸的均衡摄入。

当然，无论哪种油，吃起来都不能没节制，食用油的总摄入量对健康也非常关键，控制每日食用油的摄入量为 25～30 g 为最佳。

深海鱼油的营养作用

深海鱼油的主要成分为 2 种 n-3 多不饱和脂肪酸，分别为 EPA 和 DHA。陆地植物几乎不含 EPA 和 DHA，在水产品中，以深海动物体内，特别是深海鱼中的 EPA 和 DHA 的含量较高。

❀ **降血脂并维护心脑血管健康**

n-3 多不饱和脂肪酸能够降低血液中的低密度脂蛋白胆固醇和甘油三酯的含量，从而降低血液黏度，防止血栓形成，还能保

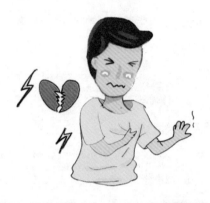

护血管壁的弹性，让血流畅通，防止动脉粥样硬化，有助于对心血管疾病的防护。

💮 **对抗炎症和缓解关节酸痛不适，预防类风湿关节炎**

n-3 多不饱和脂肪酸具有抗炎作用，能够减轻肿痛，缓解关节炎的不适感觉。

💮 **消除偏头痛**

n-3 多不饱和脂肪酸可通过降低血液黏稠度来促进脑部的血液循环，还可抑制导致疼痛和炎症的前列腺素的分泌。

💮 **营养脑细胞、改善记忆，预防阿尔茨海默病**

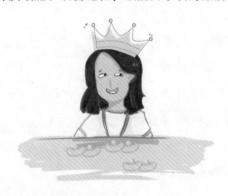

被称作"脑黄金"的DHA，能够促进、协调神经回路的传导作用，维持脑部细胞的正常运作，从而增强集中力、记忆力、注意力。

⊛ **保护视力，预防视力退化，预防老花眼**

⊛ **提升机体免疫调节能力**

 ## 如何选择鱼油产品

⊛ **看包装**

EPA 和 DHA 易被氧化，因此需要避光保存。如果是透明包装的鱼油，其对有效成分的保护一定不如深色或褐色能避光的包装。

⊛ **看颜色**

高品质的鱼油一般呈现浅黄色、晶莹剔透，品质越差鱼油颜色越黄，类似橙色。

⊛ **看来源**

来自没有污染的深海域鱼体脂肪的鱼油产品，在品质上"更

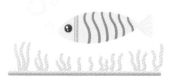

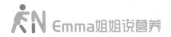

胜一筹"。

❀ 看成分

EPA、DHA 的合理配比是选择鱼油的关键因素之一，现在公认的"黄金比例"为 3∶2，这样的配比让人体吸收更充分，更能发挥降血脂的功效。另外，添加维生素 E 的鱼油能强效保护 EPA和 DHA 的活性，也是我们挑选鱼油的关键要素。

❀ 看价格

仔细想想就能明白，来自无污染的深海冷水域鱼体脂肪且纯度高的鱼油产品，怎么可能三五十元就能买到一瓶呢！

最后，深海鱼油虽好，但不是人人都适合吃，服用符合标准的鱼油产品，有以下 3 个注意事项。

❀ 该品不能代替药物。

❀ 儿童、孕妇及哺乳期妇女慎用。

❀ 有出血性疾病和出血倾向者禁用。

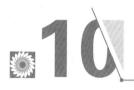 **做人越简单越幸福，选碳水化合物越复杂越幸福**

碳水化合物这类供能营养素，我们可先将单糖和双糖看作"简单碳水化合物"，低聚糖和多糖看作"复杂碳水化合物"。

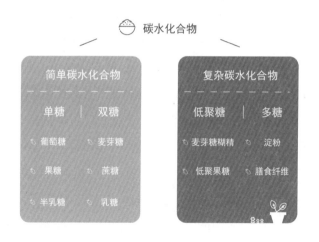

"简单碳水化合物"就是大家日常俗称的糖，只含有 1 个或 2 个单糖，称为单糖或双糖。

我们每天摄入的"简单碳水化合物"一般来自 2 个途径：一是食物中天然存在的糖，如水果中的葡萄糖、蜂蜜中的果糖、牛奶中的乳糖；二是各种添加糖，如广泛、大量存在于碳酸饮料、饼干、巧克力等加工食品中的蔗糖、麦芽糖、果糖等。

"复杂碳水化合物"是指由多个单糖组成的碳水化合物，其中最被大家熟知的是淀粉和膳食纤维。

大家当然不会对淀粉感到陌生，咱们天天吃的米、面等主食，根茎类蔬菜（如土豆、红薯）及豆类中都含有丰富的淀粉。

从给身体供能的角度说，"简单碳水化合物"和"复杂碳水化合物"中的淀粉，在营养学上又被称为有效碳水化合物，它能给身体提供能量。膳食纤维则被称为无效碳水化合物，它不能给身体提供能量。

从营养价值的角度说，同样都可以给身体供能，但简单碳水化合物与淀粉的营养价值有很大差别。做人要简单，但当吃饭选择碳水化合物的时候，建议大家多选择"复杂碳水化合物"。

同时，膳食纤维不能为身体提供能量，并非意味它在营养价值上的"无能"，这类看似不被人体消化吸收的营养素，在维持人体肠道健康、血糖平稳、血脂正常等方面有着"举足轻重的营养地位"。关于膳食纤维知识Emma姐姐将在第11～12篇"膳食纤维——'特立独行'的营养素"讲述。

每天无论是我们吃的饼、油条，还是水果、蛋糕，最终都会在消化系统中被分解为葡萄糖，进入血液，之后在胰岛素的帮助下进入细胞，为身体各个组织器官提供能量。

越是"简单"的碳水化合物，身体消化吸收的时间越短，血糖升高的速度就越快，越不利于血糖的稳定。

碳水化合物最重要的功能就是为身体提供能量。它的最终分解产物葡萄糖是体内大部分细胞首选的能量来源，尤其是作为指挥中枢大脑中的细胞，它完全依赖葡萄糖提供能量才能正常工作。

低血糖可引起头晕目眩，甚至昏厥，医生会给低血糖的患者输入葡萄糖溶液。下次如果你突发低血糖，给你喝糖水、送糖块的是真朋友，而拿肉给你的，你得好好考虑你们之间的朋友关系了！不是"人品不够格"，是"营养素不够格"。

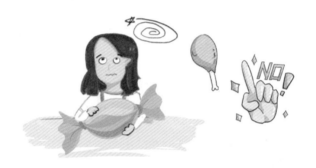

碳水化合物的供能除了高效、快速，还有一个重要特点，即对人体而言，它是"清洁"能源。因为碳水化合物的代谢产物只有二氧化碳和水，因其成分简单，对人体的负担小。相比脂肪和蛋白质的代谢产物，碳水化合物可以称为"环保型"能量营养素。

所以，一切拒绝碳水化合物的饮食方式都不值得被提倡。

落实到如何吃碳水化合物，请牢牢记住下面的 3 个原则。

❀ 不拒绝碳水化合物

三大产能营养素（蛋白质、脂肪、碳水化合物）中，只有碳水化合物的供能"最接地气"，最经济实惠、最快速又最清洁，所以千万别因为节食减肥，就"大脑一热"立即把碳水化合物给去掉。

用碳水化合物供能，还能为人体节约蛋白质。蛋白质多重要啊，绝对不能让它去做提供能量这么简单的工作，而是"把好钢用在刀刃上"，让蛋白质去发挥更重要的营养价值。

如果完全不摄入碳水化合物，身体会用蛋白质来提供能量，产生很多代谢废物，没有足够的蛋白质来帮你合成新的细胞，增长肌肉。

❋ 远离简单碳水化合物

少吃糖，特别是那些添加了精制糖的面包、糕点、饮料等精加工食品。

我自己第一次尝试烤饼干，照着权威配方加白糖的时候手都"抖"了，真没想到要加那么多量的糖，从此再不敢无节制地吃饼干了！

❋ 亲近复杂碳水化合物

多吃富含膳食纤维的全麦面、糙米、杂粮、豆类、蔬菜和水果。

总之，选择碳水化合物，越复杂越健康。

11 膳食纤维——"特立独行"的营养素（上）

从前一说起碳水化合物，往往脑子里快速联想到的是糖、淀粉、主食这些词，进而能联想到的则是"能量""长胖"这些词，因此很多人对"碳水化合物"其实没那么喜欢。

这篇 Emma 姐姐要专门讲讲碳水化合物家族里的另类成员——膳食纤维，它可是一个"特立独行"的营养素。

说膳食纤维特立独行，是因为它既不能被人体消化吸收，也几乎不能给人体提供能量，或者仅通过肠道微生物发酵微量提供能量（说得再通俗一点，就是多吃一些也完全不需要担心体重增加）。但它确实又是人体不可或缺的营养素，膳食纤维绝不仅仅是"穿肠而过"，它对于人体具有无可替代的营养作用。

等一下！你有些听糊涂了！不是说不能被消化、吸收吗？怎么还会有营养作用？请耐心往下看。

首先，为了往下阅读时更顺畅，咱们先将膳食纤维分为可溶性膳食纤维和不可溶性膳食纤维两类。

可溶性膳食纤维

可溶性膳食纤维可溶于水，不仅如此，它在吸水后膨胀，让食物变得黏稠（大家都吃过燕麦粥吧！有没有注意到燕麦粥放置

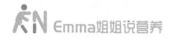

时间越长就越黏稠？这就是燕麦中可溶性膳食纤维的"功劳"）。食物黏稠度的增加有很多好处，看到后面的内容你就知道了。

❀ 不可溶性膳食纤维

虽然不可溶性膳食纤维不溶于水，但它们混杂在食物中，使食物的体积增大，从而增加饱腹感和刺激肠道蠕动。

可以将可溶性膳食纤维想象成"水泥"，吸水后体积膨胀且变得黏稠。将不可溶性膳食纤维想象成"钢筋"，它不直接吸水，但一直"待在"食物中，保持一定的食物体积。

可溶性膳食纤维和不可溶性膳食纤维是形影不离的"好战友"，事实上，大多数植物性食物中都同时包含这两类膳食纤维。接下来，咱们细数一下膳食纤维的诸多好处。

❀ 控制体重，有利于减肥：膳食纤维能帮助减肥，是因为当它吸水膨胀，可增大食物的体积和黏稠度（如燕麦粥），让人产生饱腹感，同时延缓了胃的排空，从而减少进食。这就是为什么一碗燕麦粥远比热量相同的白米粥要"扛饿"，人体感觉不饿自然就不会多吃。

❀ 降低胆固醇，保护心脏：膳食纤维能够在消化道中吸附胆固醇，并让它随粪便排出体外，从而降低胆固醇水平（尤其是会堵塞血管的低密度脂蛋白胆固醇），降低发生心脏病的风险。如果你是一个喜欢观察的人，今后可以在购买的燕麦外包装上找一找，很多时候都能看到一颗心，上面写着"Heart Healthy"（心脏健康）。

假如你习惯每天吃白米粥，是不是考虑一下为了你的小心脏

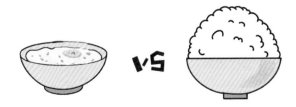

更加健康，在粥里加些豆子，或者换个口味吃燕麦粥呢？当然，还是要尽量避开那些添加很多糖和各种化学添加剂的速溶燕麦，经典的原味无添加的燕麦最有利于身体健康。

※　有助于血糖稳定：首先膳食纤维本身由于不会被肠道消化吸收，所以不释放能量，也不会使血糖升高。另外，当膳食纤维与食糜混在一起时，可以阻拦小肠对食物中糖类的吸收，从而使血糖缓慢升高。而这样的"阻拦动作"可以减轻胰岛细胞的"工作压力"，降低罹患 2 型糖尿病的风险。

如果已经不幸与高血糖甚至糖尿病挂上钩了，更要注意在一日三餐中吃足量的膳食纤维，帮助血糖稳定，控制疾病发展，避免病情恶化。

医师总是不厌其烦地建议血糖异常的人群多吃蔬菜，多吃粗粮、全麦食品，其目的就是想让膳食纤维在体内发挥控制血糖的作用。

※　促进排便排毒：由于膳食纤维不会被人体消化，它们伴随食物残渣进入肠道，在不断吸水的过程中增加粪便体积和含水量，刺激肠蠕动，利于粪便排出，防止便秘。促进了排便，也就减少有害物质在肠道停留的时间。脸上容易"冒痘痘"的朋友，要检

查自己锅里、碗里的食物，是否肉吃得太多，蔬菜吃得太少？

❋ 有利于肠道益生菌的生长：可溶性膳食纤维是"居住"在人体肠道中益生菌最喜欢"吃"的食物，它们被肠道细菌发酵后可以合成短链脂肪酸，调节肠道的 pH，使肠道环境更有利于益生菌的生长。益生菌强大了，肠道里的有害菌就不能兴风作浪了。所以说，要想肠道健康，就要多吃可溶性膳食纤维食物。

❋ 降低癌症发病风险：不少研究发现，膳食纤维尤其是水果、蔬菜中含有的膳食纤维能降低结肠癌、乳腺癌、前列腺癌等恶性肿瘤的发病率。

相信您看完上面的内容，开始能体会到膳食纤维的不一般了吧。虽然它们无法被人体消化吸收，却能在人体消化道一进一出的"旅行"中发挥这么多的作用，是不是令人刮目相看呢！

关于如何摄入膳食纤维也是有讲究的，且看下一篇。

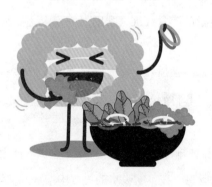

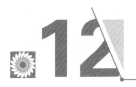

12 膳食纤维——"特立独行"的营养素（下）

上一篇讲到，膳食纤维是碳水化合物中的一类，它不可被人体消化吸收，却在它们"穿肠而过"的旅行中，通过3套"标准动作"做了至少5件好事，这简直就是人体肠道的"活雷锋"啊！那大家赶紧来看看应该如何来摄入膳食纤维吧。

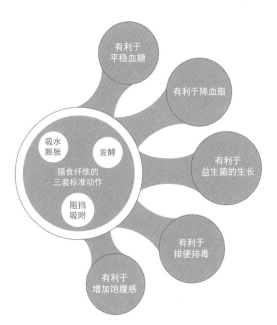

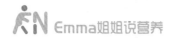

首先，吃多少？

美国的营养学家推荐≤50岁成年女性每天摄入 25 g 膳食纤维，男性每天摄入 38 g。中国的营养学家推荐成年人每日膳食纤维的摄入量为 30 g，看来无论是西方国家还是东方国家，在膳食纤维的摄取上是有共识的，结论比较一致，这意味着膳食纤维在营养方面的地位是得到国际认可的。

其次，吃什么？

坦白讲，含膳食纤维丰富的食物，一般来说都不太好吃，也不够精细，在口感上就容易被淘汰，因此吃得少。人们"喜闻乐吃"的肉、奶及乳制品、蛋类、动 / 植物油、大多数饮料、精制米、面中含膳食纤维比较少，想要每天获得足量的膳食纤维，为自己的肠道"保驾护航"，大家就要多吃水果、蔬菜、全谷物粮食、豆类、坚果、种子类的食物。

最后，怎么吃？

❀ 多粗少细

粗粮的纤维含量比细粮高很多，而且相比其他来源的纤维，谷物中的水溶性膳食纤维在降低心脏病发病风险方面有更显著的效果。因此主食中粗粮应尽量多些，如用全麦面包代替白面包，用荞麦面条、全麦面代替精制粉、面，用糙米饭或五谷杂粮饭代替白米饭，用豆粥代替白粥等。总之，从看完这篇文章开始，就请您有意识地让粗粮占据每天主食的"半壁江山"吧！

❀ 爱上豆类食物

豆类是高纤维素、高蛋白质、低脂肪的优质食品。豆类食物不仅可以放在粥里，还可以做成豆包、打成豆浆（豆渣中的纤维含量最高，豆腐中基本不含有纤维）、磨豆腐、做沙拉……请赶紧检视一下自己的一日三餐，是否每天都摄入豆类食物？

❀ 吃水果而不是喝果汁饮料

营养学家给大家的建议是多吃新鲜水果，水果中不但含有多种维生素和矿物质，还富含膳食纤维。如果你总是将水果榨成汁喝进去而不是吃进去，会因此丧失了大量膳食纤维。果汁饮料不但没有纤维，而且还添加了大量糖，低于新鲜水果的营养价值。

另外，在确保洗净、没有农药残留的前提下，吃水果尽量不要削皮，因为果皮中同样含有大量的膳食纤维，如苹果，苹果的膳食纤维一大半都在苹果皮里。

❀ 多喝水

要想膳食纤维在肠道里充分完成它的 3 套标准动作，切实地将 5 件好事落实，记得必须要多喝水。否则，一团"干巴巴"的

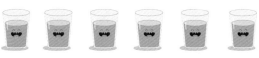

膳食纤维，真是"英雄无用武之地啊！"

当然，膳食纤维虽好，也并非多多益善。Emma姐姐学了这么多年的营养学，最大的认知就是，但凡能吃的东西，适量为上，再好的食物，吃多了都会给身体带来负担或潜在危害。

膳食纤维吃少了人体会出现营养问题，但如果吃太多了，一样会有不良反应。除了会导致胃肠道不适外，还可导致营养失衡，并且影响一些重要矿物质（如铁、锌、镁、钙）的吸收。建议胃肠道功能弱或患有胃肠道疾病的人，在摄入富含膳食纤维的食物时，要循序渐进，不要一次性大量食用。

13 想控制血糖的人看过来——
告诉你"如何合理地吃饭"

首先问大家一个问题，在你面前有 2 份能量相近的食物，其中一份是白米饭，另一份是糙米饭，如果你是一个血糖水平较高的人，应该选哪一份？营养学家给我们的建议是糙米饭。

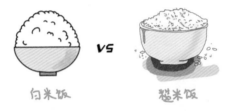

白米饭　　　　　VS　　　　　糙米饭

再来做一个选择题，中式精制粉、面与意大利通心粉，你怎么选？

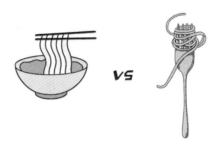

解答这个问题前，我需要先给大家科普一个在营养学上比较"高深"的名词：食物的血糖指数（glycemic index，GI）。

GI 是用来测量食物对血糖影响程度的数值。食物中的碳水化合物在体内转化为葡萄糖进入血液中，血糖也随即上升。由于食物中的碳水化合物种类不同，转化成葡萄糖的速度亦有不同，血糖上升的速度和幅度也不同。GI 数值越高，代表这种食物升高血糖的能力越强。

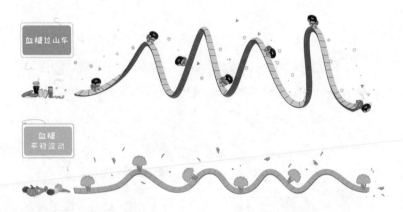

看看上面这张图，高 GI 食物对血糖高低的影响就像疯狂的过山车一样，大起大落。而低 GI 食物对血糖的影响平缓得多。

因此不难理解，一日三餐中食物的 GI 也是我们需要考虑的因素，特别是已经处于糖尿病前期或患有糖尿病的人群。低 GI 饮食可以帮助血糖保持平稳，是控制病情发展的重要因素之一。低 GI 的食物转化成葡萄糖的速度较慢，餐后血糖的升高相对较少，能更有效地控制血糖，降低糖尿病并发症的风险。

除此之外，低 GI 食物还能给我们饱腹感，可以延迟饥饿感发生的时间（也就是我们常说的"扛饿"），并有助于控制体重。

那么 GI 值多少算高，多少算低呢？我们先看看 GI 等级如何划分。

营养学家是以最简单的碳水化合物——葡萄糖的 GI 作为对照，设定它的 GI 值为 100，然后据此计算各种含碳水化合物食物的 GI 数值，并将食物分为 3 类：低 GI 食物、中等 GI 食物和高 GI 食物。

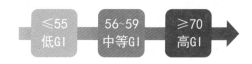

常见含碳水化合物食物的血糖指数

食物种类	低 GI （≤55）	中 GI （56～69）	高 GI （≥70）
米饭	糙米、黑米	印度香米	糯米饭、白米饭
粉、面	粉丝、意大利通心粉、全蛋面	乌冬面	普通小麦面条
面包	裸麦粒面包	全麦面包	白面包、馒头
早餐谷物	燕麦	即食燕麦	速溶燕麦
根茎类	红薯（生）	—	土豆、南瓜、红薯（熟）
奶类	牛奶	—	—
水果类	橙、苹果、提子、猕猴桃、沙田柚、草莓	蜜瓜、香蕉、木瓜、芒果	西瓜、荔枝、龙眼
豆类	黄豆、绿豆、眉豆、红腰豆、扁豆类	—	—

注：GI. 血糖指数；—. 无数据

看完这些例子，你会发现，那些经常被营养专家推荐的健康食物，多数属于低 GI 和中等 GI 的食物。

如果你不愿意每一顿饭前都查表格，那就记住下面这些关于食物 GI 的小规律吧，它们有助于你快速分辨出食物 GI 的高低。

❀ 膳食纤维含量

膳食纤维能有效延缓葡萄糖消化和吸收的速度，因此膳食纤维含量越高的食物，其 GI 越低。所以非淀粉类食物，如蔬菜，大部分水果及豆类的 GI 普遍较低。

❀ 蛋白质含量

蛋白质能降低胃的排空速度和消化速度，所以蛋白质含量高的食物其 GI 较低。如牛奶、奶酪等高蛋白质食物。含较高蛋白质的通心粉的 GI 比普通的精面粉、面条低。

❀ 脂肪含量

脂肪可降低胃的排空速度和消化速度，所以含有脂肪的食物 GI 较低。但必须注意，摄入过量脂肪会导致肥胖和其他心血管疾病，从而影响对血糖的控制，因此应留意脂肪的摄入量，并选择摄入健康脂肪，尽量避免摄入含饱和脂肪和反式脂肪的食物。

❀ 烹调和加工

烹调或加工时间越长，食物的 GI 越高。米粥煮的时间越长，GI 越高。另外，食物的颗粒越小，其 GI 越高，如整粒小麦的 GI 比麦粉低，燕麦的 GI 比即食麦片低，烤土豆的 GI 比土豆泥低等。

　　说到这里，希望你对 GI 的概念已经有了基本了解。下面咱们再看看在一日三餐中如何有效运用 GI 来控制血糖。

　　❄　每餐至少要有一种低 GI 食物。

　　❄　尽量不要单独吃高 GI 食物，如果实在忍不住，一定要控制摄入量。吃两口馒头和吃 2 个馒头对血糖的影响可是有天壤之别的。

　　❄　主食尽量选择全麦食品或粗粮，避免缺乏膳食纤维的精米、精面。

　　❄　多吃豆类，几乎所有的豆类都是低 GI 食品。

　　❄　尽量不吃加工过度和烹调过度的食品，做饭时避免将食物加工得太精细。

　　那血糖高的人是否可以通过 GI 的高低来选择食物的摄取？

　　那可不是，GI 只是一个重要标准，但不是唯一的标准。

　　首先，GI 只能代表碳水化合物的"质"，不能代表它的"量"，而"量"同样是决定血糖升高水平的重要因素。所以，即便 GI 高，但食物中碳水化合物含量低，对血糖的影响也就相应降低了。同理，低 GI 食物吃多了，血糖照样升高，所以食物的"量"同样很重要。

　　除了"量"，食物的营养价值也是需要考虑的因素，GI 低的食物未必健康。如富含饱和脂肪食物，GI 肯定低，吃着还香；如牛奶巧克力的 GI 比燕麦低，但也不能多吃。如果要吃，要选择健康的脂肪，如坚果类、橄榄油、牛油果等。

最后，在实际生活中我们总是难以避免吃一些高 GI 的食物，比如米饭、面食等。想控制血糖但对米、面无法割舍，千万不要任性地吃，一定要有节制地吃（例如，健康的成年人每餐 100 g 米饭，血糖高的人最好只吃 50 g 米饭）。同时，还要和几样低 GI 的食物混合着一起吃，这样使血糖升高的速度降低。

总之，虽然低 GI 的食物是想要控制血糖的人在做膳食选择时的重要参考指标，但它并非是维持血糖稳定的唯一保障。同时还应注意碳水化合物摄入的总量、与其他食物的搭配、主食的粗细程度，以及减少"坏脂肪"的摄取，再配合适度的运动，才能控制血糖，让身体达到理想的状态。

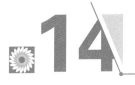

14 水果里的糖、食用糖、代糖，哪一个最需要被戒掉

如今，"富贵病"盛行，尤其是糖尿病最让人"担惊受怕"。崇尚健康饮食方式的人，首先做的就是"戒糖"，因为糖（或甜食）只能带来一时的快乐，但根本解决不了肥胖、龋齿、糖尿病等健康的困扰，只能对其"忍痛割爱"。

最应该戒哪类糖？

答案是食用糖，它还有一个名字叫"游离糖"。根据世界卫生组织（WHO）在《成人和儿童糖摄入量指南》中定义的游离糖包括：

❋ 制造食品时所加入的蔗糖（白砂糖、绵白糖、冰糖、红糖）、葡萄糖和果糖等。

❋ 食品工业中常用的淀粉糖浆、麦芽糖浆、葡萄糖浆、玉米糖浆和果葡糖浆等甜味的淀粉水解产品。

❋ 纯水果汁和浓缩水果汁，以及存在于蜂蜜中的糖。

游离糖不包括：

❋ 完整的新鲜水果和蔬菜中天然存在的糖。

❀　奶类中的乳糖。

❀　粮食和薯类中的淀粉。

一个成年人每天游离糖的摄入量应控制在总摄入能量的 10% 以下，如果降至 5% 以下，或者糖每天摄入量约 25 g 对身体有更多益处。

举个例子，一个轻体力劳动的女性，如果每天需要摄入的总能量为 1500 kcal，那么来自游离糖提供的能量建议不要高于 150 kcal（相当于 37.5 g 糖）。每天摄入 37.5 g 糖，其实比我们想象中要容易。例如，市售的很多纯果汁，含糖量在 16%～20%，喝上一杯（约 200 ml），糖的摄入量基本就超量了。

有关水果中的糖

令很多人困扰的第二波问题是，水果里的糖与加工食品里添加的糖是不是一回事？水果还是不是健康食物？"戒糖"是不该喝果汁还是连水果都应该戒了？

Emma 姐姐为大家归纳了以下 3 点来解答大家对上述问题的疑惑。

❀　新鲜的水果当然是健康食物。虽然从糖的组成来说，水果中天然存在果糖、葡萄糖，以及这 2 种糖复合的蔗糖，但水果中糖的密度要低得多。而且，水果并非像碳酸饮料只能提供能量。水果中含有丰富的维生素、矿物质、膳食纤维和植物化学物质（番茄红素、花青素等），这些使水果的营养价值更高。因此，新鲜的水果不属于受限制的游离糖。

❋　市售的果汁，无论多纯，都建议少喝（每天<1 杯，约 200 ml）或不喝，可视同为与戒断可乐等含糖饮料一样的待遇。如果某产品号称"低糖"，那么要看它是否达到营养标签上说明的低糖标准（100 ml 液体或固体中的糖含量<5 g）。

❋　尽量吃水果（最好吃全食物），如果由于身体的原因（如牙不好），或者特殊阶段的特殊需要（如轻断食中），也可以在家自制鲜榨果汁或果昔。

鲜榨果汁在制作过程导致部分粗纤维流失（只保留了可溶性膳食纤维，使糖的吸收更加容易），果昔基本保留了完整的水果成分（纤维被细化，喝起来容易，糖的吸收也容易）。如果将水果制作成果汁或果昔，最好添加蔬菜，制作成蔬果汁，而非纯果汁，并且蔬菜的用量要大于水果的用量，这样最健康营养。

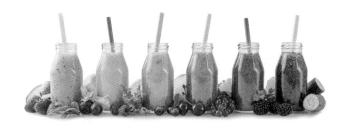

"戒糖"如同"戒烟"一样有难度。这世上偏有那些"好事者"，造出了比糖更甜、能量却没有那么高的替代品，即大家耳熟能详的各种代糖。这些"好事者"计划得很完美，既能品尝到甜味，又不用担心能量。只要摄入的能量不高，不会造成健康困扰。

代糖就一定安全吗？

已经的人群试验表明，健康的成年人吃一个星期的代糖，会出现高血糖的症状。这一结论与很多动物实验的结果有高度一致性。导致血糖升高的，并非这些代糖物质本身。而是代糖进入人体后，不能被人体消化，但可以直接成为肠道内某些微生物的能量来源，而这些被代糖"滋养"的菌群才是高血糖的"幕后推手"。

看来人们想通过长期应用代糖来达到"戒糖"的目的，并非是一个有效的解决方案，还是从减少或戒掉食用糖开始行动吧！

15 每天喝 8 杯水的正确打开方式

水是生命之源。因为它特别重要，人们常忘记了"水是营养素之一"的事实，而是把它与空气、阳光、土地"结盟"。水是地球上生命赖以生存的基本条件，而不仅仅是营养成分。人只要有水，即使没有食物，仍可生存 2～3 周。若没有水，人只能生存 3 天。若没有空气，人仅能存活 3 分钟，可见水对于人的生命是仅次于空气的关键物质。

关于人体内的水，你了解多少？

成年人体内的水分占比在 60% 左右，会因年龄、性别、胖瘦、所居住的环境等因素的不同而存在个体差异。随着年龄增长，身体含水量逐步降低，会感觉越来越"干"。再比如男性体内的含水量一般都会高于女性，其中一个原因是男性肌肉的含量更多，肌肉可以储水。而女性脂肪的含量相对高，要想抗老，一定要注意补水和增加肌肉量。

水在体内的主要作用

水作为良好的溶剂，参与体内的物质转运。无论是给细

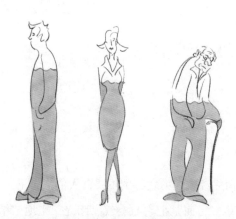

胞运送营养物质，还是从细胞运走代谢废物，都离不开水的参与。

❋　强大的润滑作用。水既是关节润滑剂，又是口腔、胃肠道、呼吸道等处黏液生成所需的物质。

❋　参与体温调控。水作为汗液的主要成分，通过皮肤蒸发或出汗带走身体多余的热量，从而保持体温的恒定。

❀　**人体内水分的来源**

❋　饮水：包括各种饮用水，也包括茶、咖啡、果汁等饮料，占主要部分，约60%或更多。

❋　食物：主要是植物性食物，特别是蔬菜水果根据烹调饮食习惯，此部分来源的水分可占到20%～30%。

❋　机体内生水：蛋白质、碳水化合物、脂肪在代谢过程中都会产生水，但此部分占据的比例很少，约10%。

❀　**人体水分的流失途径**

❋　排尿（最主要的途径）。

❋　排便。

❀　　呼吸。

❀　　皮肤蒸发（出汗）。

✹　**人每天需要补充多少毫升的水?**

根据测算，人体每天大概需要 2500 ml 的水来补充因排尿、排便、呼吸、皮肤蒸发等生理活动损失的水分。其中约 300 ml 来自人体内生水（代谢产生的水），其余都需要食物和水来补充。

也许，大家都听说过，每天要喝 8 杯水。但具体操作起来，需要多大的杯子、每次喝多少毫升呢？

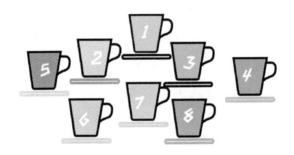

其实，每天饮水量与我们的体重大小、年龄、饮食结构、活动（运动）量、所处的环境（潮湿还是干燥）、身体状况（例如生病、妊娠等），甚至天气（寒冷或炎热）等因素都有关系。

中国居民营养膳食指南推荐：在没有大量出汗、环境湿度也基本适宜的情况下，每天喝 7～8 杯水最为合适。一杯是指用一次性纸杯的量，约 200 ml。

如此计算，一个轻体力活动的健康成年人，在温和气候条件下，每天喝 1500～1700 ml 的水就可以满足人体的需要。

在此基础上，如果出现运动量增加、天气炎热等排汗增多的情况，或者饮酒等导致代谢加快、排尿增多的情况，可以增加饮水量。

喝水的正确打开方式

8 杯水在什么时间喝

❋　早上 7 点左右：起床后空腹的第 1 杯水特别重要。可以饮水 200～300 ml，用来补充一夜睡眠丢失的水分，降低血液黏度，并唤醒身体和胃肠道，为吃早餐做准备。

❋　上午 9 时左右：来到办公室或开始上午工作前的 1 杯水。

❋　上午 11 时左右：上午工作间歇时喝 1 杯水。

❋　中午 12 时 30 分左右：午餐半小时后喝 1 杯水。

❋　下午 15 时左右：下午工作间歇喝 1 杯水。

❋　下午 17 时左右：离开办公室前喝 1 杯水。

❋　下午 18 时 30 分左右：晚餐半小时前喝 1 杯水。

❋　晚上 22 时左右：睡觉前喝 1 杯水。

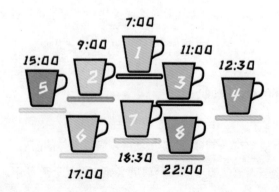

上面的喝水时间表，只是一个参考。原则上，除了早上起床后空腹的第一杯水有明确的时间建议，其他喝水时间可以是一天中的任何时候，对于喜欢喝水的人来说，时间表根本不是问题。但对于不爱喝水，或者常忘记喝水的人来说，给自己设定一个喝水的时间表，还是很有必要的。

❋ **如何喝水**

❋ 早晨空腹的第 1 杯水，可以是温度为 50～60℃（有一定温度但不烫，不需要一边吹一边喝）的白开水、淡盐水或者柠檬水。

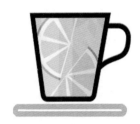

❋ 白天可以饮用白开水、矿泉水、茶、咖啡等，可以交替饮用。

❋ 晚上要避免含咖啡因的饮料及含糖量高的饮料，还是喝水温适中的白开水比较好，也可以选择蜂蜜水、柠檬水。

Emma 姐姐介绍一下我的喝水经验，晚上 21 时以后我就不会再喝水了，一是不愿意半夜起床，影响睡眠。二是晚上喝水多第 2 天容易出现眼袋。要避免晚上喝水量多，但前提是晚餐清淡，少盐少油才行。

❋ **喝水的注意事项**

❋ 喝水要少量多次，即使是口渴的时候，也尽量避免一饮而尽，一次性喝大量水，会加重肠胃道负担，稀释胃液，影响消化。

❋ 别等口渴才喝水，不渴并不意味着体内不需要水，一旦出现口渴，说明体内已经缺水。

❋ 睡前少喝水，睡醒后多喝。

❋ 进餐前和进餐时要少喝水，这样不利于食物的消化吸收。

❋ 剧烈运动之后不要立即大量饮水，先小口喝，润润嗓子，30 分钟之后再继续补充。

❋ 喜欢泡澡或泡温泉的人，注意在泡澡前、出汗后及时补充水分。

❋ 不喝反复烧开的水。饮水机的热水最好随喝随烧，不要使水一直处于加热或保温状态。

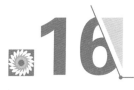

16　吃少了会患夜盲症，吃多了会中毒，维生素家族的老大还真是"难伺候"

这一篇里，Emma 姐姐想讲一讲维生素家族中的"老大"——最早被人类发现的排行第一的维生素 A。说起维生素 A，就不能不提到一个很古老的眼部疾病——夜盲症。根据文献资料记载，人类最早是通过对夜盲症的认识，开启了对维生素的认知。

人类对维生素的认识

❋　公元前 3500 年：古埃及人发现能防治夜盲症的物质，即维生素 A。

❋　1600 年：医师鼓励多吃动物肝脏来治疗夜盲症。

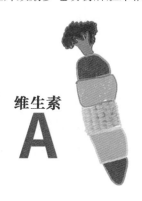

维生素
A

- 1831 年：胡萝卜素被发现。
- 1911 年：波兰化学家丰克为维生素命名。
- 1920 年：发现人体可将胡萝卜转化为维生素 A。

维生素 A 的来源及其存在形式

- 原生的维生素 A 主要有 2 种形式：

- 视黄醇（维生素 A_1 酸）：它的活性最高，是维生素 A 主要的存在形式。

- 视黄醛（维生素 A_2 酸）：它的活性为视黄醇的 30%～40%。

原生态的维生素 A 来源于动物性食物，以视黄醇为主。富含维生素 A 的动物性食物包括：动物肝脏、鱼肝油、鱼卵、牛奶、奶油、禽蛋等。

- 可转化为维生素 A 的类胡萝卜素，又称为维生素 A 原或维生素 A 前体，包括以下 4 种。

- α 胡萝卜素。

- β 胡萝卜素（最重要的维生素 A 原）。

- γ 胡萝卜素。

- β 隐黄素。

以上维生素 A 原来源于植物，在黄色、橙色、红色蔬果中含量丰富。当人体缺少维生素 A 的时候，它们可自动转化维生素 A，同时又不会导致维生素 A 过量。所以，Emma 姐姐称之为"智能转化"。

维生素 A 的营养功能

❀ 参与视觉形成

维生素 A 是眼内感光物质，视紫红质的重要组成成分，与人类的暗视觉形成有关。当维生素 A 缺乏时，人在黑暗中无法看清事物（尴尬情境之一：看电影迟到，在较暗光线的电影院里不容易找到座位），严重缺乏时会造成夜盲症。如果不及时进行治疗，病情进一步恶化，可导致严重的后果如角膜溃疡、穿孔，甚至失明。

❀ 维护上皮组织细胞的健康

人体上皮组织细胞，主要用来构建人体皮肤，以及各种"管道"器官的黏膜（呼吸道、消化道、泌尿道等），可以将它们想象成一块块密密排列的"城墙砖"，只有保证每块砖的形态正常、功能稳固、排列整齐，我们的皮肤和黏膜才能有防御能力。相反，如果体内维生素 A 缺乏，会导致上皮细胞代谢异常，出现上皮细胞角化（皮肤摸上去的手感不是顺滑，而是有密密麻麻地小颗粒感），皮肤或黏膜干燥，抵抗力下降，易发生感染。

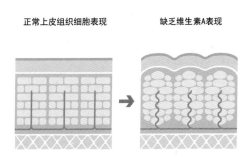

正常上皮组织细胞表现　　　　缺乏维生素A表现

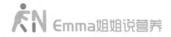

❀ **扶植身体免疫力**

人体内的免疫系统，无论是免疫细胞，还是免疫抗体，都与维生素 A "交情匪浅"，特别是免疫抗体，它特别需要维生素 A 参与合成。当缺乏维生素 A 时，免疫细胞的"战斗力"下降，免疫抗体也会随之减少，人体就容易生病。

❀ **促进骨骼和牙齿的健康发育**

维生素 A 还可促进骨骼发育，尤其是长骨发育。当体内缺乏维生素 A 时，会影响肾小管对钙的重吸收能力，使骨钙量下降，造成骨骺端的成骨障碍。同样也会影响牙齿牙釉质的发育，维生素 A 缺乏可导致牙齿发育不健全。

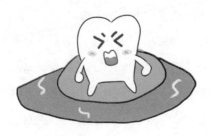

❀ **防癌及抑制肿瘤生长**

很多科学研究都发现维生素 A 可以保护人体免受化学致癌剂的危害，它在体内的代谢物质可以延缓或防止癌前病变的发生。临床上将维生素 A 作为上皮组织肿瘤治疗的辅助治疗药，已取得较好效果。

❀ **影响机体造血**

研究发现，维生素 A 有助于铁的吸收，维生素 A 摄入不足会导致运铁蛋白合成受限，使造血能力下降。有研究调查显示，在缺铁性贫血的患儿中，2/3 的孩子伴有轻度维生素 A 缺乏。

维生素 A 缺乏与过量

在发展中国家，维生素 A 缺乏仍然是威胁儿童健康和生存的主要因素之一。据 WHO 统计，全球约 33.3% 的 5 岁以下儿童有维生素 A 缺乏的风险。调查显示，中国 0～6 周岁儿童维生素 A 缺乏情况也不容乐观，维生素 A 缺乏率为 11.7%，亚临床缺乏率为 39.2%（亚临床缺乏的意思是尚未出现维生素 A 缺乏的症状，但生物化学检测的结果显示低于正常水平），两者合计超过 50%。更值得我们注意的是，6 个月以下婴儿的维生素 A 缺乏率为 33.4%，亚临床缺乏率为 45.70%，即 80% 的 6 个月以下的婴儿存在不同程度的维生素 A 缺乏问题。

由此可见，婴幼儿和儿童更容易出现维生素 A 缺乏。如果不能及时予以纠正，会造成孩子的生长发育迟缓、免疫功能低下。

很多妈妈都会给孩子选择鱼肝油来补充维生素 A 和维生素 D。Emma 姐姐也分享一些相关的知识：

❀　市面上的鱼肝油产品，有浓缩鱼肝油滴剂和丸剂 2 种类型，其成分均包含维生素 A 和维生素 D。但有一个常容易被人们忽视的问题，即在这些鱼肝油制剂中，维生素 A 的含量通常要比维生素 D 的含量高。如果长期或较大剂量服用以治疗维生素 D 缺乏引起的佝偻病，易导致维生素 A 过量，并在体内蓄积而产生毒性。

维生素 A 过量可能导致急性中毒，也可能导致慢性中毒，由于孩子个体差异及肝内维生素 A 储存量的不同，导致中毒的剂量也存在很大差异（即正常剂量的补充也有可能在几个月内出现轻度中毒），并且中毒症状常与维生素 A 缺乏的症状类似。

所以，需要为宝宝补充鱼肝油的家长们，一定要留意剂量问题，维生素 A 的补充并非多多益善。补充时还要注意扣除通过饮食摄入的维生素 A（如鸡肝、猪肝等）。此外，家长也一定别怕麻烦，和医师勤沟通。

❋ 一日三餐中，动物食物来源的维生素 A 很容易被吸收利用，所以也要注意食用过量的问题。植物中的类胡萝卜素也是脂溶性维生素，在油脂的环境下才能更好地被吸收利用。比如，胡萝卜炒着吃比生吃或蒸着吃效果好，如果喜欢生吃或蒸熟后吃，也尽量与其他的炒菜一起吃，身体才能消化和吸收更多的胡萝卜素。

❋ 对于＞4 周岁的儿童，或者成年人（如素食人群），如果需要额外补充维生素 A，Emma 姐姐建议选择含有 β 胡萝卜素或类胡萝卜素的膳食补充剂，这样既可以避免维生素 A 的缺乏，又可以防止维生素 A 的摄入过量（别忘了"智能转化"的原理），还可以帮助身体抗氧化，可谓一举三得。

❋ 如果补充 β 胡萝卜素或类胡萝卜素过程中出现皮肤发黄，说明补充过量了，但也无须担心，停止食用后会慢慢减退消失。

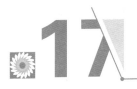

17 B族维生素只有团队作战才能不辱使命

在人体所需要的各类营养素中，有的营养素善于"单兵作战"，而有的营养素必须依靠"团队协作"，才能更好地发挥作用。Emma姐姐这篇里要写的B族维生素，它们是一个相当"抱团"的"大家庭"，它的成员中有"兄弟姐妹"10个，名字的叫法也很奇怪，"兄弟们"喜欢用英文名，例如：维生素B_1、维生素B_2、维生素B_6、维生素B_{12}。而"姐妹们"则喜欢用中文名，例如：烟酸、叶酸、泛酸和生物素。

与蛋白质、碳水化合物、脂肪这三大营养素不同，维生素B族的这些成员们既不直接为人体提供能量，也不参与组建人体的结构，而是参与人体的新陈代谢。虽然人体对它们的需要量只有毫克或微克的水平，但是它们却不"人微言轻"，总是"积极活跃地"投入各项新陈代谢中，将吃进来的蛋白质、碳水化合物、脂肪等营养原料进行及时有效地加工处理，保证人体充满能量、激情与活力。

下面就详细给大家讲讲，B族维生素的这群"兄弟姐妹"在一起"搭帮"都能给人体带来哪些好处？它们又是怎样精诚合作的？

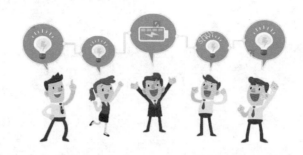

❀ 颜值维生素

如今，人活得是越来越讲究，"心灵美、有内涵、是不够的"，必须还要"看脸，拼颜值"。话说五官是否标致可以靠整形，但皮肤的容光焕发就无法靠"整"了，而要靠"养"。如果说皮肤健康美丽的标准就是——白皙、红润、细腻、有光泽。为了养成好皮肤，维生素B家族的几员"大将"可是不遗余力。

❀ 维生素 B_2 积极参与血红蛋白的合成，让皮肤白里透红，而不是苍白，更不是惨白。

❀ 维生素 B_2 与维生素 B_6 携手，帮助皮肤抵御日光紫外线的损伤，拒绝"高原红"。

❀ 烟酸可以抑制皮肤黑色素的形成，帮助姐妹们达成"一白遮百丑"的心愿。

❀ 维生素 B_2 可有效平衡皮肤的油脂代谢，预防脂溢性皮炎，解决毛孔粗大的问题；生物素则能够促进皮肤的新陈代谢，改善皮肤粗糙，可以帮你打造一张既不油腻又光滑的脸。

维护好"面子"可是人生的头等大事，B族维生素"当仁不让，群策群力，亲力亲为"。

❀　减压维生素

如今这社会，除了刷脸，刷卡，还需要刷"情商"。大家都明白"高情商的人最受欢迎"这个道理，可是，轮到自己的时候就控制不住了！

一般来说，暴脾气多与压力大相关。不过从营养的角度看，不得不满怀同情地怀疑这种表现其实是"营养不良"，可能与B族维生素的摄取不足相关。

人体的神经系统和肌肉所需要的主要能量物质是葡萄糖，它们是由碳水化合物代谢分解而来，在这个过程中，B族维生素可以说是"一个不能少"都参与其中了。当B族维生素缺乏的时候，引起神经系统和肌肉所需的能量不足，人容易感到腰酸背痛、眉头紧皱、心情不舒畅，严重时甚至出现头痛、焦虑、暴躁，甚至导致抑郁。

所以，压力大的时候，一定要补充一些B族维生素，它们可以默默地帮你疏解压力，让你的神经不再那么敏感脆弱，让你天天感觉"如沐春风""秋高气爽""没啥大不了"，幸福指数自然也会提升。

❀　解毒维生素

有时候想想自己能幸福地活着，感叹人生不易。每天从呼吸的，到吃，再到喝，一不小心就有可能让自己置身在一个"有毒"的环境里。

一说起"解毒"，Emma姐姐总是格外心疼人体内的重要器官肝，它可谓是人体的"解毒大户"。肝分解有毒物质是靠体内合

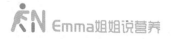

成的各种酶，当酶在发挥解毒作用的时候"仰仗"的就是丰富的 B 族维生素：维生素 B_1、维生素 B_2、维生素 B_6、维生素 B_{12}、烟酸、泛酸、叶酸，它们缺一不可。

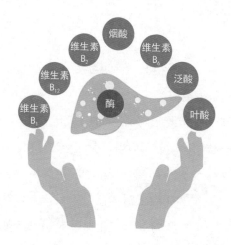

　　缺少了 B 族维生素，我们的机体就在毒素中完全"暴露"了。有了充足的 B 族维生素，为肝的解毒工作保驾护航，我们才能安全的"行走在江湖"。特别提醒喜欢吸烟、饮酒、吃烧烤、吃熏制食物、吃腌制食物的人们，这样的生活方式和饮食方式令身体更快的消耗 B 族维生素，也就意味着身体对 B 族维生素的需求更大。

　　❀　**其他功能**

　　除了前面提到的护肤、减压和解毒，人体内还有很多功能的维护也少不了 B 族维生素忙碌的身影。

　　❀　B 族维生素与白细胞的合成息息相关，它们也是免疫力强健的保障。

❉　B 族维生素对胰岛素的合成可谓"功不可没"，它们也是维持血糖稳定的保障。

❉　维生素 B_6 和叶酸协助人体代谢掉可诱发血管动脉硬化的同型半胱氨酸等代谢中间产物，为心脑血管系统保驾护航。

❉　备孕和妊娠期间补充叶酸，可有效预防胎儿的神经管畸形，为优生优育做出贡献。

在营养江湖上，B 族维生素绝对称得上是一个勤劳勇敢的家族。它们相亲相爱，团结一心，缺一不可。B 族维生素擅长"集体作战"，家族各成员间的数量比例很重要，即使缺少的是一个成员，削弱的也是整个家族的战斗力。因此在无特殊医学治疗需求的情况下，仅作为营养膳食补充的话，还是选择复合维生素 B。

看到这里大家或许发现，市面上用于补充 B 族维生素的保健品，几乎都是复合维生素 B，极少情况只含有一种维生素 B，如果有兴趣的话，大家可以找机会观察一下。

18 维生素 C 的多重营养作用（上）

经常研究各种营养素，我很喜欢对各种营养素做一些拟人化的想象，来增加学习枯燥知识的乐趣。我想象着营养素各有个性，或许也可以有性别之分。例如这篇里要讲的维生素 C，通常维生素 C 非常受女性的青睐，因为女孩子更加注意自己外貌的变化，怎样可以使皮肤更加白皙，怎样减少皱纹和细纹，怎样可以去除晒斑，要想达到这些效果，与维生素 C 的作用密不可分。维生素 C 是女孩子贴心的"异性闺蜜"，用现在时髦的词语来形容维生素 C，它就像"暖男"。

在维生素 C 的"暖男特质"中，女生最爱哪 2 个呢？

参与胶原蛋白的合成

女孩子们都知道，要想肌肤不松弛、不下垂，饱满有弹性，要和"胶原蛋白"搞好关系。女性最怕听到的就是"胶原蛋白流失"这 6 个字。

维生素 C 能够促进胶原蛋白的合成。要每天能摄入足量的优质蛋白质和维生素 C，就没必要花更多的钱专门去补充胶原蛋白。

　　除了贡献自己合成肌肤中的胶原蛋白，维生素 C 还要为人体的骨骼、血管、韧带、牙龈等部位的胶原蛋白做贡献。所以，要想让骨骼柔韧、韧带坚韧、血管壁有弹性，牙龈健康不出血，一定要吃富含维生素 C 的食物。

阻断黑色素，美白肌肤

　　如果你也想努力地成为"白富美"，首先得够"白"，小时候我经常听妈妈说"一白遮百丑"的俗语，我一度认为皮肤白不白是天生的，只能凭运气。学习相关知识后才知道，后天的努力也相当重要，天生的白的人也需要后天的努力去保养皮肤，否则就会逐渐出现斑斑点点，更甭想肌肤胜雪。天生的肤色不白，也可以通过后天的努力去改善，即使不能肌肤胜雪，但也可以做到肤色健康通透。

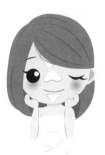

　　皮肤的颜色主要取决于分布在皮肤中的黑色素细胞合成黑色素的能力，黑色素越多，皮肤就越黑。反之，则皮肤就越白皙。

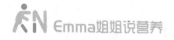

这些分布在皮肤基底层的黑色素细胞，在合成黑色素的过程中，必须要依靠一种叫作酪氨酸酶的催化作用，而维生素 C 就是酪氨酸酶的"劲敌"，这种酶碰到维生素 C 就会失去活性。如此一来，黑色素的合成就会被阻断或减少。

我相信大家明白上述的道理并不难，难的是要落实到行动。我们就算不能实现又富又美，也要想办法通过自己的智慧，多吃富含维生素 C 的食物，让自己的肌肤白净起来。

最后，再分享 3 个关于能确保吃对维生素 C 的小贴士。

贴士 1：新鲜的水果和蔬菜中富含维生素 C

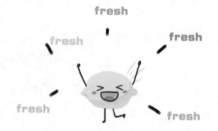

大家注意，重点是新鲜的！维生素 C 的抗氧化能力很强，但怕见光，怕日晒，怕热，遇到水就溶在水里就溜走了！所以蔬菜尽量要生吃，水果尽量要带皮吃。洗菜的时候要先洗后切，如果实在想吃热的菜，青菜尽量旺火爆炒并快速出锅。

总结一下就是食以鲜为贵，烹饪以简单为贵，吃水果以带皮为贵。

贴士 2：维生素 C 是水溶性维生素，不能在身体内储存，所以最好是每天吃。

中国居民膳食指南里推荐每天要吃上 250 g 瓜果和 500 g 菜，

就能保证基本维生素 C 的摄入量。但是如果在一段时间内，你的身体对维生素 C 的消耗量增加，比如熬夜加班、感冒发热、剧烈的运动等，仅仅依靠食物中的维生素 C，可能会不够，应额外补充维生素 C。

贴士 3：教你记住一些富含维生素 C 的水果和蔬菜

段位 1：每 100 g 维生素 C 含量在 30～50 mg 的水果和蔬菜包括白菜、油菜、香菜、菠菜、芹菜、苋菜、菜薹、豌豆、豇豆、萝卜。

段位 2：每 100 g 的维生素 C 含量 50～100 mg 的水果和蔬菜包括青椒、桂圆、番茄、草莓、甘蓝、黄瓜、柑橘、菜花。

段位 3：每 100 g 的维生素 C 含量＞100 mg 的水果包括鲜枣、沙棘、猕猴桃、柚子。

请根据自己的喜好和实际情况去选择不同段位的水果和蔬菜。

维生素 C 可不仅是一位"暖男"，还是一名"硬汉"。关于它"硬汉"的一面，Emma 姐姐下篇再分享。

19 维生素C的多重营养作用（下）

Emma姐姐有多喜爱维生素C，估计大家都看出来了。上篇文章中已经讲过它作为"暖男闺蜜"在抗皱美白方面的功劳。如果你以为维生素C只能做一些与女性面子有关的"表面工作"，那你就大错特错了，说明你对维生素C还不够了解。这一篇，咱们就讲讲维生素C作为"硬汉"的一面，维生素C绝对算得上是铁骨铮铮的男子汉。

世界格局曾因维生素C而改变

自从15世纪哥伦布发现美洲大陆之后，很多欧洲国家就开始

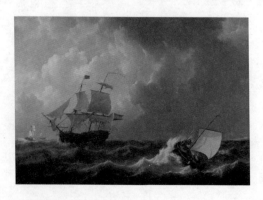

纷纷造大船、航海、力求争先发现新大陆。当时，西班牙占据着东欧、西欧、南欧大片膏腴之地，是名副其实的海上霸主。

在大航海时代，当时出海远行船员们经常会被一种可怕又未知的疾病折磨。每当海上航行一段时间后，就会有人出现牙龈出血，继而牙齿开始脱落。病情再发展下去，身体各处的黏膜开始出血，身体开始肿胀，皮肤出现青紫，身体旧伤处开始重新流血，已经痊愈了的骨骼也再次断裂。最后躺在床上，痛苦不堪地等待死亡之神的降临。水手们像得了传染病似的，纷纷中招倒下，甚至整船人都会死亡。当时即使强大如西班牙这样的国家，也一直无法摆脱这个"海上魔咒"的诅咒。

当时人们并不知道维生素C的存在，更不知道该如何对抗这种带来死亡的疾病。直到18世纪，来自英国的探险家库克船长愿意接受当时并不被社会主流认同的科学家的建议，在他自己指挥的船上装载了新鲜的水果，并在每次停船靠岸的时候都命令船员们补给水果和蔬菜，结果在这次航海过程中"海上魔咒"竟然没有降临在他的船上！

从此以后，漫长的航海之旅不再能夺取英国船员的性命。继而，在与西班牙的海战里，健康的英国水手具备获胜的优势，海上大权开始旁落，这奠定了英国作为"日不落帝国"兴起的基石。

随着科学的发展，人们知道了那可怕的魔咒就是维生素C缺乏症（俗称坏血病），是由船员们长期吃不到新鲜的蔬菜水果，导致维生素C缺乏。维生素C因此也被称为抗坏血酸。

坏血病得到了控制，健康的海员们可以航行到更远的大陆，各大洲之间的相互孤立的局面被逐渐打破，世界日益成为一个相互影响、紧密联系的整体。

所以说，维生素C曾改变世界格局，所言不虚吧。能做出如此有魄力的事情，足可见它的"实力"。

人体抗氧化统一战线的核心主将

人体的抗氧化是一个巨大的工程，需要众多具备抗氧化能力的营养素参与，结成一个抗氧化统一战线，共同对付那些损害健康的自由基。而在这支抗氧化同盟军中（用时髦的用语说就是"抗氧化朋友圈"），维生素C是核心主将，它在抗氧化方面的优势有2个：抗氧化的阵地广阔，作为水溶性的维生素，无论是在细胞外，还是在细胞内，都有它抗氧化的战场；维生素C武功高强，还很仗义，经常在完成自己任务的同时还不忘保护其他的抗氧化剂，例如维生素C经常为维生素E"两肋插刀"，当维生素E在与体内自由基的战斗中打得很疲倦时，维生素C就来帮助它满血复活，提高抗氧化能力。

提升免疫力，预防感冒

人体的免疫机构，主要分2种，一种是由抗体主导的免疫，另一种是由免疫细胞（如白细胞）主导的免疫。维生素C交际广

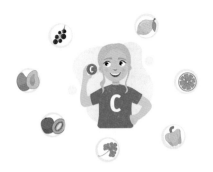

泛，它既和抗体的形成有关联，还可以提高白细胞的杀菌能力，两大免疫机构都很给它"面子"。

分享一个 Emma 姐姐屡试不爽的小妙招，在感冒初期，每天补充 200 mg 的维生素 C，可以让感冒症状迅速得到有效遏制，即使出现症状，也比较轻微，感冒能够很快痊愈。

有助于预防贫血

人体血液中的红细胞担负着给全身各处的组织细胞运输氧气和养料的作用，而红细胞自身的生长发育及它们的运输能力，在

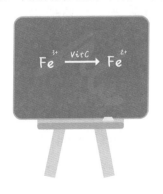

很大程度上要依靠营养素"铁"的参与。

但是，我们从食物中获取的是不容易被吸收的三价铁，而红细胞的"怪癖"是只喜欢吃二价铁，这时候，又是维生素C"古道热肠"、"大显身手"的时刻了。维生素C可以在体内协助把三价铁还原成二价铁，助红细胞"一臂之力"，从而有效预防缺铁性贫血。维生素C这个"仗义侠客"，自然是妊娠期、哺乳期妈妈们所爱戴的。

降低癌症的发病风险

全世界范围内的很多研究都有发现，每天吃富含维生素C的新鲜水果，特别是柑橘类的水果，可以降低胃癌、食管癌、口腔癌、咽癌及子宫颈癌的发病率，还有助于预防结肠癌和肺癌的发生。

举一个例子，大家都知道盐腌渍食品和熏制食品（咸肉、香肠）都含亚硝酸盐，在胃酸作用下，亚硝酸盐会合成为亚硝胺，它是一种强致癌物。已有众多研究表明维生素C能阻断致癌物亚硝胺的形成，从而预防很多消化道肿瘤。

说了维生素C这么多的好处，你可别以为这就是维生素C全部的好处。维生素C可以预防很多慢性病，它在人体内发挥作用的战场之广阔，超乎我们的想象。维生素C对于预防很多慢性病有越来越明确和积极作用，很多营养学家都建议，维生素C的补充标准不再是适量补充，而应该推荐一个更高剂量的安全补充标准。中国的营养学家也在修订中国居民膳食指南时将维生素C的每日推荐摄入量从60 mg提高到100 mg，这些都是对维生素C的信任与肯定。

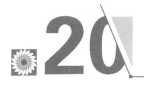

20 营养江湖上的"钙"帮，
少了这个"军师"可不行

　　补钙有多重要，相信各位都已经有了或多或少的耳闻。补钙是贯穿一生的"功课"，每个年龄段都需要补钙。营养江湖上的"钙"帮，不仅包括虾皮、骨头汤、牛奶、钙片，"吃"钙，并不等于"补"钙。如果把"补钙"当作是一个技术活，它的核心就是如何能够让吃进来的"钙"有效地沉积到"骨骼"里，丰满你的"钙存折"，而不是仅把它放在"口袋"里，很快就"花（代）光（谢）"了！

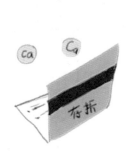

　　想让"存折"里经常有钙的"存入"，一定离不开下面的这个脂溶性维生素，它的地位，如同"钙帮"里的"军师"，缺少了它，不仅补钙出现问题，还会给健康带来其他的风险。

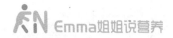

维生素 D 的营养作用

它叫维生素 D，Emma 姐姐喜欢叫它"阳光维生素"。

人类是在与佝偻病战斗的过程中逐步发现和认识维生素 D 的。它与钙、镁、磷等元素一样，都与人体骨骼及牙齿的健康相关。这位"钙帮军师"的具体营养作用包括以下 4 个：

❈ 促进肠道对食物钙的吸收。

❈ 促进肾对钙、磷的重吸收。

❈ 与内分泌系统（激素）协同作用，调节血液中钙、磷平衡。

❈ 参与成骨细胞与破骨细胞的分化，维持骨形成与骨吸收的平衡。

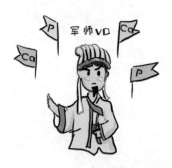

如果身体缺少维生素 D，即使每餐都能摄取到钙，仍然会影响骨骼和牙齿的健康。

❈ 幼儿或儿童缺少维生素 D，会出现佝偻病，X 形腿或 O 形腿，鸡胸，肋外翻，出牙推迟，囟门闭合推迟等症状。

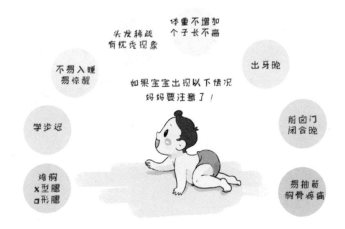

❀ 成年人，特别是孕妇，哺乳期妇女缺乏维生素 D，容易出现骨质软化，引起骨骼变形。如果孕妇的骨盆变形，则可引起难产。

❀ 当老年人缺少维生素 D，则导致骨质疏松症，容易发生骨折。

❀ 手足搐搦表现为肌肉痉挛、小腿抽筋、惊厥等。

近年来，随着科学界对维生素 D 研究的深入，还发现这位"军师"不仅仅服务于"钙帮"，同时还有助于降低一些慢性病的发病风险，如乳腺癌、结肠癌、前列腺癌、糖尿病、肥胖、心血管疾病、抑郁症、类风湿关节炎及多发性硬化症等自身免疫性疾病。

一般来说，维生素 D 主要存在于海鱼、动物肝脏、蛋黄等食物中，以及鱼肝油制剂中（与维生素 A 一起补充），在奶制品（包括母乳）、植物性食物中的含量不高。有趣的是，靠晒太阳就促进皮肤中合成维生素 D（所以叫它"阳光维生素"），所以皮肤能经常接触到阳光的成年人，一般情况下都不会缺乏维生素 D。

需要关注维生素 D 的特殊人群

❋ 生长发育期的婴幼儿、儿童、青少年。

❋ 妊娠期、哺乳期、更年期的女性。

❋ 老年人。

❋ 已经出现退行性关节炎的人群（＞40 岁的喜欢激烈运动或从事体力劳动的人群）。

❋ 经常夜间工作见不到阳光，或者根本不出门的人群。

❋ 饮食不规律的人群及纯素食者。

❋ 生活在北方地区且皮肤黝黑者（紫外线不易穿透皮肤较黑者，无法合成足够的维生素 D，且北方日照时间短，日照强度较弱，尤其是冬季）。

❋ 居住在雾霾频发、浓烟污染地区的人。紫外线因霾、烟雾损失而变弱，导致人体合成维生素 D 减少。

一个人每天需要多少维生素 D

❋ 《中国居民膳食指南（2013 版）》建议：健康成年人每天需要摄取 10 μg（400 U）的维生素 D，而 65 岁以上的老年人，每天需要摄取 15 μg（600 U）的维生素 D。中国的推荐量是基于

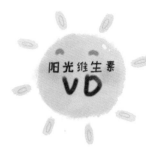

预防佝偻病、减少骨质疏松的营养需要。

　　✹　在美国和加拿大，对于上述高危缺乏人群，推荐每天需要摄取 25 μg（1000 U）的维生素 D。以上推荐量除了可以预防维生素 D 缺乏导致的营养不良性疾病，还有助于降低其他慢性疾病的发病风险。

　　综上所述，无论是否晒够太阳，对于额外补钙的人群，Emma 姐姐都建议吃钙片的同时要补充一些维生素 D。从预防慢性病的角度，可以适量补充一些维生素 D，成年人每天摄入量不超过 50 μg（2000 U）是安全的。当然，考虑到它属于脂溶性维生素，也要避免超大剂量滥补维生素 D，特别是 7 岁以下的儿童和婴幼儿，如果需要额外补充维生素 D，请遵医嘱建议，不要超量补充。

　　当然，还是鼓励大家每天"真正"晒 15 分钟太阳，这样人体就可以自给自足产生维生素 D。为什么要强调"真正"二字？因为隔着玻璃晒太阳、涂抹防晒霜或不露出手脚晒太阳，都无法让皮肤有效合成维生素 D。

21 爱上维生素 E 的多个理由

在营养圈的维生素界，维生素 E 堪称脂溶性维生素的代表，它能力很强，特别是在"抗氧化界"，它与维生素 C 堪称是一对配合默契的组合。但它行事不喜张扬，常默默奉献。它个性随和，擅于团结其他的营养素一起发挥作用。

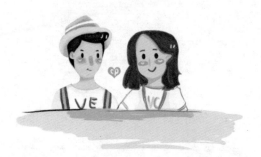

拥有这样品性的营养素，怎能不令人青睐有加，今天 Emma 姐姐就讲讲维生素 E 的多个本事。

对抗自由基有勇有谋

说到自由基，就不能不说到氧化作用。举个最简单的例子，铁锅长时间暴露在空气中会生锈，这是氧化作用引起的。在我们身体中也会发生氧化作用，人的身体也会"生锈"。

是什么物质在让我们的身体"生锈"？就是人体在新陈代谢中产生的各种自由基。自由基在化学结构上的"先天缺陷"，总是有"单身"不成对的电子存在，于是自由基就像是一群不安分的"小偷"，通过去抢夺人体内那些"良民"的电子而让人体"生锈"。人体一旦"生锈"，不仅皮肤会出现皱纹、褐斑，身体容易感觉疲惫，加速衰老，还会引起免疫力下降，慢性病甚至是癌症。由此可见，对抗和消灭这些自由基非常重要。

维生素 E 自有一套对付自由基的办法，Emma 姐姐总结了以下 3 点。

❀ 利用自身结构的先天优势，主动"投怀送抱"，向自由基贡献电子，保护身体内的那些"良民"。

❀ 利用"脂溶性维生素"的身份，将"战场"锁定在各种细胞的细胞膜区域，保护细胞膜的结构，为细胞看好"大门"，不让自由基攻入细胞内，帮助各类细胞抗衰老。

❀ 不"好大喜功，单兵作战"，而是团结一切可以团结的力量，打造抗氧化的统一战线。维生素 C、维生素 A、谷胱甘肽、超氧化物歧化酶（又称 SOD）、硒等抗氧化的好手都是它团结的对象，它们的联合作战，相互掩护和保护，常让自由基闻风丧胆。

护女人红颜不老体贴周到

女人爱美，怕老，天性使然。如果经常内服或外用维生素 E，绝对是找到让自己成为"天山童姥"的好帮手。

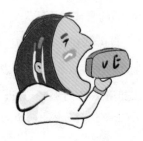

❀ 祛斑

维生素 E 通过扩张末梢毛细血管，改善微循环来促进营养物质的输送和代谢垃圾，让女人和"斑"说拜拜。

❀ 防皱

维生素 E 可智慧地保护支撑皮肤结构的那些脂肪组织、弹性纤维组织和胶原蛋白组织不被破坏或断裂，让女性的皮肤光滑而有弹性。

❀ 锁水

维生素 E 最擅长阻止自由基破坏皮肤的细胞膜了，保护好这道天然屏障，自然也就能锁住肌肤内的水分由内而外都水润。

❀ 晒后修复

维生素 E 联合那些抗氧化的高手，能有效对抗紫外线和臭氧引起的皮肤老化，当然，对抗雾霾也少不了它。

此外，它还能够促进伤口愈合，维持骨密度，防止血管硬化……总之，维生素 E 绝对是帮助女人抗衰老的行家里手，值得女性对它留意和关注。

保驾生育安全一片赤诚

你在购买含有维生素 E 的保健产品时，会经常看到这样 3 个字——生育酚，这其实是维生素 E 的一个"曾用名"。话说在 1922 年的一次白鼠生育实验里，科学家们发现食用特定植物油的白鼠要比不食用该油的白鼠生出健康后代的概率高，后来就把食物中所含的这种能够促进生育的营养物质按照顺序命名为维生素 E，还起了一个别名叫生育酚，来源于希腊语的"子女"一词。

维生素 E 能够为生育保驾护航，是因为能够促进"性激素"的合成，特别是对于女性而言，维生素 E 有助于提高其生育能力，以及预防流产。而对于那些容易流产、希望保胎的女性，在医生开的处方里，一定少不了维生素 E。

现如今很多姑娘拼命节食，减肥减脂，一定注意不要矫枉过正。作为脂溶性维生素的维生素 E 在身体里储存需要脂肪环境的"仓库"，需要随油脂一起才能被身体吸收，体脂低维生素 E 则无处藏身，瘦身过度的女性往往会出现月经不调甚至引起闭经，严重的还会导致不孕。所以千万不可偏执地追求"瘦"，而枉费维生素 E 的"一片赤诚丹心"。

护生命之河生生不息

上了年纪的人，都会担心自己的血管出现动脉粥样硬化。血

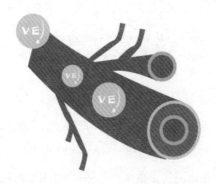

管一旦硬化，就会失去弹性，也会变窄，血流不顺畅，甚至形成血栓，堵塞血管。

维生素E能防止血管内的血液凝固，使毛细血管扩张，增加毛细血管的弹性，从而促进微循环，保持血管畅通。因此，应在专业医生的指导下，按医嘱补充维生素E。

说了这么多维生素E给身体带来的好处，你一定想让它快点儿到你的碗里来。

维生素E从哪里来？

一日三餐中的食用油是人们维生素E的主要来源。大部分植物压榨油都含有比较高的维生素E，如胡麻油、芝麻油、葵花籽油、菜籽油、玉米油等。其中胡麻油又称为亚麻籽油，它维生素E的含量冠居群首，它的味道有点特别，如果你不习惯它的味道，可以同时买几种不同种类的植物油混着吃。各种坚果也含有丰富的维生素E，有"天然的维生素E丸"之称。建议作为加餐

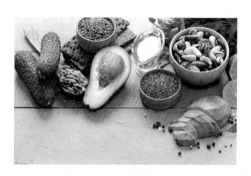

或零食，用一把坚果代替那些精加工的饼干或糕点，这样会更健康。深绿叶蔬菜、肉、蛋、奶中也含有维生素 E。

各种植物种子油中维生素 E 含量非常高，其中小麦胚芽中的维生素 E 最为珍贵。

哪些人群需要补充维生素 E

对于一个健康的成年人来说，每天补充 14 mg 的维生素 E 就可以满足日常基本营养需要。当然，如果你判断自己属于下列人群中，还可额外适量补充一些维生素 E。

❀ 饮食不均衡，或者饮食不规律的人。

❀ 减肥过度、体脂含量低于正常范围的人。

❀ 面部有黄褐斑的妇女。

❀ 孕妇、哺乳期、更年期的妇女。

❀ 不孕不育的人。

❀ 中老年人，特别是有心血管病，帕金森病病史的患者。

❀ 对自身保养、抗衰老有更高要求的人士。

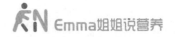

补充维生素 E 的注意事项

补充维生素 E 的注意事项包括以下 3 个：

❀ 在进餐时补充维生素 E 利于它的吸收。

❀ 维生素 E 有些见光"害羞"，维生素 E 补充剂需要避光防止被氧化。

❀ 特殊身体情况，即使是对维生素 E 的需求有增加的人群，在专业人士或医生的指导下服用。过量的脂溶性维生素会在体内储存蓄积，会给身体带来不良影响。

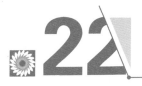

30 岁之前把钙存够

钙有多重要，看看下面的总结就很清楚了，Emma 姐姐就不再述。

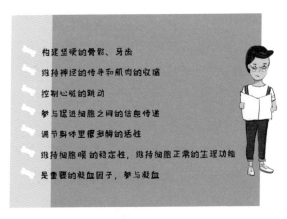

- 构建坚硬的骨骼、牙齿
- 维持神经的传导和肌肉的收缩
- 控制心脏的跳动
- 参与促进细胞之间的信息传递
- 调节身体里很多酶的活性
- 维持细胞膜的稳定性，维持细胞正常的生理功能
- 是重要的凝血因子，参与凝血

钙是人体含量最多的矿物质元素，正常成年人体内含钙量为 1000～1200 g/kg。身体中 99% 的钙分布在骨骼和牙齿中（俗称的骨钙即"钙库"），剩下的 1% 分布在软组织、细胞外液和血液中（俗称"血钙"医学专业称为即"混溶钙池"）。

以上列出的功能，除了第 1 项，其余的都是要依靠 1% 的混溶钙池中的钙来完成。以后再有人问"到底是骨钙重要还是血钙重要？"可以声音洪亮地回答："都重要！"

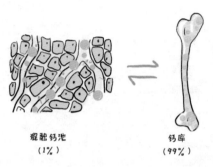

混融钙池
(1%)

钙库
(99%)

那么，如此重要的营养素，应该怎样正确地补充足够呢？Emma 姐姐最喜欢的表述就是——补钙犹如存钱。

每天从食物中摄入的钙，相当于每天工作挣到的钱。血钙相当于口袋里的"零花钱"，骨钙相当于银行里的"存款"。每天的"钙"收入要先保证"零花钱"（血钙每天的任务太多，要保证不能缺少），如果有剩余，才会把它存到"银（钙）行（库）"。当没有剩余甚至收入还不够零花钱的需要，大脑就会指挥身体内的激素自动调节，从"银（钙）行（库）"里把"钙"搬到血钙中。

钙库里的"钙"，不会随着年龄增长而越存越多，人体的骨钙量在 25～30 岁达到"峰值"，之后随着年龄的增长，出现下降的趋势。

只有趁年轻多挣钱，多存钱，这样才能老有所养，老有所花。补钙也是同样的道理。

特别是女性，要经历生育期、哺乳期、更年期等特殊时期的考验，趁年轻认真补钙存钙，否则也许会面临不太有生活质量的后半生：腰酸背痛，弯腰驼背，骨质疏松，习惯性骨折，失眠脱发……

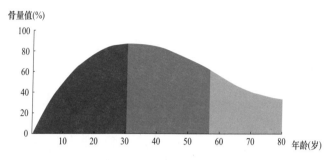

骨量一直保持"上坡"状态，此时期是建立极高骨量峰值的关键时期骨量一直保持"上坡"

随年龄增长骨量逐步流失

60岁以后，骨量流失更明显，易发生骨质疏松

骨量值与年龄的关系

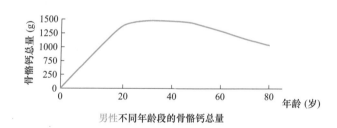

男性不同年龄段的骨骼钙总量

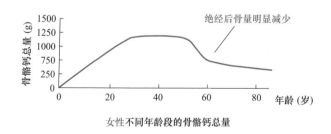

女性不同年龄段的骨骼钙总量

　　65岁以后，女性还可能丢失35%～50%的骨钙，男性则丢失30%～36%。这种长期持久的负钙平衡、入不敷出的状况，将伴随人生直至生命结束。这个漫长的人体钙丢失的过程，导致人

体内钙分布异常。缺钙使骨骼中钙减少，而血管和脑中的钙增多，动脉硬化、阿尔茨海默病等都接踵而来。

女性补钙关键期

健康成年人（18～50岁）每天对钙的需要量是800 mg，同时，女性有3个补钙的关键期。

孕期

怀孕的中、晚期，身体对钙的需要量增大。无论是孕中期还是孕晚期，每天要多补充200 mg的钙，即每天补充1000 mg的钙。

哺乳期

每天补充1000 mg钙，保证乳汁中钙含量的充足。

更年期

50岁以上的女性特别是已进入更年期的女性，为了预防骨质疏松，应坚持每天补充1000 mg的钙。

女人好好爱自己，绝对是一生都要做的大功课，不妨从今天开始，设定一个小目标，让自己尽量尽早开始补钙，在30岁之前将钙存够。

如何补钙？

牛奶及牛奶制品是最优质的钙来源，不但含钙丰富，且吸收率高。每 100 ml 牛奶中含钙量约为 100 mg，每天 1 袋奶（约 250 ml），对于任何年龄的女性都有益。

✤　豆制品也含有丰富的钙，每 500 ml 豆浆含钙 120 mg，150 g 豆腐含钙量高达 500 mg，对于不爱喝奶的人来说，喝豆浆也是补钙的好方法。

✤　海产品类（例如鱼、虾、贝类），特别是小鱼小虾的含钙量高。25 g 虾皮就含 300 mg 的钙，提倡在汤或饺子馅里放上一些虾皮也是不错的补钙方法。

虾皮　　　豆腐　　　鱼

除了一日三餐从食物中获取钙，还可以选择含钙的膳食补充剂来弥补饮食中钙摄取的不足。

✤　在选择补钙的保健产品时，主要成分为碳酸钙的产品含钙量高，且吸收率相对较高，性价比好。

✤　补钙时，要注意随餐并分次食用钙片的补充效果好。

✤　矿物质中的镁是钙的"难兄难弟"，按照一定比例两者同时补充效果更佳。

✤　只补钙不能完全保证骨骼不缺钙，还要看是否有足够的维生素 D 协助钙沉积到骨骼。如果无法保证经常晒太阳，需要在

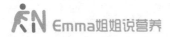
补钙的同时补充维生素 D。

    ❀ 夜间补钙效果更好，晚餐吃一颗钙片，或者睡前喝上一杯热牛奶，既可以补钙，又有助于睡眠。

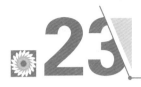

咬指甲、吃泥土、啃玩具，宝宝们是怎么了

如果宝宝出现喜欢咬指甲、吃泥土、啃玩具等"奇葩"行为，可是在正经吃饭的时候胃口并不佳，常没食欲，这时妈妈们可要多留心观察，孩子是不是缺锌？

锌和铁一样，属于"营养江湖"上的必需微量元素，在人体内的含量 2.0～2.5 g，但绝不是"人微言轻"，它参与人体内 300 多种的酶和功能蛋白的构成，对人体的作用很大。

锌的营养作用

❋ 促进生长发育

锌广泛参与蛋白质的合成，细胞的生长、分裂、分化等过程。

❋ 锌与骨骼发育及骨质代谢密切相关，不仅对胎儿的生长发育非常重要，还会影响儿童的骨骼生长和身高发育。

❋ 锌是脑中含量最多的微量元素，促进智力发育，影响宝宝的记忆力和学习力。

❋ 促进儿童性器官和性功能的发育。

🌸 促进免疫成熟

🌼 锌可以促进胸腺、淋巴结等免疫器官的发育成熟及发挥功能。

🌼 锌有助于增加 T 细胞（人体最重要的一支免疫"作战部队"）的数量与活力。

🌼 锌还能促进一些重要免疫调节因子（干扰素、白介素 -2 等）的分泌。

🌸 维持正常味觉，增进食欲

🌼 锌与唾液蛋白结合成味觉素，促进唾液分泌，增加食欲。

🌼 锌可直接影响消化酶的活性，影响消化功能。

🌼 锌参与胰岛素的合成、储存、分泌，影响血糖水平。

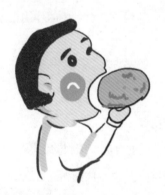

🌸 促进皮肤修复和伤口愈合

锌不仅参与皮肤黏膜的发育，还参与 DNA 和胶原组织的合成代谢，因此无论是维护皮肤的正常功能，还是促进伤口愈合，缺少了锌都很难实现。

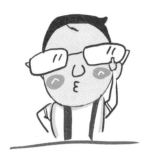

◉　**保护视力**

锌可参与体内维生素 A 的代谢和生理功能，对维持眼睛正常的暗适应能力及改善视力都有良好的作用。

孩子缺锌的常见表现

锌是重要的微量元素，体内一旦不足，造成慢性缺乏，对身体的伤害很大。缺锌的人群大部分是婴幼儿及儿童，缺锌的表现有：

◉　生长发育停滞，身材瘦小。

◉　智力发育迟缓。

◉　免疫力差，容易患感染性疾病。

◉　伤口愈合能力差。

◉　性成熟障碍，性器官和性功能的发育迟缓甚至停滞。

◉　味觉敏感度下降，小孩会出现厌食和异食癖，喜欢吃泥土、煤渣、火柴棍、生面粉、喜欢啃自己的指甲、啃玩具等。

别以为这种现象不常见，自己家的小朋友应该不会缺锌。一项营养调查的结果显示，我国有 40%～60% 的学龄前儿童存在缺

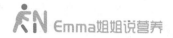
锌的问题（大城市孩子缺锌比例低于小城市及农村的孩子），并且有很多都是隐性的，容易被妈妈们忽略。

什么情况会导致宝宝们容易缺锌?

✻ 宝宝出生后母乳喂养时间不足 6 个月

母乳特别是初乳中，含锌量高、吸收率高。缺少母乳喂养或母乳喂养不足的宝宝，容易出现缺锌。

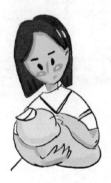

✻ 婴幼儿未及时添加合适的辅食

从食物来源上讲，植物性食物的锌比动物性食物的锌吸收率低。如果添加的辅食以米糊、菜泥、果泥为主，缺少瘦肉末、鱼泥、蛋黄、动物肝脏等食物，宝宝们也容易缺锌，所以妈妈们要记得断奶后及时给孩子添加富锌的米粉。

✻ 儿童挑食偏食，营养结构不合理

很多孩子不吃早餐或早餐质量差，特别是在中、小城市及县城、农村地区，由于家长缺乏营养知识，给孩子准备的早餐常以

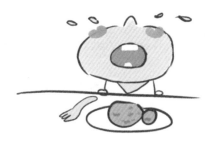

谷物为主，而锌含量高的肉类豆类奶类的比例很低，造成缺锌。

✺ **各种原因导致机体对锌的需要量增加**

✺ 婴幼儿、儿童生长发育的需要。

✺ 疾病导致锌的流失增加（婴幼儿腹泻）。

✺ 好动的儿童，流汗量多导致锌排量增加。

✺ 营养不良或手术后、创伤后的恢复期。

如何才能不缺锌？

◉ 保证至少 6 个月的纯母乳喂养，哺乳期的妈妈要保持饮食的多样性，可适当增加瘦肉和海鲜等锌利用率高的动物性的食物，素食妈妈要记得多吃豆制品，可以选择补充多种维生素。

◉ 婴儿 6 个月后及时添加富含锌的辅食。

◉ 纠正儿童挑食、偏食或以零食为主的不良饮食习惯。

◉ 处于生长发育时期的儿童青少年可适量增加含锌营养品。12～13 岁儿童补锌有利于智力发育，此时补锌等于"补智"。

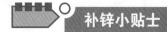

补锌小贴士

❀ 夏季出汗多、胃口差可适当多补充锌。

❀ 补锌期间避免食用过多粗纤维而影响锌的吸收（可以粗粮细作），蔬菜在食用前最好热烫一下，可以破坏掉部分植酸。

❀ 补锌的疗程一般为2～3个月，补锌要适量。

❀ 锌、铁、锰、铜等矿物质元素在体内有协同作用，孩子如果挑食、偏食，营养不均衡，在选择膳食补充剂时，可考虑这几种矿物质的同时补充，而不是盲目地单一补充一种，破坏各元素之间的平衡，引发其他元素的缺乏，出现新的营养问题。

中国居民膳食锌参考摄入量

年龄（岁）	锌（mg/d）
0～0.5	2.0
0.5～1	3.5
1～3	4.0
4～6	5.5
7～10	7.0
11～13（男）/（女）	10.0/9.0
14～17（男）/（女）	11.5/8.5
18～50（男）/（女）	12.5/7.5
50～	12.5/7.5
孕早期	9.5
孕中期	9.5
孕晚期	9.5
哺乳期女性	12

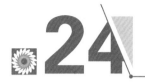

24 生活条件这么好，
孩子还会缺铁吗

前些日子我遇到一个朋友，初尝做母亲的喜悦才几个月，就开始有了小烦恼，原来是她的千金小宝贝在逐步添加辅食后被检查出轻度缺铁。她很自责，并带着满脸的困惑，现在生活条件这么好，父母给孩子的都尽可能是最好的，怎么还会出现营养不良？

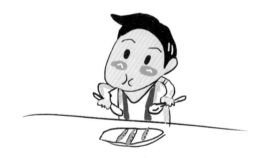

我告诉她缺铁在婴幼儿当中是非常常见的，不必自责。只要看看人的一生不同年龄对铁的需求量，就不难发现，从婴儿出生后 6 个月开始，身体对铁的需要量就迅猛增加（这与很多营养素在需求量上随年龄增长循序渐进的"风格"都截然不同）。所以，无论是婴幼儿（特别是 6 个月至 2 岁的阶段），还是学龄前儿童，一旦家长在饮食上稍有不注意，宝宝们容易出现铁摄入不足，引起缺铁。

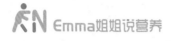

中国居民膳食铁参考摄入量

年龄（岁）	铁（mg/d）
0～0.5	0.3
0.5～1	10
1～3	9
4～6	10
7～10	13
11～13（男）/（女）	15/18
14～17（男）/（女）	16/18
18～50（男）/（女）	12/20
＞50	12/12

 宝宝缺铁的典型与非典型性表现

很多人都知道缺铁会导致贫血，如果孩子出现贫血症状时，说明缺铁已经很严重。在早期或轻度缺铁时，孩子可能会发生一些行为上的不典型表现。

※ 宝宝表情严肃，很少微笑。

※ 宝宝会出现烦躁，频繁哭闹。

※ 宝宝会出现口腔炎、舌炎、厌食、胃肠消化吸收功能减弱。

※ 机体免疫功能下降，幼儿体质差，反复感冒。

※ 较大的儿童出现爱发脾气，好动，多动，注意力不集中，记忆力差。

※ 有的宝宝还会出现异食癖（咬指甲、嗜异物等）。

　　如果没有经验，这些非典型的缺铁状况发展下去，会出现缺铁性贫血，宝宝就会出现典型的贫血面容：面色苍白或苍黄，精神疲乏，口唇黏膜及眼睑、结膜、甲床苍白。

　　如果你认为缺铁影响的是孩子的身体发育，那可就大错特错了。长期缺铁且得不到纠正，影响的是宝宝身心健康！很多临床研究都表明，宝宝很小的时候就缺铁，会改变其脑结构、影响神经代谢及神经传导功能，如此一来，影响宝宝的感觉／运动功能、语言认知和社会情绪的发育。并且，即使通过治疗纠正缺铁，但缺铁导致的大脑认知和发育缺陷仍可持续至儿童期甚至青少年。

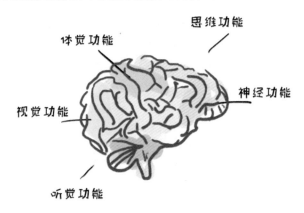

铁元素对人体的营养作用

　　成年人全身铁的重量为 4~5 g，重量相当于 1 枚小铁钉子。为什么孩子缺铁会对健康造成这么"恶劣"影响呢？

　　因为铁在人体中分布很广，几乎所有的组织中都含有铁，并且铁在人体内参与的"工作项目"，几乎都是"一等一的大事"，包括以下 3 个。

❀ 以血红素铁的形式，参与于血红蛋白、肌红蛋白、脑红蛋白等的合成，负责氧气的储存和运输、二氧化碳的运转、氧气和二氧化碳的交换。

❀ 以含铁酶的形式参与细胞能量代谢。

❀ 作为多种酶的活性中心，维护人体免疫功能。

宝宝缺铁的预防

❀ 在孕期妈妈要摄取足量的铁，增加体内铁储备，保障宝宝出生后足够消耗一段时间（至少 6 个月）。如果饮食摄入铁有限，就需要额外补铁（与前一个表对比，孕期和哺乳期女性对铁的每日需要量明显增加）。

（孕妇及哺乳期女性）膳食铁参考摄入量

时期	铁（mg/d）
孕早期	20
孕中期	24
孕晚期	29
哺乳期	24

❀ 6 个月以上的婴儿，要及时添加辅食。可按月龄逐步添加菜泥、肝泥、肉泥、鱼泥及铁强化米粉等食品。选择食物时，注意铁的吸收率。动物血、动物肝脏、肉类、鱼等动物性食物中的铁大多数属于血红素铁，易被人体吸收利用，吸收率可达

10%～25%。而存在于植物性食物中的铁属于非血红素铁，吸收率只有 1.7%～7.9%。

✿　2 周岁以上的婴幼儿，如果缺铁严重，同时存在偏食、挑食的问题时，可以考虑给予营养补充铁剂进行快速的纠正。最好选择含有二价铁离子的有机铁，其吸收率高。如果同时辅以含有丰富维生素 C 的食物，能进一步加强铁的吸收率。

最后，Emma 姐姐要表扬一下文章开头我的那位朋友，虽然她对宝宝是否缺铁的知识掌握的不多，但她有一个特别好的意识，就是知道 6 个月以上的宝宝易发生缺铁，在医生的建议下每 3 个月给宝宝做全面的营养测评，便于及时发现问题并第一时间给予纠正。

25 甲状腺疾病高发，是食盐加碘惹的祸吗

碘是人体不可或缺的微量元素，因为它是甲状腺激素的重要组成部分。碘很重要也很低调，在营养学教科书上这样描述碘对人体的营养意义："碘在人体内是通过甲状腺素来体现其生理作用，目前尚未发现碘的独立作用。"

虽然无法让碘"刷出存在感"，但一个不争的事实是，缺碘，人体的甲状腺就"玩不转了"，地方性甲状腺肿、克汀病可是有独立缺碘特色的营养缺乏性疾病，不仅影响身体的生长发育，还会导致智力缺陷。"碘"亮智慧人生的意义就在于此！

因为我国政府有"食盐加碘"的营养策略，原本因碘缺乏所致的上述严重疾病已不多见，很长时间以来公众都对"碘"这个必需微量元素有些漠不关心、熟视无睹。

近年来，随着医学检测手段的突飞猛进，再加上很多人有定期体检的意识，甲状腺相关疾病的检出率也随之提高，甲状腺功能亢进、甲状腺功能减退、甲状腺结节、桥本甲状腺炎、甲状腺癌等，不少不明真相的老百姓有些想不通，这生活水平高了，医疗条件好了，怎么小小的甲状腺却如此不消停？

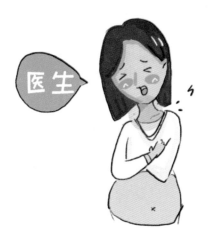

中国居民碘的营养状况

2018 年 5 月，国家卫生健康委员会发布了《中国居民补碘指南》，对中国居民碘的营养状况做了详细的阐述。

❀ 《中国居民补碘指南》指出，当前我国居民中一般人群整体处于碘营养适宜的状态，但特需人群还面临碘营养缺乏的风险。

❀ 特需人群中，儿童碘营养从国家级、省级层面处于适宜水平，但部分县级监测显示，仍有部分儿童处于碘营养缺乏状态。

❀ 按照国际组织推荐的孕妇尿碘适宜下限标准，我国约 2/3 的省份存在孕妇碘营养缺乏的现象。孕妇碘缺乏不仅影响自身健康，还影响其胎儿和新生儿的智力与身体正常发育。

❀ 我国虽然有世界上已知范围最大的水源性高碘地区，但

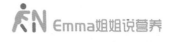

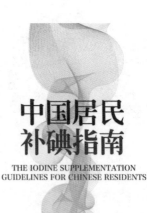

中国居民补碘指南

THE IODINE SUPPLEMENTATION
GUIDELINES FOR CHINESE RESIDENTS

中华医学会地方病学分会 / 中国营养学会 / 中华医学会内分泌学分会
共同制定

仍是一个自然环境普遍缺碘的国家。因此，预防碘缺乏病是一项长期工作，应坚持不懈。

所以，停止食盐加碘，只能是外行人的吐槽话。除了居住在水源性高碘地区的人不食用加碘盐外，其他居民应食用加碘盐。

✻ 孕妇、哺乳期妇女应选用专为妊娠期妇女设计的加碘盐或含碘量较高的加碘盐，并鼓励摄入含碘丰富的海产食物，如海带、紫菜等。

✻ 母亲碘摄入充足，就能满足0～6个月婴儿对碘的需求；7～12个月婴儿需要从辅食中获取部分碘，因此婴幼儿的辅食中要有含碘丰富的海产品；1岁以上幼儿开始尝试成年人食物时，也会摄入少量的加碘盐。非母乳喂养的宝宝可以从配方奶中获取碘，我国规定在婴幼儿奶粉中必须加碘。

◈　儿童和青少年处于生长发育的关键期，对碘的需要量增加，因此，也应食用加碘盐。

几种常见甲状腺疾病与碘的摄入

◈　**甲状腺功能亢进（简称甲亢）**

❈　患者应限制碘的摄入，尽可能忌用富碘食物（盐）和药物。

◈　**甲状腺功能减退（简称甲减）**

❈　如果是缺碘造成的甲减，食用加碘盐是纠正甲减最有效的方法。

❈　如果能明确是碘过量造成的甲减，应限制碘的摄入。

❈　如果是由于甲状腺被完全切除或完全破坏，患者需要接受甲状腺激素的替代治疗，使用加碘盐或非碘盐对其甲状腺功能都不会有影响。

❈　如果甲状腺组织未被完全切除，有残留，可以摄入正常的含碘饮食，包括食用加碘盐。

◈　**桥本甲状腺炎**

❈　如果甲状腺功能正常，建议适当限碘，即可以食用加碘盐，但要适当限制海带、紫菜等富碘食物的摄入。

◈　**甲状腺结节**

❈　如果甲状腺功能正常，可以正常碘饮食，包括食用加碘盐。如果合并有甲亢，要限制碘的摄入。

✺ 甲状腺癌

✺ 可以正常碘饮食。如果手术后需采用放射性碘清甲或清灶治疗，治疗前要摄入低碘饮食。

最后叮嘱一句，如果女性朋友在怀孕期间发现甲状腺的问题，或者甲状腺的问题尚未解决就已怀孕，建议尽早去和医生沟通，遵医嘱进行相关的治疗。上述指南中关于甲状腺疾病摄入碘的建议对有甲状腺问题的孕妇未必合适。

26 永葆青春，你是靠一张 25 岁的脸，还是一颗 25 岁的心

现如今人们期待既要活得长寿，还得永葆青春，很多人因为被贴上"冻龄"的标签而获得赞美，甚至成为榜样。"看脸"的时代，很多人都愿意在自己的"面子"上多下功夫，脸上的第一个斑点，第一条细纹，第一条皱纹，都能得到及时的关注与呵护。Emma 姐姐从资料上看到，开始使用眼霜和抗老化妆品的消费者的年纪越来越年轻，越来越多的年轻人加入微整形行列。

大家是否关注到，罹患心脏相关疾病的人群也呈越来越年轻的趋势，三四十岁就发生冠状动脉粥样硬化性心脏病（简称冠心病）或突发心肌梗死的现象已不同罕见。据可靠数据统计，在中国平均每 30 秒，至少有 1 个人死于心脑血管疾病（这可不是在讲恐怖故事）。2013—2014 年，35～46 岁死于心脑血管病的患者，中国为 22%，美国为 12%（中国已超过发达国家了）。

都说"心肝是宝贝儿"，但心脏作为身体运输线的"泵"，该如何来宠爱呵护？保护心脏，除了要做到积极运动、避免肥胖、戒烟限酒、控制血压、预防血管硬化，营养学上也有讲究。Emma 姐姐在这篇里集中介绍 3 个"养心"的关键营养素，看它们如何为身体里拳头般大小的心脏保驾护航。

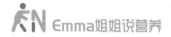

维生素C

作为营养江湖上名头响亮的强抗氧化剂，它对于心脏的保护机制有两方面，一是作为抗氧化统一战线的"排头兵"，它用于保护很多脂溶性的抗氧化剂，如维生素A、维生素E、不饱和脂肪酸，防止自由基对心肌细胞的伤害；二是作为一种血压调节器，它有助于降低高血压。高血压绝对是心脏的杀手之一，稳定血压就是保护心脏。

一项来自英国的研究显示，每天多吃50 g新鲜水果或蔬菜，就能让成年人死于心脏疾病的风险下降20%。

中国居民膳食指南建议，每天都要保证摄入不少于100 mg维生素C，而维生素C最好的食物来源就是新鲜的水果和蔬菜。

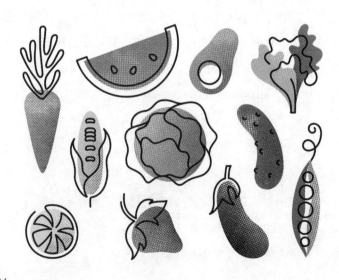

辅酶 Q10

先说"辅酶"的意思。辅酶从字面上理解是辅助人体内不同种类的酶开展催化工作的助手。大家都熟悉的 B 族维生素也是一类辅酶，它们在人体内辅助特定的酶来工作。如果辅酶缺乏，酶的催化作用就会受到影响，人体的新陈代谢自然就会受到影响。久而久之，当辅酶缺乏严重，人体就会生病。

再说说与心脏有密切关系的"辅酶 Q10"，它可是近些年药品、保健品、食品、化妆品等圈子里炙手可热的"明星成分"。作为一种脂溶性的抗氧化剂，它又被称为维生素 Q，已经被证实的功能不仅是抗氧化和清除自由基，还包括提高人体免疫力、缓解疲劳、提高运动能力、抗衰老、抗肿瘤及保护心血管系统。

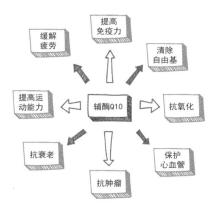

为什么说辅酶 Q10 与心脏最亲近呢？因为它在心肌中的含量最高。它一方面作为代谢激活剂，参与给心肌细胞输送氧气和

能量，增强心肌的动力。另一方面还通过抗氧化作用保护心肌细胞，从而改善心功能，维护心脏健康。可想而知，如果心肌缺少辅酶Q10，会造成心脏功能的不足，导致血液循环不畅、心脏工作能力下降，最终可能导致心脏病。

此外，辅酶Q10还可以辅助降血脂的药物更好地发挥降低血脂的药效，它可是相当聪明，能够识别身体里胆固醇的好坏，对"坏分子"低密度脂蛋白胆固醇绝不手软，坚决予以清除。对于"好同志"高密度脂蛋白胆固醇，会暗中相助，提高它们的活性，预防血管壁上形成粥样动脉硬化。在一定程度上保护心脏。

辅酶Q10在人体内的含量在20～25岁达到峰值，25岁以后随着年龄的增长，人体内辅酶Q10的合成能力逐步下降，各器官组织中的辅酶Q10会逐步减少，辅酶Q10对人体的保护作用也就会下降。所以，成年人想要护心脏，不妨适量补充一些辅酶Q10。

番茄红素

大家是否听说过地中海饮食？它在营养界被公认为世界上最健康的膳食模式之一，采用该模式的人群，很少患心脏病。众多学者趋之若鹜地探究地中海饮食的奇妙之处，发现其中关键的一个因素就是当地人喜食的西红柿及其他深红、深黄色水果中所含的一种高效抗氧化剂——番茄红素。

番茄红素，其实也属于类胡萝卜家族的成员，它有超强悍的

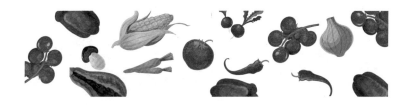

抗氧化能力，是这个家族中抗氧化能力最强。作为一种脂溶性的抗氧化剂，它消灭活性氧自由基的能力是维生素 E 的 100 倍。番茄红素凭借它非凡的抗氧化本领来保护心脏。

认识了上面 3 种对心脏格外"关照"的营养素，那咱就心动不如行动，从现在开始，从每天的饮食开始，将自己的心养起来吧！

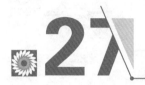

27 卵磷脂的好处你可知道

卵磷脂（lecithin）这种物质，19世纪40年代人们由鸡蛋黄开始了对它的认知与探索。当然，现在我们已经知道一些食物都或多或少含有卵磷脂，其中富含卵磷脂的食物除了蛋黄（蛋黄的10%都是卵磷脂），还有大豆和动物肝脏（在Emma姐姐眼中，蛋黄和大豆是比动物肝脏更健康的食物）。

卵磷脂在人体的分布，集中在脑及神经系统、血液循环系统、免疫系统、心脏、肝、肾……都是人体重要部位，卵磷脂在营养江湖上的地位也被看得很重要。

卵磷脂与脑、神经系统

大脑是含卵磷脂最多的器官，所以作为磷脂家族最重要成员的卵磷脂是脑细胞、神经细胞不可缺少的营养原料。

❀ 卵磷脂有助于大脑细胞与神经细胞之间的信息传递（信息传递的通畅需要很多"快递小哥"——神经递质的参与，而卵磷脂是合成"快递小哥"的原材料），从而使人因脑细胞活跃而思维敏捷，因大脑不易疲劳而注意力集中，学习能力和工作效率自然很高。

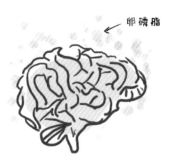

卵磷脂

※　卵磷脂是胎儿、婴幼儿神经发育阶段的必需营养物质，它可以促进大脑神经系统的发育、脑容积的增长和发育。美国食品药品监督管理局（FDA）明确规定婴儿奶粉中要添加卵磷脂。

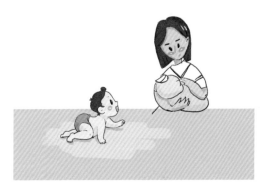

※　卵磷脂可以修复受损伤的脑细胞，促进脑血管动脉硬化板块的消失，从而有效地预防和改善阿尔茨海默病。

※　卵磷脂有助于调节因精神紧张或压力大引发的自主神经紊乱，消除脑疲劳、以及焦虑、急躁、易怒、失眠等症状，保持大脑的健康态。

从卵磷脂对于大脑、神经系统的营养作用上看，它对于胎

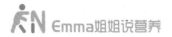

儿、婴幼儿、学生、脑力劳动为主的白领或知识分子及中老年人群尤为重要。

卵磷脂与循环系统

卵磷脂具有乳化、分解油脂的作用，可乳化分解附着在血管壁上的胆固醇和脂肪微粒，减少在血管内壁的滞留时间，清除过氧化物。如此一来，血液黏稠度会降低，血液循环通畅，有助于改善和预防动脉粥样硬化、高血压和心脑血管疾病。

所以，卵磷脂与鱼油中的 EPA 一样，也享有血管"清道夫"的美誉，也有学者称它为"血液净化剂"。因血脂高而担心自己血管健康的人群，可以选择同时补充鱼油和卵磷脂。

卵磷脂与肝、胆、胰

⊛ 肝

一般来说，大量饮酒或高脂、高糖饮食会增加肝脏细胞的负担，长此以往会导致"脂肪肝"甚至肝硬化。而卵磷脂保护肝细胞免受不良因素的破坏，还可促进肝细胞的活化与再生，并促进脂肪降解并排出，减少肝细胞内脂肪的沉积，从而降低脂肪肝和肝硬化的发病风险。

⊛ 胆

体内过多的胆固醇发生沉淀，从而形成胆结石，胆结石90%

是由胆固醇形成。卵磷脂将多余的胆固醇分解、消化和吸收，使胆汁中的胆固醇保持液体状，进而有效地防止胆结石的形成，并对已形成的胆结石也能起到分解的作用。

❀ **胰**

卵磷脂对于糖尿病患者也很重要，特别是那些同时伴有动脉硬化的糖尿病患者。卵磷脂不仅是对血管有保护作用，还有增强胰腺的功能，修复胰岛细胞，增强其分泌胰岛素的能力，从而有效调控血糖。

所以说，脂肪肝、胆结石、糖尿病患者要保证卵磷脂的充足摄入。

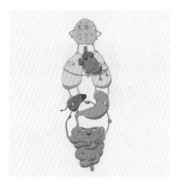

卵磷脂与肾脏、肠道

❀ 卵磷脂是"天然排毒剂"，可促进细胞内外的代谢物经细胞组织液以尿、汗的方式排出，有利尿、消肿、降压的效果。

❀ 卵磷脂可以活化肠道细胞，促进结肠的蠕动，并将水分送出肠壁，使毛细血管的畅通，预防或消除便秘。有便秘的老年人，

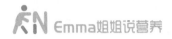

特别是长期卧床的老年人患者，可通过服用卵磷脂来防治便秘。

卵磷脂能美肤养颜

❋ 卵磷脂是构成细胞膜的主要成分，是人体每一个细胞不可缺少的物质。卵磷脂是一种天然的"解毒剂"，能促进体内毒素分解，并经肝、肾排出，能增加血液中的血红素，使皮肤细胞有充分的水和氧气供应。适量补充卵磷脂，还可以提高皮肤细胞的再生能力，让皮肤更有光泽，减少粗糙感，减轻皱纹。

❋ 卵磷脂还能为头发提供肌醇等营养物质，抑制脱发、减少白发。

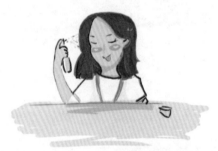

如何补充卵磷脂？

❋ 每天吃 1~2 枚鸡蛋（水煮蛋）。

❋ 经常吃豆制品、喝豆浆。

❋ 常吃黑木耳、芝麻、蘑菇、山药，也可多喝鱼头汤。

❋ 素食人群及有特殊需要的人群，可以选择额外补充卵磷脂。

　　由于蛋黄卵磷脂的提取工艺较为复杂，价格昂贵（堪比黄金的价格），所以目前市面上的卵磷脂保健品多为大豆卵磷脂。市面上卵磷脂类保健品的主要为"胶囊"和"颗粒"，有少部分产品是片剂和粉剂。

　　❋　胶囊型卵磷脂是以液体卵磷脂为原料，加入甘油或大豆油稀释后用明胶包裹而成。此剂型的卵磷脂服用较为方便，但其有效成分含量相对低（一般＜60%），并添加了较多的食品添加剂。一般其价格相对较低，但若想达到理想效果，服用量相对也较大，是大部分品牌卵磷脂采用的剂型。

　　❋　颗粒型卵磷脂主要是以颗粒型卵磷脂直接分装而成，为减少颗粒的黏度加入造粒剂后分装而成，或者进一步加工成粉末状或压成片剂。这三种剂型的卵磷脂具有高纯度、去油脂、可以嚼着吃等优势，其有效成分含量高通常＞95%、且较少或不使用食品添加剂，因此吸收效率更高，但价格相对较高。

　　最后，针对想额外补充卵磷脂的人群，分享2个建议：

　　❋　卵磷脂不耐高温，环境温度超过50℃，就很容易失去活性。所以，吃卵磷脂保健品的时候用温水送服，储存产品的环境温度也要注意避光、避热。

　　❋　卵磷脂也是脂肪家族的一员，能量不低，所以不能因为它对人体有好处就吃起来无所顾忌，大量摄入卵磷脂也是会长胖的。

28 没想到儿茶素除了抗癌还能减肥

绿茶抗癌众所周知，绿茶能有这样的作用，依靠的是绿茶中的茶多酚。茶多酚并不是单纯的一种化合物，而是茶叶中所有多酚类物质的总称。茶多酚的主体活性成分是儿茶素类化合物，它们占茶多酚总量的 65%～80%，主要包括如下 4 种物质。

- 表儿茶素（epicatechin，EC）
- 表没食子儿茶素（epigdlocatechin，EGC）
- 表儿茶素没食子酸酯（epicatechin gallate，ECG）
- 表没食子儿茶素没食子酸酯（epigallocatechin gallate，EGCG）

它们名字很相近，且一个比一个长，如果不是营养学专业，只要能记住"儿茶素"这个词！再概括说一遍，儿茶素就是茶叶提取物 - 茶多酚的特征性活性成分。换句话说，咱们选择喝绿茶也好，吃含茶多酚丰富的食物或保健品也罢，就是因为"儿茶素"的优点。

说起儿茶素一族，它们的首要作用是具有强大的抗氧化功能，能够清除人体内的自由基。其中，抗氧化能力最强的，就是上述 EGCG，它的抗氧化力是维生素 C 和维生素 E 的 10 倍以上。

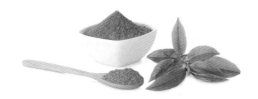

除抗氧化作用外，学术界对儿茶素一族的热点研究之一是它们是否有助于减肥。先说一个生活中常见的例子：在喜欢喝茶、经常喝茶的人当中，身材苗条、体重控制很好的人所占的比例很高。很多中国传统医学书也有很多关于饮茶与轻身的记载，如《神农本草经》上这样记载："茶味苦，饮之使人益思、少卧、轻身、明目。"

既然儿茶素是茶叶中的主体活性成分，无论是研究学者还是普通消费者都希望知道儿茶素是否有减肥的功效？

儿茶素与脂肪代谢

近年来，国内外众多的关于儿茶素与减肥的研究，让我们有了一些肯定的答案，儿茶素的确具有促进细胞脂肪代谢的作用，其中功效之一就是能够明显减少腹部脂肪。

对脂肪酶的作用

儿茶素可以明显抑制胰脂肪酶（负责食物中的脂肪在肠道吸收的一种关键的酶）、脂肪酸合成酶、激素敏感性脂肪酶等的活性，减少脂肪的合成。

对脂肪细胞的作用

儿茶素能够抑制脂肪细胞的增殖、分化（控制脂肪细胞的数量）。减少细胞内甘油三酯的累积（控制脂肪细胞的体积）。

❀ 对食欲的作用

儿茶素促使人体分泌更多瘦素，从而抑制食欲，减少能量的摄取，控制体重。

❀ 对脂肪的作用

儿茶素（特别是EGCG）能透过人体的交感神经系统有效刺激热生成，加速能量代谢，燃烧脂肪。

所以，一个没有体重困扰的成年人，每天喝一杯茶（每天的茶量少则5 g，多则可以到20～30 g，因个人体质、饮食习惯及胃肠道功能而异）是一个好习惯。

但如果你希望能更有效地依靠儿茶素来辅助减脂，那恐怕就不能只靠喝茶了。因为儿茶素在绿茶中的含量最高，但绿茶属于非发酵茶，对胃的刺激性较大，不少人喝了绿茶胃不舒服，喝不惯绿茶。其他种类的茶，发酵程度越高，儿茶素的含量就会越少。所以，用喝茶来养生不错，但想仅仅靠喝茶来获取更多的儿茶素，达到明显的减脂减重效果，会有点困难。

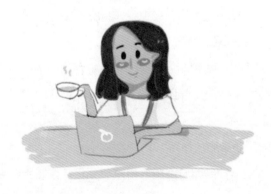

　　好在随着对儿茶素研究的深入及科技的进步，市面上已经有了含茶多酚提取物的保健品，其中的儿茶素含量会高出绿茶很多倍，减脂效果比普通饮茶显著，并且因为是通过天然的茶叶提取，服用起来也很安全。

　　需要提醒大家的是，减重减脂的根本是要保证从食物中摄入的能量少于每天消耗的能量，如果你了解了儿茶素减脂功能，把全部希望寄托在它身上而忘了管住嘴、迈开腿的原则是不够的。养成优质蛋白、高纤维、低糖低脂低盐的健康饮食习惯才是最重要的！

29 经常吃豆腐，是否明白大豆异黄酮对女性意味着什么

纵观女性这一生，从小女初长成到豆蔻年华、从亭亭玉立到风姿绰约、从人到中年到鹤发斑斑……所有的这些变化均与雌激素密切相关。

从某种意义上说，女性的衰老程度取决于体内雌激素的水平。随着年龄的增长，女性从 35 岁开始，体内雌激素水平势不可挡地要逐年下降。40 岁左右卵巢功能开始减退，随之带来身体的变化，这些变化并不仅长几斤肉、多了几条皱纹那么简单，还要经历更年期的"锤炼"——潮热、出汗、失眠、多梦、烦躁、易怒、骨质疏松……如何能平稳、平静、安然地走过这段特殊的生命历程，优雅地步入中老年、开启人生的下半场，是很多中老年女性朋友十分关注的话题。

那么补充植物性食物是补充雌激素不错的一个选择之一。很多植物性食物中都含有植物雌激素，植物雌激素是人体的外源性激素，它们具有与雌激素相似的结构，能够发挥类雌激素样的作用。其中，最为人所知的植物雌激素就是大豆异黄酮。

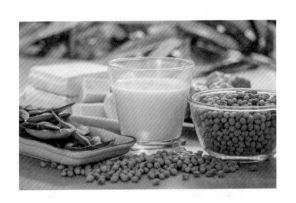

大豆异黄酮对雌激素的作用

　　爱吃豆腐、豆制品，爱喝豆浆的女性一定知道大豆异黄酮，但不一定知道它作为植物雌激素，在人体内发挥的作用是双向的。

　　✸ 体内雌激素水平下降时，它能及时"补位"，与雌激素受体结合，发挥类雌激素样的作用（正向调节）。

　　✸ 体内雌激素水平升高时，它能及时"霸位"，竞争性地阻止雌激素与受体结合，从而产生抗雌激素样的所用（反向调节）。

　　听上去有没有觉得好"智能"？ Emma 姐姐更愿意将它称为"来自植物的智慧"。

大豆异黄酮的作用

　　✸ **预防骨质疏松**

大豆异黄酮能够直接促进钙的传递和肠内钙的吸收，刺激骨

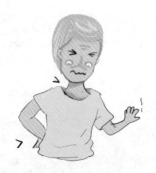

的形成；还可以与骨组织中的雌激素受体结合，抑制骨吸收。多项研究表明，多吃豆制品能够提高骨矿物质含量和骨密度，特别是绝经后的女性。

调节血脂、保护心血管系统

大豆异黄酮能显著降低总胆固醇、低密度脂蛋白胆固醇（"不良"胆固醇），修复动脉血管因脂质氧化造成的血管内壁损伤，抑制动脉粥样硬化的形成。

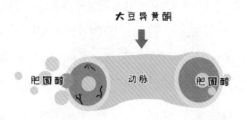

有流行病学调查显示，美国40～69岁女性冠心病患者的死亡率是日本同龄女性患者的8倍。同期的饮食调查则发现，日本人群摄入大豆异黄酮的量比西方国家人群高出许多。

改善更年期症状

大豆异黄酮对于潮热、出汗等症状有一定的改善作用。有研究发现，由于饮食结构的差异，日本女性每日大豆异黄酮的摄入量平均为美国女性的约 50 倍，日本女性更年期潮热症状发生率低于 20%，而美国女性高达 85%，这间接反映大豆异黄酮对于女性更年期症状的改善作用。

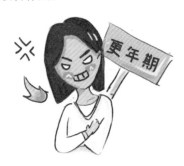

❀ 抗氧化作用

大豆异黄酮是优秀的抗氧化剂，除了协助机体"消灭"氧自由基外，还可以提高人体抗氧化酶系统的活性。

❀ 降低肿瘤发生风险

研究表明，大豆异黄酮可有效降低乳腺癌、前列腺癌的发病率。亚洲人患乳腺癌的发病率只有美国人的 10%，前列腺癌的发病率仅是美国的 2%，这可能与种族、遗传、饮食等多种因素有关，但其中豆制品的摄入量被认为是一个重要的影响因素。

大豆异黄酮推荐摄入量和注意事项

大豆是唯一含有大豆异黄酮且含量在营养学上有意义的食物来源，所以无论是否为素食者，都可以多吃豆制品。

◈ **我国对不同人群大豆异黄酮的推荐摄入量如下**

❋ 绝经后的女性每日推荐摄入量为 60 mg（相当于 240 g 豆腐），为避免过量摄入大豆异黄酮增加发生子宫内膜增生的风险，上限设为每日 75 mg。

❋ 绝经前女性每日推荐摄入量 40 mg（相当于 160 g 豆腐）。

❋ 儿童、青少年每日推荐摄入量为 25 mg（相当于 100 g 豆腐）。

◈ **如果有希望额外补充大豆异黄酮的女性朋友，请关注以下注意事项**

❋ 孕妇和哺乳期女性不需要额外补充大豆异黄酮，大豆异黄酮会通过胎盘或乳汁进入婴儿体内，造成胎儿、婴儿发育异常。

❋ 性发育未成熟的女生不需要额外补充大豆异黄酮，以免服用不当造成性早熟。

❋ 过多植物雌激素积累在体内，易使子宫内膜增生甚至患上子宫内膜癌。乳腺增生、乳腺癌、子宫癌等患者都不适宜额外补充大豆异黄酮。

❋ 不要与其他类的雌激素补充剂同时服用，以免造成雌激素补充过量。

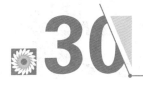

30 吃好一日三餐，不仅要有"滋味"，还要有"姿色"

营养江湖中，绝大多数健康的饮食模式，都少不了给"多吃新鲜的蔬菜和水果"留有重要的一席之地。作为植物性食物的重要组成部分，蔬菜和水果的营养价值主要体现在膳食纤维、维生素、矿物质及植物营养素4个方面。

其中，植物营养素是一个超级大家族，尽管人类对它的探索从未停止，目前已经分离并确认了上千种的植物营养素，但这仅是这个超级家族的一小部分。那些还没有被确认身份的，也就只能暂且"委屈"一下，被笼统地称为植物营养素了。

当然，营养学上暂时的无名，并不意味着它们的无用。相反，这些植物营养素的总是以"五颜六色""姹紫嫣红""多姿多彩"的主旋律，在抗氧化、抗衰老、抗炎，以及降低血脂、血压、血糖的"三高人群"，心脑血管疾病、癌症等慢性病发病风险方面发挥着与维生素、矿物质的协同作用。

类胡萝卜素家族

黄色、橙色、红色、深绿色蔬果中都含有丰富的类胡萝卜

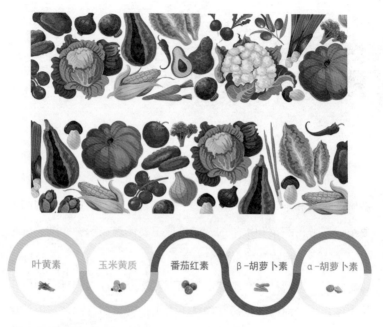

叶黄素　　玉米黄质　　番茄红素　　β-胡萝卜素　　α-胡萝卜素

素，这个家族有 600 多个成员，其中大家耳熟能详的 α- 胡萝卜素、β- 胡萝卜素、叶黄素、玉米黄质、番茄红素等。

❋　部分类胡萝卜素成员（主要是 β- 胡萝卜素）可在人体内"智能"转化为维生素 A，是维生素 A 强有力的后备军。

❋　类胡萝卜素还与维生素 E、维生素 C、硒等一起组成人体的抗氧化统一战线，对抗体内的自由基。

❋　这个家族的成员还可以协助调节人体的免疫功能。

花青素家族

紫色蔬果中所富含的花青素，也在抗氧化营养素中占有一席

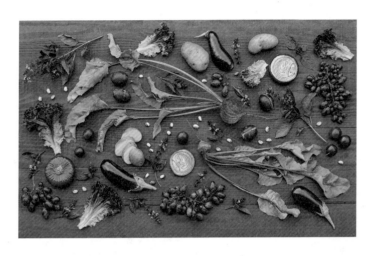

之地。它们能够有效地清除自由基，预防多种与自由基相关的疾病。

🌼　延缓血管细胞的衰老，保持血管的弹性，预防心血管疾病。

🌼　对抗紫外线对肌肤的损伤，护肤。

🌼　抗辐射、保护视力。

🌼　抗炎，促进伤口愈合。

有机硫化物家族

十字花科蔬菜（西蓝花、菜花、小萝卜等）、洋葱、葱和大蒜中含有丰富的有机硫化物，建议中老年人（特别是慢性病患者）可多吃这些蔬菜，有机硫化物作用包括以下 5 个。

🌼　预防癌症。

🌼　抗氧化。

❀ 抗炎。

❀ 抑制血小板凝集（防止血栓形成）。

❀ 有助于降血糖。

这些让蔬菜和水果充满"姿色"的植物营养素对我们来说都很重要。

看到这里，那些一日三餐无肉不欢的人，那些偏食、挑食、不爱吃水果蔬菜的人，是不是会有很多遗憾？其实，关于蔬菜和水果，为什么吃的原因不需要记那么多，只要每天认真吃就对了。

合理安排每日蔬果的摄取

❀ 早餐：1 份蔬菜＋1 份水果（如果觉得吃不下，可以把水果放在上午吃或午饭前半小时吃）。

❀ 午餐：2 份蔬菜。

❀ 下午：1 份水果。

❀ 晚餐：2 份蔬菜（可在晚餐前半小时或者晚餐后 2 小时再吃 1 份水果，担心血糖高的人请自动忽略）。

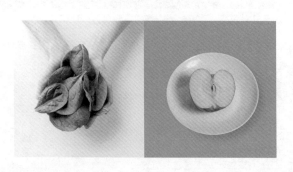

请注意，1 份蔬菜约 100 g（生重可食部分），相当于成年女性的一把或双手一捧。1 份水果约 100 g，相当于半个中等大小的苹果或梨。

吃蔬果，要智慧

❋ 换着样吃：每天或每周多尝试几种不同品种的蔬果，才能摄取到全面的植物营养素。

❋ 好色地吃：每天都要尽量吃够五颜六色，红绿黄黑白紫，每餐最少也要吃 3 种。

❋ 挑新鲜的吃：买菜时别贪图便宜，如果买的蔬果不新鲜，营养成分就会大打折扣。

❋ 挑应季的吃：蔬果的营养价值与季节和气候息息相关，不顺应季节的食物，其营养成分也会打折扣。如夏季的西红柿因自然成熟，就比冬季的西红柿含有更多的番茄红素和维生素 C。

❋ 足量地吃：营养学家们建议健康成年人每天要吃 500 g 左右的蔬菜，外加 250 g 左右的水果。

❋ 在保证食品安全的前提下，能生食最好生食，或者低温烹饪，以减少营养素的流失。

吃不够，怎么办?

多吃蔬菜水果的理想很丰满，但现实却都是无奈的"骨感"。

☀ 太忙了，有钱买但没时间吃，放烂了直接扔!

☀ 胃的容量有限，每天 500 g 蔬菜、250 g 水果，再加上其他食物，实在吃不下!

☀ 生吃担心安全，但用爆炒、久煮这样的烹饪方式做熟了吃，营养素又会打折扣!

☀ 牙口不好、胃部不适、担心血糖升高，不少蔬菜水果都不能吃!

总结为一句话：知道很重要，但就是难做到! 或者量不达标，或者"色"不够，或者都不够!

如果你也是属于"蔬果难吃够"一族，为了保证营养均衡，不拖免疫力的"后腿"，可以请复合型维生素和矿物质的膳食补充剂来帮忙。

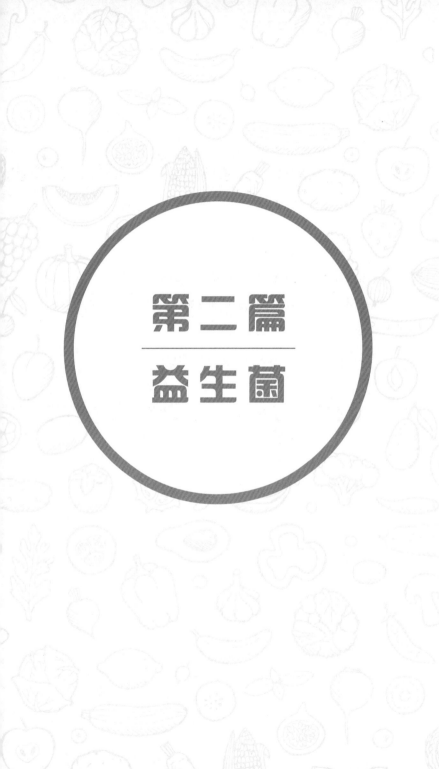

第二篇

益生菌

31 你吃的是益生菌
还是益生元

益生菌算是近几年来微生物界的新"网红"，很多与益生菌相关的产品层出不穷，花样翻新。Emma 姐姐一贯主张，选择吃任何好东西之前，都要用"知识垫垫底儿"，不能稀里糊涂地吃。

这一篇，咱们先来普及 5 个关于益生菌的基础知识。

益生菌与益生元

益生菌（probiotics）与益生元（prebiotics）这 2 个名词，如此相近，中文一字之差，英文一个字母之差，但它们是 2 种完全不同的物质。

益生菌是指肠道有益菌，如双歧杆菌、乳杆菌等。益生菌具有促进肠道对营养物质吸收，提高免疫力、预防和治疗便秘及腹泻等作用。

益生元是指促进益生菌生长繁殖的低聚糖类营养物质，是益生菌的"粮食"。

所以，在选择相关的产品时，一定要先搞清楚产品是益生菌产品还是益生元产品，你吃进来的是益生菌本身还是益生菌的"粮食"。

是不是只有肠道里才有益生菌?

不是，人体的益生菌数目庞大，约为人体细胞总数的 10 倍。这些活跃的"精灵"，绝大部分喜欢住在结肠里，剩下部分的益生菌分布在消化道其他器官（口腔、食管、胃、盲肠）、呼吸道器官、皮肤及生殖器官、泌尿器官等，所以说人体处处皆有益生菌。

益生菌的作用

❀ 益生菌可以合成短链脂肪酸、B 族维生素和维生素 K，促进食物消化，加强营养物质的吸收。

❀ 保护肠道的菌群平衡，促进肠道微生态健康。

　❀ 治疗和预防腹泻。

　❀ 缓解便秘。

　❀ 有助于幽门螺杆菌导致的胃溃疡的恢复。

❀ 产生乳糖酶，缓解乳糖不耐受。

❀ 调节机体免疫功能，增强体质，预防感染性疾病。

❀ 预防和治疗过敏，减轻过敏原导致的过敏性反应，减少皮肤过敏症状的发生（红痒、风团、湿疹等）。

❀ 减少肠道对于甘油三酯和胆固醇的吸收，有助于调节血脂。

❀ 维持生殖系统的弱酸性环境，预防生殖系统感染（对女性尤其重要）。

获取益生菌是不是只能喝酸奶?

含有益生菌的食物，除了酸奶，还有很多传统的发酵食品也是相当好的益生菌来源，这凝结着数千年来人们对益生菌朴素的认知。

中国传统饮食中的发酵食物有醪糟、豆豉、酿造醋、酸菜等。

日本韩国的饮食中发酵食物有纳豆、泡菜、味噌等。

还可以根据身体的需要，选择各种益生菌补充剂。食用益生菌补充剂时有以下注意事项。

❀ 低温食用：冲调的水要低于人体体温（<37℃）；酸奶或益生菌饮料要低温储存，从冰箱拿出来后可直接饮用，避免加热。

❀ 最好在晨起空腹或睡前服用益生菌产品，不建议在餐后胃酸水平最高的时候服用。

❀ 避免与抗生素一起服用，若需使用抗生素，两者服用的间隔在2小时以上。

❀ 益生菌与益生元搭配合用，效果更佳。

❀ 每天服用益生菌产品，需连续服用1~2个月，才会有明显的效果。

❀ 在服用益生菌产品的初期，如果发生腹胀、肛门排气、

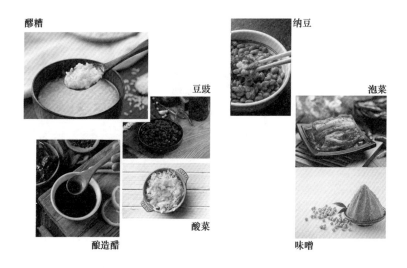

醪糟

纳豆

豆豉

泡菜

酸菜

酿造醋

味噌

大便次数增多或有轻度腹泻，属于肠道调节的正常反应，可继续坚持服用。

关于酸奶含益生菌的真相

并不是所有的酸奶都含有益生菌。

国际上含益生菌的酸奶的标准是加入了嗜酸乳杆菌（A）和双歧杆菌（B）等活菌的发酵奶，而用保加利亚乳杆菌（L）和嗜热链球菌（S）发酵的牛奶只是普通的酸奶，不是含有益生菌的酸奶。

并且当酸奶中的益生菌是活菌时，才有效，所以在选购益生菌酸奶时，还需要特别留意一下生产日期，买出厂时间新鲜的益生菌酸奶非常关键。

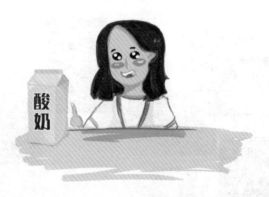

看完这一段，有没有想马上翻冰箱或者去超市看酸奶标签的冲动？那就先把上述几个细菌的名字记住吧，今天你又收获知识了吧！

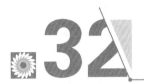

如果哪一天你也抑郁了，
该思考是否肠道菌群出了
问题

在医学上，抑郁属于一种情感障碍，其典型的症状包括显著
而长久的情绪低落、兴趣和愉快感缺乏、意志行为减退、注意力
不集中、失眠、食欲缺乏、不适宜的负罪感、有自杀的企图或行
为（自杀比例高达 15%），严重时甚至可出现幻听、妄想等精神
症状。

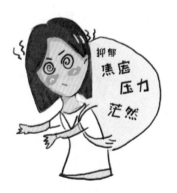

近些年，抑郁在世界各国的发病率都在不断上升，据世界卫
生组织统计，全球抑郁的发病率约为 11%（每 10 个人中至少有
1 个人罹患此病），目前已是全球第四大疾病，并且预测将来有可
能成为仅次于心脏病的人类第二大疾病。抑郁或将越来越普遍地
发生，成为 21 世纪危害人类健康的主要杀手。

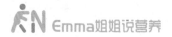

面对来势汹汹的抑郁，科学家们探索遏制它的脚步从未停止过。而最新领域的研究成果表明（多数人或许想不到），寄居在肠道里的细菌群可能是很关键的一个因素。

是否以为自己听错了？一向被认为是精神心理疾病的抑郁症，难道不仅是受大脑调控，还要受这些"寄人篱下"的小小细菌来操控吗？

我们的身体里，除了有一个长在脖子上的"头脑"，还有另外一个长在肚子里的"肠脑"。"肠脑"的概念是 20 世纪末由美国的科学家提出的，它是指由肠道、肠道神经系统和肠道菌群组成的人体第二大脑。随后，越来越多的研究已经证实，肠道菌群的确能够透过"肠脑"与"头脑"之间的肠脑轴（即菌群 - 肠道 - 大脑之间的神经反射轴）来影响人的情绪和行为。

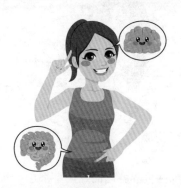

控制人类情感的信使物质神经递质（5- 羟色胺、多巴胺、γ- 氨基丁酸等）及多种让人情绪愉快的激素，主要都是在肠道里合成的，然后由"肠脑"向"人脑"递送，这也就形成了信息的传递。如果这些物质在肠道的合成减少，传递减少，信息的传递也

就会减少，情绪就会受到影响。

有不少的动物实验研究表明，肠道菌群对抑郁和焦虑的诱发起着关键作用。

研究发现，抑郁症患者的肠道菌群存在菌群改变及失衡现象，且有害菌增多。

因此，关于益生菌能否对情绪发生作用的研究越来越多，并且得出了很多令人振奋的结果，即服用益生菌后，能够明显改善抑郁和焦虑症状。让我们一起畅想一下未来，补充益生菌或许将是治疗包括抑郁症在内的很多心理疾病的辅助方法或新治疗方法。

别以为肠道健康只关乎是否腹泻与便秘，那还真是将驻扎在肠道里的小小细菌想得简单了。它们与我们，不是寄生关系，而是共生关系，"一荣俱荣，一损俱损"。

33 没听错吧？原来肠道也有年龄

最近翻阅资料时被一项来自日本学者的研究结果给"震"到了，他发现，10～20岁青少年的肠道年龄呈明显老化趋势，女孩子尤为显著，有些正值花季的少女如果按其肠道年龄推断，已经有60岁了！而这一现象，与他（她）们的不良饮食习惯等生活因素密切相关。

是的，你没听错，人的肠道也有年龄。所谓肠道年龄，是指一个人随着生理年龄的增长，其肠道内菌群变化所处的不同阶段，即通过肠道菌群之间的平衡程度，来判断一个人的肠道是否有老化现象。"肠龄"与"肌龄""心龄""骨龄"一样，都是反映身体老化程度的指标。从今以后，仅说一句："我老了！"还不够，还要具体说说，是肠道老了、心脏老了，还是骨头老了！

肠道是人体内最大的微生态系统，里面驻扎的细菌共有400多种。细菌的数量超过100兆，比人体细胞总数（60万亿～100万亿）还要多10倍。如此庞大的"菌"团，"鱼龙混杂"，有益菌和有害菌彼此"暗中较劲儿"，都想"抢占上风"。而中性菌作为"墙头草"，随时做"壁上观"，哪方势力强大就"投靠"哪方。

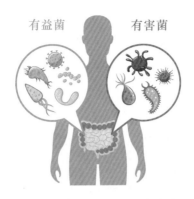

有益菌　　　　有害菌

由此可见，这肠道可真不是一个"清净之地"，有益菌与有害菌之间的博弈，随时都有可能破坏肠道的微生态环境。

肠道是人体最大的免疫器官，掌管着人体 70% 的免疫功能。肠道也是人体最大的排毒器官，如果肠道菌群失衡，有害菌"得势"，排毒受阻，体内的毒素就会经由其他的渠道（如肾脏、皮肤、呼吸道等）排出体外，造成肥胖、体臭、口臭、皮肤晦暗、过敏、长色斑等。不仅如此，还可能导致各种消化道疾病、心血管疾病、糖尿病甚至癌症，那就是致命的大麻烦了。

导致肠道有益菌受损的常见因素

❀ 年龄因素

我们以常被科学家用作判断肠道年龄重要指标的双歧杆菌数量为例。

大多数人在 10 岁以后肠道内的双歧杆菌数量就开始锐减。成年人双歧杆菌在肠道菌群中所占的比例已经从 40% 下降至

10% 左右，随之肠道开始老化。进入老年期 55～60 岁这一阶段，双歧杆菌等有益菌的数量再度减少，60 岁后只剩下 1%～5%，到临终前几乎完全消失，接近于零。

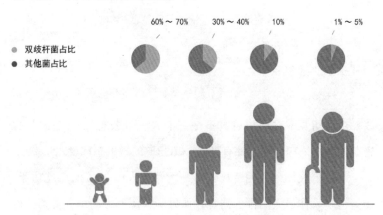

而在一些健康长寿的百岁老人体内，通常还可以检测到双歧杆菌等有益菌。可见，长寿的"秘诀"应该与益生菌的贡献有关。

⚘ 破坏肠道有益菌的不良饮食因素

✿ 饮食结构不合理，低纤维、高脂肪、高糖饮食。

✿ 暴饮暴食。

✿ 食品中的各种添加剂。

✿ 食物原料在种植/养殖阶段使用的农药、兽药，如抗生素、杀虫剂等。

⚘ 抗生素的滥用

很多人在感冒、发热后用药，又接着发生腹泻，这往往是抗生素引起了肠道菌群失调的结果。滥用广谱抗生素、激素、免疫抑制剂，更会使肠道内的益生菌遭受"灭顶之灾"（如连服数天四环素就可使肠道双歧杆菌"全军覆没"），甚至会造成某些致病性细菌的耐药性，让这些致病菌无药可治，以致"无法无天"。

环境污染

污染的水、空气对体内的有益菌也极具破坏性。

如何保护好肠道益生菌，保持肠道年轻态？

重视膳食结构的平衡合理

一日三餐的饮食应做到粗细搭配，尤其是要常吃些全谷类、薯类、豆类、蔬菜瓜果等富含膳食纤维的食物。

老话说得好"要想长生，肠中常清"。膳食纤维不仅能促进肠道蠕动、加快粪便排出，而且还能抑制肠道内有害细菌的活动，加速胆固醇和中性脂肪的排泄，有利于肠道内微生态环境的稳定。

此外，做到吃饭定时定量、不暴饮暴食、不酗酒、注意饮食卫生等，这些对保持肠道年轻都至关重要。

培养"揉腹"的习惯

常做顺时针（顺着肠道的走向）揉腹的动作，有利于促进肠道的蠕动，加速粪便的排出，使肠道内菌群保持平衡，防止肠道老化。

经常保持愉悦的情绪

肠道是人的"第二大脑"，情绪的好坏关乎肠道的安康。诸如过度紧张、焦虑、压抑、恼怒、忧愁等不良情绪，皆可导致胃

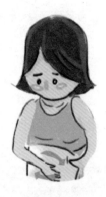

肠道生理功能紊乱，引起肠道微生态环境失衡。因此，要学会调节自己的情绪，保持一颗的平常心，对维护肠道内环境稳定大有裨益。

❀ 合理用药

避免小病大治，无病吃药，要杜绝滥用抗生素。肠道还是人体疾病自愈的药库。这可不是夸张！有一份德国科研机构的报告"如果把能治疗疾病的物质都称作'药'的话，人体自身可以产生一万多种'药'，这一万多种药70%以上都在肠道中，一般的疾病仅靠这些'药'就可以自愈"。可见，在自愈疾病方面，肠道扮演了多么重要的角色，只要肠道健健康康，哪里还需要吃那么多药？

❀ 及时补充益生菌和益生元

想想本文开篇日本学者的那项研究，20岁的容颜，60岁的肠道。外貌作为"面子"固然重要，但作为"里子"的肠道先老了，估计"面子"也不好看。俄罗斯微生物学家梅契尼科夫是发现益生菌的"鼻祖"，他的名言"肠道健康的人才是真正健康！"

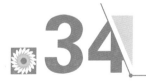

34 喝凉水都长肉，可以找肠道里的细菌"算算账"

如今的很多人为保持苗条身材，或者预防因肥胖导致的各类慢性疾病，使出浑身解数，节食、运动、吃各类能加强基础代谢及燃烧脂肪的保健品……如此努力，可结果还是会出现差强人意，于是有人会感慨自己拥有"不走运"的基因，悲伤地认为自己是"喝凉水都长肉"的肥胖体质。

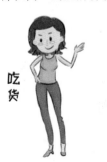
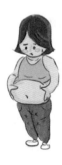

到底是自己减肥不够努力？还是继承的"易胖基因"过于强大？或者是另有让自己的减肥大业事倍功半的缘由？

揭开谜底之前，先来分享一项著名的由美国华盛顿大学在2013年开展的实验研究，科研人员分别收集了双胞胎胖子和瘦子的肠道菌，并分别移植给苗条的小鼠，之后每天给两组小鼠喂食相同的食物，结果呢？植入胖子肠道菌的小鼠很容易就胖起来，而植入瘦子肠道菌的小鼠却维持一贯的苗条。这项著名研究证实了肠道菌群能够影响胖瘦。

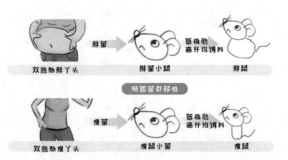

如此说来，长胖这件事儿远比我们想象的复杂。除了遗传因素、饮食因素、运动因素以外，肠道菌群也脱不了干系。如果肠道出现菌群失衡，有益菌减少，同时那些吸收脂肪的有害菌趁机"兴风作浪"，那么即使少吃也不能瘦，喝水也长肉！

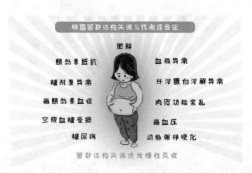

常见的影响因素

⊛ 爱吃猪肉、高脂饮食

高饱和脂肪➤肠道细菌发生变化➤脂肪组织产生炎症➤长胖。

在挑选肉的种类时建议多吃鱼肉、禽肉类，因为这些肉类不饱和脂肪酸的含量相对高，对增加肠道有益菌有好处。少吃饱和脂肪酸含量高的肉类，不仅是对血脂健康的防护，也是对肠道菌群的保护。

✿ 不爱吃蔬菜、低纤维饮食

低纤维饮食➤肠道菌群单一，丰富度下降➤长胖，肥胖相关疾病的患病风险也上升。

一定要养成多吃蔬菜、多吃粗粮、避免精细加工的食物的好习惯！

写到这里，Emma 姐姐又想起了西方谚语 "You are what you eat！（人如其食）"。

✿ 常加班、熬夜、出差、黑白颠倒

不规律的作息制度➤肠道菌群节律失衡➤长胖。

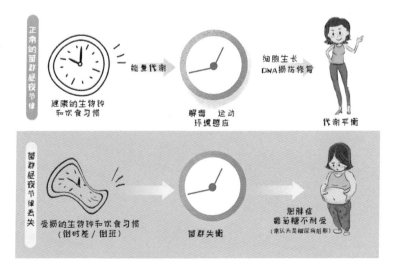

　　按时睡觉非常重要，保持有规律的工作和生活节奏也同样重要。越累越胖，越加班越容易长胖的女孩子，不要总是节食，还需要管理一下自己身体里的肠道菌群，定期补充一些益生菌、益生元。

35 有三把"利剑"不是在斩断"情丝",而是在割断世代相传的"菌脉"

人们经常用"血脉"相连来比喻母亲与孩子之间的相续相传。不仅如此,母亲和孩子还有着"菌脉"相传。

我们都知道在身体的上上下下、里里外外都居住着微生物(主要是细菌),这些细菌数量庞大,是人体细胞总量的 10 倍以上。它们当中大部分是和人体很"友好"的细菌,每天负责帮助人体消化食物、抵抗致病菌的入侵、调节免疫力、合成维生素等。但不知道有多少人会认真想过,这些与我们"朝夕相伴"的细菌,最初是从哪进入我们身体的呢?

❀　自然分娩的婴儿,经过产道时,就会全身涂满妈妈体内的有益细菌。

❀　分娩时婴儿的嘴里也会吸入大量的有益细菌。

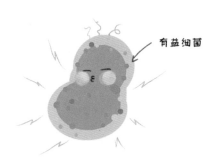

有益细菌

❋　母乳中含有有益细菌。

这些有益细菌作为"先锋菌种"，连同宝宝出生后从其他途径接触到的细菌一起，进入宝宝的身体，成为身体里的"细菌原住民"。随后它们开始慢慢繁衍，逐渐构建起人体良性的微生物生态系统，其中以肠道菌群最庞大、最复杂、最多样化、也最重要。

试想一下，如果这些有益的"细菌原住民"没能进入肠道，或者刚刚入驻根基还未稳，就被抗生素给消灭了，那肠道就会被有害菌先占领，结果可想而知，如此构建的肠道生态系统如何维持稳定。它将"吸引"更多有害无益的菌种入驻，扰乱免疫系统，导致孩子过敏，甚至增加了孩子暴露在孤独症（又称自闭症）、肥胖、糖尿病、癌症等疾病的概率！

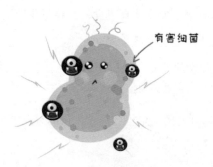

这不是在"恐吓"！因为眼前的现实就是越来越多的宝宝，因为剖宫产、非母乳喂养、滥用抗生素、宝宝处于过于干净的环境，而无法顺利得到人生的"第一桶金"——进驻肠道的有益细

菌。更有学者表达得更直接：抗生素、剖宫产、奶瓶喂养，犹如三把"利剑"，正在将世代延续的"菌脉"拦腰砍断！

　　所以准妈妈们请记住不要轻易让这三把"利剑"割断你与宝宝之间的"菌脉"。若"情非得已"一定要及时给宝宝补充益生菌。

36 益生菌——"肠道世界"的生存法则

现在大家多少也了解一些关于人体肠道世界的"肠"识。

❀ 肠道是人体吸收营养物质的主要场所。

❀ 肠道是人体最大的免疫器官。

❀ 肠道是人体最大的"排污厂"。

❀ 肠道是消化器官，也是人体的"第二大脑"。

不可不知的"肠"识

最大的"加油站"
100%营养需要胃肠道吸收

最大的"排污厂"
90%垃圾毒素从肠道排出

最大的"免疫器官"
70%的免疫细胞集中在肠道

当然，巨大的"肠道世界"还是各种细菌定植的场所，包括益生菌、致病菌及中性菌，它们共同形成人体相对稳定的肠道菌群。

健康人的肠道菌群中，益生菌比例较多，致病菌比例较少。益生菌在不断增殖的同时，致病菌也在不断繁殖，益生菌绝不能让致病菌占据上风，否则连中性菌也有可能"叛敌"开始"兴风作浪"，所以益生菌常通过以下 3 种手段来抑制致病菌的生长与繁殖。

❋ 争抢"地盘"

益生菌与有害菌争夺在肠壁上的定植位点（这是细菌"扎根"肠道的"据点"），这样更有利于争夺营养物质，并将有害菌从肠道排挤出去。

❋ 改变肠道生态环境

益生菌通过产生乳酸来降低肠腔的 pH，制造出酸性环境。而偏爱碱性环境的致病菌和大肠菌在酸性环境下的生长受到抑制甚至死亡。

❋ 增强肠道免疫细胞（巨噬细胞）的活性

益生菌可产生一些生化信号类物质，益生菌将这类物质传递给巨噬细胞，巨噬细胞识别致病菌的定植位点而进行吞噬，从而消灭致病菌。

这就是"肠道世界"里小小益生菌的"生存智慧"，看起来容易，做起来却难。而我们作为益生菌宿主，要拿出实际行动来为它们加油，第一步就是记得每天摄入可溶性膳食纤维（益生元）喂饱它们，让它们精神饱满地去战斗！

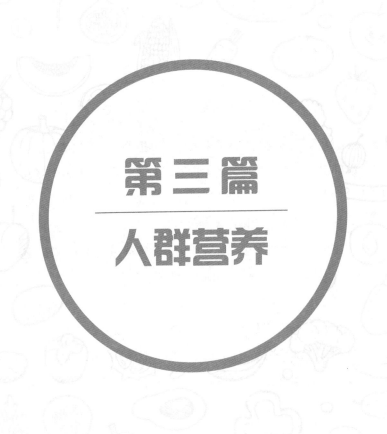

第三篇

人群营养

37 哮喘可能起源于肠道

哮喘好发于儿童时期，带来的医疗负担大。根据权威医学期刊《柳叶刀》杂志的数据，作为世界范围最常见的慢性呼吸道疾病之一，中国 20 岁及以上的哮喘患者的总数量达 4570 万。

哮喘属于呼吸道的慢性炎症性疾病，大家会很自然地认为，哮喘的发生与恶化与寄居在呼吸道的微生物群相关，殊不知，还有一个关键因素也不容忽视，即肠道菌群。

尽管在解剖学上，肠道与呼吸道是分离的，但最新的科学研究已经发现，肠道菌群也在哮喘等呼吸道疾病中扮演着重要角色，这种肠道和呼吸道之间的相互作用，被称为"肠 - 肺轴"。

要说肠道菌群，它还真是善于"交际"，它们寄居在肠道，但通过神经元、激素及免疫系统将信号从肠道传至身体的其他部位，形成"轴"。

虽然科学上还未能全面解锁"肠 - 肺轴"的作用机制，但已经可以肯定它的存在。"肠 - 肺轴"的作用是双向的，更通俗一点的理解，包括哮喘、流感病毒感染在内的不少呼吸道疾病，往往伴随胃肠道症状；反之，在患有炎症性肠病的人当中，有相当比例的患者肺功能也有所下降。

所以肠道菌群可以影响哮喘、慢性阻塞性肺疾病、肺炎等呼吸道疾病的发生，同时呼吸道疾病也可以导致肠道菌群发生变化。这与我国传统医学所述"肺与肠互为表里"有相通之处。

有研究证据显示，在生命的早期阶段（2岁之前），由于分娩方式、喂养方式、生活习惯、使用抗生素等因素影响婴儿期肠道菌群的发展变化（即婴儿期的肠道菌群缺乏多样性），易造成免疫失调，而后者与很多过敏性疾病（如哮喘）都密切相关。

尽管有关"肠-肺轴"的科学解释还在探索中，但希望能将为探索包括哮喘在内的慢性呼吸道疾病的治疗方案提供新的视角和可能性。同时，再一次让我们深刻意识到曾被称为"被遗忘的器官"的那些不起眼的肠道菌群是其实相当重要。要早期建立肠道菌群的多样性、维护肠道菌群的平衡。

38 孕期女性的矿物质"三友"

在这篇里 Emma 姐姐要分享的可不是"岁寒三友"松、竹、梅，而是怀孕期间必不可缺的三种矿物质。

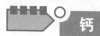
钙

准妈妈们需要贡献自己血液中的钙给胎儿，满足其生长发育的需要。一旦出现因钙摄入不足导致钙不够了，身体就会自动调用骨骼和牙齿里的钙来"支援"。同时，准妈妈们也需要多"储备"一些钙以备产后泌乳的需要。

既要满足孩子的生长发育所需，又不能动用自己骨骼和牙齿里的钙，否则大人、孩子都会发生缺钙的现象。为自己的健

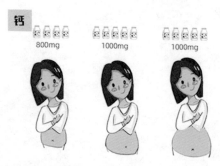

康做打算，不能只解决眼前的近忧，还要为解决远虑打基础。

所以在孕期准妈妈们补钙量一定要达到标准，孕早期每天要摄入 800 mg 钙，孕中期和孕晚期每天摄入 1000 mg 钙。

铁

怀孕期间，孕妇对铁的需要量增加，主要有以下 3 个原因。

⚜ 孕妇出现生理性贫血，需要额外补充铁。

名词解释：生理性贫血

从怀孕的第 6～8 周开始，孕妇的血容量就开始增加，整个孕期的血容量比怀孕前要增加 35%～40%。血容量的增加包括血浆容积（也就是血浆的体积增加）和红细胞数量增加，其中血浆容积的增加（增加 45%～50%）要大于红细胞数量的增加（增加 15%～20%），使得血液相对被稀释，这就是所谓的生理性贫血。

⚜ 孕妇需要为分娩时失血多储备一些铁。

⚜ 胎儿需要在肝里储备一部分铁，以满足在出生后最初 6 个月身体对铁的需要。

如果在怀孕期间铁的摄入量不足，不仅孕妇容易出现缺铁性贫血，导致早产及低出生体重儿，还会影响到胎儿的铁储备，宝宝出生后很快就发生缺铁。

孕期每天铁的推荐摄入量：孕早期 12 mg，孕中期 16 mg，孕晚期 21 mg。如果从饮食中摄入的铁不足，可在专业人士指导下加服铁补充剂。

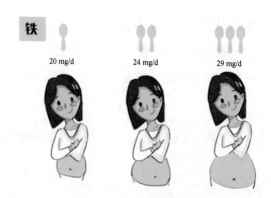

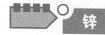

锌

孕期摄入足量的锌有利于胎儿的骨骼发育、神经系统发育，以及预防先天畸形。特别是在孕晚期，此时是胎儿大脑发育迅速的阶段，对母体锌的需求量最高。

孕期锌的摄入量：孕早期、孕中期、孕晚期每天锌的摄入量均为 9.5 mg。

孕妇们的饮食和营养补充要格外注意，钙、铁、锌这 3 种矿物质元素，属于孕期核心的营养素，每天的摄入量，孕妈妈要做到"心中有数"。

"女空中飞人"的隐形健康杀手

朋友圈中常有女性友人发出她们频繁出差的照片，这些每个月至少出差3~4次的"女空中飞人"频繁的出差到底会造成哪些健康隐患？女性群体中应对以下4个方面有足够的了解。

❋ **免疫力降低，对疾病的抵抗力下降**

❋ 频繁飞行导致的慢性时差综合征，破坏身体的生理节律。

❋ 频繁飞行让自己暴露在比地面高100倍强度的辐射中。飞机上的辐射暴露有时甚至超过核电工人。

❋ 机舱的空气不流通使频繁出差者暴露在更多的病菌中。

❋ 昼夜节律的紊乱及旅途奔波的疲惫会影响免疫系统相关基因的表达。

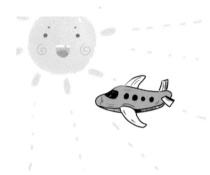

❋ 健忘、衰老、易胖

❋ 慢性时差综合征会影响衰老相关基因的表达，引发记忆障碍。

❋ 暴露在高强度辐射下使身体产生更多的自由基。

❋ 机舱内干燥的空气导致肌肤缺水，产生干纹和细纹，特别是眼部皮肤。

❋ 在高空飞行环境下为了让食物保有足够的味道，飞机餐无论含糖量还是含盐量都较高，新鲜健康的食物相对少，进食不健康饮食的概率大大升高。

❋ 频繁差旅使锻炼时间减少，久坐时间增加。

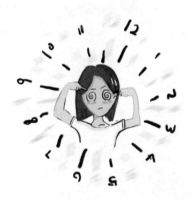

❋ 对精神、情绪的影响

❋ 一次商务出差带来了压力累积效应，而飞行时差反应可导致昼夜节律紊乱，影响个人情绪、判断力和精神集中度，这种影响可持续 6 天。

❋ 路途虽占用了时间，但工作量未必减少，相反，还可能需要更多的休息时间来弥补未完成的工作，而长时间超负荷的工作会引起焦虑情绪。

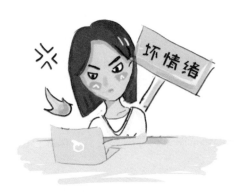

❀　引起焦虑与敏感，特别是在频繁的商务旅行中出现航班延误、飞机技术故障、烦琐的安检流程，以及担心飞行安全等，易引发负面情绪和心理压力。

❀　频繁出差还会引发孤独感、无法照顾家庭的负疚感，以及不被家人、朋友理解的孤立感，如果再与工作压力叠加在一起，若未及时疏解，久之会引发心理健康问题。

◉　**罹患慢性病的风险增加**

❀　下肢静脉曲张。

❀　下肢深静脉血栓。

❀　冠心病。

❀　脑卒中。

人在江湖，常常身不由己。如果成为"空中飞人"，那么我们一起来看看还能为自己的健康做哪些好的措施。

✿　出差期间携带多种维生素或矿物质的膳食补充剂，在无法吃足量新鲜水果、蔬菜的情况下保证这些微量营养素的摄入均衡。可重点补充能对抗自由基的抗氧化维生素，如维生素 C、维生素 E、类胡萝卜素等。

✿　携带一些健康零食（如坚果、蔬果干、黑巧克力、高蛋白能量棒等）以备不时之需，减少摄入高脂、高糖、高盐类食品。

✿　可携带在常温下保存的益生菌，保证自己在出差期间规律排便。

✿　携带保温杯，让自己能够随时喝到温水，不仅让肌肤"喝饱水"，也促使机体进行有效的新陈代谢。

✿　携带运动服、运动鞋，有条件多利用酒店的健身房多做运动。入住没有健身设施的酒店时，可以尝试在房间内做平板支撑、深蹲、卷腹或者跑步、散步等运动。

✿　携带眼膜、面膜，做好睡前皮肤护理。

✿　机场候机时不要长时间坐着，要尽可能多地站立或走

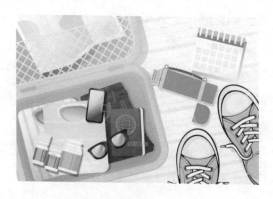

动，少坐自动扶梯或自动传送人行道。

❁　建议 24 时前入睡，至少保证 22 时至凌晨 2 时的"黄金美容觉"时间。

❁　坐飞机时为自己选择一双轻便舒适的鞋子，在飞机上或酒店里睡觉时可垫高双脚。

40 抗氧化和抗糖化

防衰老要经受得住"三大关"的考验：体重、抗氧化、抗糖化。这篇咱们重点聊聊抗氧化和抗糖化。

抗氧化

简单通俗地说，抗氧化是指人体在新陈代谢过程中产生的自由基，这些自由基不尽相同，但它们的化学结构中都存在着"配不上对"的电子，因此异常地活跃和不安分，如同驻扎在人体各部位的"小偷"，总是想方设法通过攻击人体细胞，"偷盗"其他物质身上的电子，那些维持细胞结构和功能的蛋白质分子、脂质分子等都是它们"觊觎"的对象。色斑、晒斑、细纹、皱纹，都和自由基的"兴风作浪"脱不了干系。

人体有对抗自由基的"警察"防御系统，用于直接消灭这些"小偷"或间接消耗掉那些容易生成"小偷"的物质。防御系统除了要对付人体正常新陈代谢产生的自由基，还要对付生活环境中的自由基，如空气污染、水污染、紫外线、杀虫剂、农药，以及不健康的行为习惯造成的自由基（如吸烟、熬夜、压力、运动

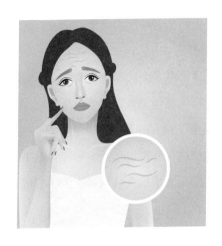

过度）。这么多的自由基，仅靠人体原本的那些抗氧化"警察"来消灭，能行吗?

　　答案当然是不行，无论是外用的护肤保养品，还是食物及保健品，都要查看是否有以下这些成分：维生素 C、维生素 E、β胡萝卜素、番茄红素、花青素、辅酶 Q10、硒、超氧化物歧化酶（SOD）、茶多酚等，这些具备抗氧化战斗力的营养成分有利于人体抗氧化。

抗糖化

　　抗糖化在医学界已被关注数年了，但 Emma 姐姐发现，应用最广的却是在美容界。很多帮助肌肤"抗糖化"的护肤品消灭的是皮肤真皮层中的高糖化物质，从而保持肌肤的年轻态。

　　说到这里，也许你有些困惑了，难道食物中的糖除了能令我们发胖，还能让我们变老吗？答案是肯定的。我先分享你一个名词——糖化反应。

糖化反应最早是由一个法国化学家发现，葡萄糖或果糖在高温状态下具有很高的黏性，可以使蛋白质凝结、变性（通俗一点说就是将蛋白质分子粘在一起，不让它们好好发挥作用），产生褐色的物质。起初这一发现被广泛应用在食品工业领域，用来生产食物香精，这些用来增添食物风味、美味的成分也成为威胁人类健康的"危险分子"。

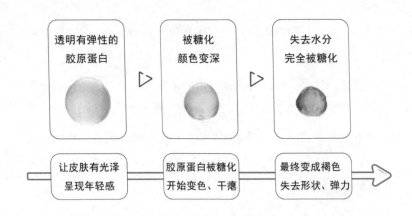

后来，智慧的科学家们会发现，人体内也存在着糖化反应。人们每天从食物中适度摄取碳水化合物来提供人体所需要的能量，但如果摄入过多，多余的糖就与体内的蛋白质结合，粘住它们，影响它们的功能（Emma姐姐称之为被糖衣炮弹"俘虏"的蛋白质）。其中最容易受牵连的就是皮肤里的胶原蛋白、弹性蛋白，它们糖化，变性，导致皮肤会渐渐失去弹性，变得松弛、皱纹、暗黄。

如果糖化反应仅对皮肤外貌产生影响，那还不算可怕。最可怕的是，随着人体新陈代谢的降低，糖化反应增多，很多器官组织细胞都会受到攻击，日积月累就会导致慢性病，如糖尿病、心血管疾病、骨质疏松、关节炎、阿尔茨海默病等。

表面上看着不相关的三件事情：超重、氧化、糖化，但它们对健康危害的最终指向性竟然是相当地一致，虽然不致命，但是会影响生命质量和生活质量。

体重超标可以减肥，自由基增多可以吃含抗氧化成分的食物或膳食补充剂，那生活中我们该如何抗糖化呢？

Emma 姐姐一向倡导，办"大事儿"需从"小事情"上着眼、从培养"小习惯"处入手。

❋ 每天适量摄取碳水化合物，多选择富含膳食纤维的复合型碳水化合物，少吃或不吃添加大量糖的精加工食品及油炸食物。

❋ 有规律地运动，增加肌肉含量，不盲目节食，保持身体新陈代谢。

❋ 改变一下吃饭的顺序，先吃蔬菜，再吃蛋白质类食物，最后再吃碳水化合物。

❋ 学会释放和舒缓压力，保证充足的睡眠。

❋ 做好抗氧化，减轻糖化反应对身体的危害。

坏消息是人体内的糖化反应会持续终身，与年龄无关。抗糖化可以从年轻时做起。

好消息是所有看到这篇文章的女孩和男孩，现在开始就对抗糖化有所认识和关注了，或许彻底改变行为不能一时完成，但好习惯的培养可以从此时开始！

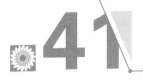

41 面子上的"可见一斑"

雀斑

雀斑是有遗传性的，因此发生雀斑的朋友，可能在很年轻的时候就开始与雀斑"朝夕相伴"了。它们大多分布在鼻部和两颊，不仅随着年龄的增长而增多，还会因日晒时间长而增多，雀斑的颜色越来越深。因此，雀斑在夏天看着明显，冬天看着不明显。

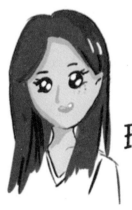

雀斑

黄褐斑

黄褐斑是指分布在颧骨、鼻部、额部的对称形斑块，又称为肝斑、蝴蝶斑。脸上所有的斑，最复杂、最难对付的就是黄褐斑。

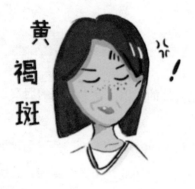

导致黄褐斑的原因不止一个，包括内分泌的问题、脾虚、肾虚，但归根结底，都与肝的状态相关。

❋ 中医学里黄褐斑又称为"肝斑"，它是由于肝气郁结，气机逆乱，气血不能上到面部而导致。而脾虚、肾虚都和"肝"相关，肝郁而脾虚，肝血不足则肾亏虚。

❋ 从肝功能角度看，肝是各种激素的合成场所，当肝功能出现问题时，内分泌系统就会受到影响。

❋ 从代谢角度看，当肝细胞解毒能力下降时，无法及时代谢掉体内毒素，造成毒素堆积，反映在面部，可导致面部色素沉着，即形成斑。

老年斑

　　老年斑是一种与衰老有关的皮肤色斑，多为褐色，界线清楚，大小不一，多出现在面部、额头、颈部、胸前及上肢。

　　曾经有人将老年斑叫作"寿斑"，认为是长寿的标志，一些四五十岁的中年人也会出现老年斑。究其原因，都是人体内的自由基惹的祸。随着年龄增长，体内的自由基增多，但清除自由基的能力逐渐下降。自由基氧化体内脂肪而形成"脂褐素"，堆积在皮肤局部细胞的基底层，从而形成老年斑。

晒斑

　　在紫外线强烈的季节，肌肤基底层的黑色素细胞就会活跃起来，分泌大量黑色素。如果这些黑色素不能从体内代谢出去，就会形成褐色或黄褐色的晒斑。晒斑多为片状或块状，大多分布在脸部、前臂外侧、手背及小腿前侧等这些容易暴露于阳光下的部位。

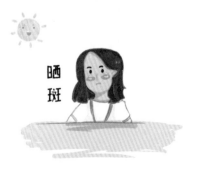

当然，年轻时晒太阳不一定会长斑，即使有一点不严重的晒斑，也会随着新陈代谢而逐渐消失。但随着年龄增长，紫外线以及内分泌因素和皮肤新陈代谢的减慢，很容易导致"斑斑相见"。

如此看来，女人的一生，似乎都是在和"斑"纠缠不清。年纪轻轻怕雀斑上脸，到了中年又担心惹上黄褐斑，人还未老就要开始躲着老年斑，终年还得防着晒斑，堪称战"斑"的一生。

说到战"斑"，绝不是简单的涂涂美白产品、敷美白面膜就能一劳永逸，而是一个"综合的系统工程"。

科学护肤

⊛ **加强皮肤保湿，特别是肌肤晒后的保湿修复**

肌肤的细胞保持充分的水润，才能确保新陈代谢活跃，保湿是加速祛斑的基础。

⊛ **养成一年四季、室内室外都涂防晒霜的习惯**

日晒除了导致晒斑，还是其他斑产生的帮凶，有日晒的"加持"，使斑出现的数量更多、面积更大、颜色更深。

春、夏、秋三季，当室外紫外线强烈的时候，出门前在暴露部位涂防晒倍数高的防晒产品，同时还要借助帽子、墨镜、防晒衣、遮阳伞、口罩进行全方位的防晒。

⊛ **选择安全的美白产品，美白肌肤不能心急**

一点要睁大眼睛选购"持证上岗"的美白产品，不合格的化妆品也许是引发色斑的"隐患"之一。想要美白祛斑不能心

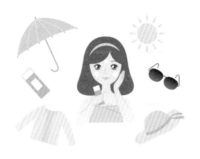

急，夏季晒出的斑，至少得"养"一个冬季，才能看见效果。一切想要快速祛斑的方法都有风险。建议最好晚上涂擦美白精华类产品。

科学饮食

❀　选择的蔬菜水果要新鲜，蛋白要优质，脂肪要健康。

❀　青睐富含维生素 C、维生素 E、类胡萝卜素、番茄红素、辅酶 Q10、花青素等抗氧化营养素的食物或膳食补充剂，这些活性物质清除自由基的能力强，有助于阻断黑色素的形成，保持肌肤年轻态。

培养好习惯

❀　不熬夜，尽量保证每晚 22 时到凌晨 2 时的"养肝美容觉"。

❀　保持心情愉悦。

❀　每周进行 3～5 次有规律的运动。

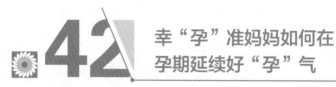

42 幸"孕"准妈妈如何在
孕期延续好"孕"气

幸"孕"之后，准妈妈们即将经历"十月怀胎"。对于多数准妈妈来说，最重要的事是要孕育出一个健康宝宝。

虽说有"孕"气的女人，可以想吃啥就吃啥，想啥时吃就啥时吃。但作为新时代的准妈妈们，早已意识到孕期"胡吃海塞"的任性做派一点也不科学健康，因为不是吃得多，体重长得多，出生的孩子就健康。这篇里 Emma 姐姐就带大家涨一涨孕期的营养知识。

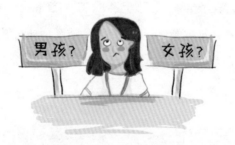

 孕期的不同阶段，每天该吃多少食物?

孕早期的准妈妈，如果没有出现明显的早孕反应，可继续保持平衡饮食，如果孕吐较明显或食欲缺乏，也不必强迫自己吃很多东西，能吃多少吃多少，能吃什么就吃什么。如果担心因早孕反应带来的营养不足，建议适量加强营养补充，尤其是叶酸是一定要摄入充足。

　　孕中期和孕晚期的准妈妈，大部分已摆脱了早孕反应的各种不适，往往胃口大开，但对一日三餐该吃什么、能吃什么、吃多少合适还是要做到心中有谱，否则吃少了影响宝宝发育，吃多了又会导致体重超标，甚至分娩前出现血压及血糖方面的问题。准妈妈们不妨参考一下中国孕期妇女平衡膳食宝塔。

中国孕期妇女平衡膳食宝塔

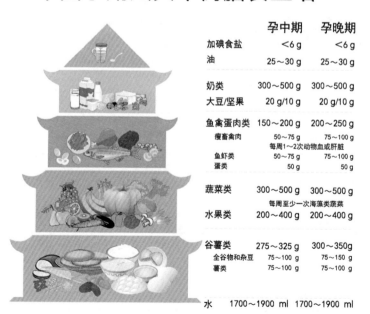

	孕中期	孕晚期
加碘食盐	<6 g	<6 g
油	25～30 g	25～30 g
奶类	300～500 g	300～500 g
大豆/坚果	20 g/10 g	20 g/10 g
鱼禽蛋肉类	150～200 g	200～250 g
瘦畜禽肉	50～75 g	75～100 g
每周1～2次动物血或肝脏		
鱼虾类	50～75 g	75～100 g
蛋类	50 g	50 g
蔬菜类	300～500 g	300～500 g
每周至少一次海藻类蔬菜		
水果类	200～400 g	200～400 g
谷薯类	275～325 g	300～350 g
全谷物和杂豆	75～100 g	75～150 g
薯类	75～100 g	75～100 g
水	1700～1900 ml	1700～1900 ml

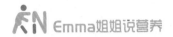

 孕期的不同阶段，重点关注哪些营养素的摄取？

孕早期关注的营养素（怀孕 1~3 个月）

营养素	每日推荐摄入量	营养作用
叶酸	600 µg	预防胎儿神经管畸形，需额外补充
维生素 E	14 mg	有先兆流产或习惯性流产的准妈妈可遵医嘱适量补充
蛋白质	55 g	胎儿发育必需的原材料，可根据饮食情况适量补充
复合 B 族维生素	适量	孕吐反应严重的准妈妈可适量补充

孕中期关注的营养素（怀孕 4~6 个月）

营养素	每日推荐摄入量	营养作用
蛋白质	70 g	胎儿进一步生长、发育必需的原材料，可根据饮食情况适量补充
钙 / 维生素 D	1000 mg/10 µg	胎儿骨骼发育，可根据饮食情况适量补充
铁	24 mg	纠正或预防缺铁性贫血，可根据饮食情况适量补充
DNA	200 mg	预防胎儿早产，促进大脑和神经细胞及视力发育，建议额外补充
综合性维生素	适量	用于改善营养不均衡。根据准妈妈每天的膳食情况，可根据饮食情况和身体需要适量补充

孕晚期关注的营养素（怀孕 7~9 个月）

营养素	每日推荐摄入量	营养作用
蛋白质	85 g	胎儿进一步生长、发育必需的原材料
钙 / 维生素 D	1000 mg/10 µg	胎儿骨骼发育，可根据饮食情况适量补充
铁	29 mg	纠正或预防缺铁性贫血，可根据饮食情况适量补充

续表

营养素	每日推荐摄入量	营养作用
膳食纤维	25 g	预防或改善便秘。准妈妈根据每天的膳食情况，可根据饮食情况和身体需要适量补充
DHA	200 mg	预防胎儿早产，促进大脑和神经细胞及视力发育，建议额外补充
综合性维生素	适量	用于改善营养不均衡。根据准妈妈每天的膳食情况，可根据饮食情况和身体需要适量补充

 孕期的不同阶段，体重增长多少为宜？

孕前体重在正常范围的准妈妈（即 BMI 的范围在 18.5～24.9），整个孕期的适宜增重目标是 12～16 kg。将孕期分为 4 个阶段，每个阶段的增重目标如下。

第 1～10 周：在本阶段准妈妈体重增加 0.5～1 kg，或者不增加。部分准妈妈由于早孕反应严重而出现体重减轻，属于正常现象。

第 11～20 周：在本阶段准妈妈体重可增加约 3.5 kg（平均每周体重增加约 350 g）。如果增重超标，可适当减少主食摄入量，但要保证优质蛋白、维生素、微量元素摄入充足。

第 21～30 周：在本阶段准妈妈体重可增加约 4.5 kg（平均每周体重增加约 450 g）。这个阶段由于激素水平的变化，准妈妈的食欲好。同时胎儿还没顶到妈妈的胃，此时易发生体重增长超标！

第 **31～40 周**：在本阶段准妈妈体重可增加约 4 kg（平均每周体重增加约 400 g）。此为孕期体重增长的调整期，如果前 3 个阶段体重控制不佳，体重超标严重，为了保证优生优育，医生不会任由你继续"大吃大喝"，会监督体重的增长。否则，身材走样是小事，如果出现妊娠高血压、妊娠糖尿病、巨大胎儿，那可不是好"孕"气了！

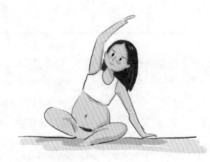

当然，12～16 kg 也并不是一个固定的标准，如果妊娠前体重偏低（BMI＜18.5），孕期体重可以再多长 2 kg。相反，如果妊娠前体重偏高（BIM＞25），那就得对自己"狠"一些，孕期少长 2 kg 体重。

体重控制不佳，体重增加过多，产后还要辛苦减肥不说，也会给宝宝将来的健康留下隐患。科学研究表明，4 kg 以上的新生儿，在其成年后，糖尿病、高脂血症、脂肪肝的发病率较正常出生体重的人群高。这叫胚胎基因记忆，即胎儿在母体内孕育时能感知和适应母体营养环境，如果母体一直能量过剩，胎儿储备能量的能力就会被一再提升，出生后储备脂肪的能力就大，以后罹患这些慢性病的风险就会相应增加。

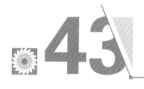

十月怀胎，一朝分娩，可不是"卸货"那样简单

辛苦了近 10 个月的准妈妈，在"晋升"为哺乳期的新妈妈以后都会发现，无论之前做了多少准备，真正面对"初来乍到"的新生儿时，还是会措手不及。

哺乳期特点

哺乳期这个阶段的关键词就是母乳喂养，此时哺乳期妈妈们的营养需求比孕期还要高的原因有 2 个。

新陈代谢率高

新妈妈们既要忙着喂饱嗷嗷待哺的孩子，还要保证自身的产后恢复，一般情况下，哺乳期的代谢率比非哺乳期高 20%。

泌乳的需要

新妈妈们在哺乳期的前 6 个月每天分泌 600～800 ml 的乳汁来喂养宝宝，乳汁的分泌导致对能量、优质蛋白、维生素、微量元素、DHA 及水的需求均相应增加。

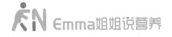

中国哺乳期妇女平衡膳食宝塔

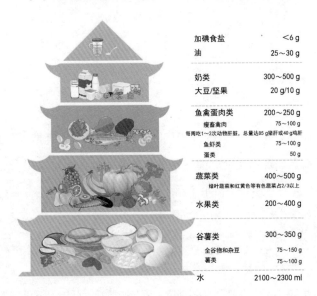

加碘食盐	<6 g
油	25～30 g
奶类	300～500 g
大豆/坚果	20 g/10 g
鱼禽蛋肉类	200～250 g
瘦畜禽肉	75～100 g
每周吃1～2次动物肝脏，总量达85 g猪肝或40 g鸡肝	
鱼虾类	75～100 g
蛋类	50 g
蔬菜类	400～500 g
绿叶蔬菜和红黄色等有色蔬菜占2/3以上	
水果类	200～400 g
谷薯类	300～350 g
全谷物和杂豆	75～150 g
薯类	75～100 g
水	2100～2300 ml

哺乳期饮食建议

本来以为生完孩子就可以回归"孕前自由吃喝模式"的妈妈们，为了确保乳汁的质量和孩子的健康，还要继续"忍耐"一段时间，在饮食摄入上需要"严谨"一些。

❋ 多喝汤汤水水

哺乳期的妈妈应多喝水、多喝汤及粥等流质食物，不仅可以及时补充自身因分泌乳汁而丢失的水分，还可以保证乳汁的质量。鸡汤、鱼汤、豆腐汤、蔬菜汤都是不错的选择，制作时要注意少放盐，避免放味精。

❀ 多食优质蛋白

哺乳期妈妈蛋白质的摄入要与孕晚期的水平保持一致，即每天需要多吃 25 g 左右的蛋白质，并确保至少 1/3 以上为优质蛋白。

❀ 摄取充足的维生素

多吃新鲜的蔬菜水果和相应增加维生素的摄入不但可以促进乳汁分泌，还有利于乳汁中营养成分的稳定，满足宝宝的营养需求。特别是水溶性维生素及维生素 E。

需要说明的是，水溶性维生素几乎都可以自由通过乳腺，只要妈妈不缺乏水溶性维生素，宝宝的需要就能得到满足。而脂溶性维生素中，维生素 A 仅能少量通过乳腺进入乳汁，而维生素 D 则几乎不能通过乳腺，所以母乳喂养的宝宝，建议同时补充维生素 A 和维生素 D 的制剂，避免骨骼发育、免疫系统发育受影响。

❀ 摄取充足的微量元素

❀ 钙：哺乳期妈妈每天所需要的钙为 1000 mg。如果妈妈从饮食中摄取的钙不足，人体为了维持乳汁中钙的水平，就会利用母体骨骼中的钙。如此一来，短期内饮食缺钙，虽不会影响母乳的钙含量，但会对母体钙的存量带来不良影响，增加妈妈出现骨质软化的风险，出现腰酸腿痛、腿脚抽筋的症状，所以要及时补钙。

❀ 铁：哺乳期妈妈每天所需要铁量为 24 mg。妈妈补铁，更多的是为了预防哺乳期间出现贫血，一日三餐应经常吃一些红肉类、动物内脏等富含铁的食物，偏爱素食的妈妈可以选择服用专门补铁的膳食补充剂，因为植物性食物中的铁含量偏低，且不易吸收。

需要特别说明的一点是由于母乳中含铁量低，无法满足日渐长大的宝宝对铁的需要量，因此在能够添加辅食的时候按时给宝宝补充铁。

❉ **补充 DHA**：DHA 是让母子"双赢"的营养素，对于妈妈来说，DHA 可减少产后抑郁症的发生。对于宝宝来说，可促进大脑发育、提高智力及促进视神经、视网膜的发育。母乳是宝宝摄取 DHA 的主要来源，妈妈可以适当多吃一些海产品、鱼类、坚果类食物。

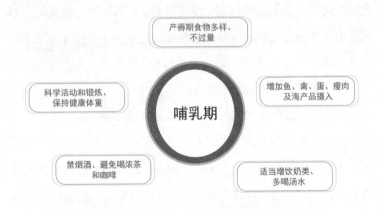

哺乳期不适合吃什么？

❉ **刺激性食物**

如辣椒、蒜、茴香、咖喱等辛辣的调味料，以及避免烟酒、咖啡。若妈妈出现口腔生疮、便秘，宝宝则容易出现流口水、口腔炎等不适。

❀ 容易引起"回奶"的食物

人参、韭菜、大麦茶及含麦芽多的饮料（麦乳精等）、生冷的食物。

❀ 引发了宝宝出现过敏症状的食物

每个宝宝的体质不同，通过母乳导致宝宝过敏的食物种类也会不同。有的过敏是海鲜类食物引起的，有的过敏是蛋类食物引起的，有的过敏是芒果等水果引起的。总之，妈妈如果发现宝宝发生了过敏反应，要先弄清楚引起过敏的食物是哪种。

宝宝少生病，妈妈少操心

当秋意渐浓时，家中宝宝的小麻烦又接连不断地来袭，感冒、咳嗽、发热，让妈妈们既心疼又担心，还有些恼火，谁愿意三天两头跑医院，哪个妈妈又愿意隔三岔五地让孩子吃药。

其实，帮助孩子搭建完善的免疫防御"长城"，提高免疫力也没有多高深的理论，这篇咱们就从以下 4 个方面聊一聊，帮妈妈们解解忧！

多吃与少吃

※ 多吃深绿色、黄色、橘黄色、红色的蔬菜和水果，这些蔬果富含类胡萝卜素和天然维生素 C。

※ 类胡萝卜素是维生素 A 的前体，在身体缺少维生素 A 时可以自动转化为维生素 A。

根据国家卫生健康委员会公布的数据，我国 3～12 岁儿童维生素 A 边缘性缺乏可达 45.1%，且与儿童呼吸道感染高发密不可分。要想保证小朋友身体内不缺维生素 A，就要尽量多吃富含类胡萝卜素的蔬果，这可比直接补充鱼肝油要安全。

很多妈妈都知道维生素C能够增强人体免疫力。营养专家建议，尽量让小朋友通过食用新鲜果蔬来获得天然来源的维生素C，因为在摄入维生素C的同时，还摄入果蔬中的生物类黄酮，有益于抗炎、抗菌、抗病毒。

❀ 适当吃肉、蛋、奶，获取优质蛋白

孩子免疫系统的建立和运行需要优质蛋白作为原材料，同时，这些食物中还含有可降低患病风险、增加免疫力的维生素D、锌、硒、铁等营养素。肉类的建议是多吃鱼肉，奶制品可选择牛奶或酸奶，同时别忘了豆制品也能提供优质蛋白。

❀ 饮食避免多糖、多油、多盐

很多家长为了让小朋友多吃饭，会投其所好准备孩子爱吃的甜食、油炸食物、"能下饭"的食物，殊不知，这3类食物摄入多了，会降低身体抗病毒、抗菌的能力。

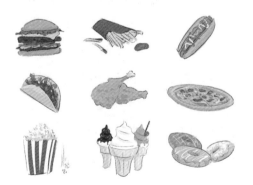

挑食偏食的孩子，建议膳食均衡并在医师指导下选择适合儿童食用的营养膳食补充剂。如蛋白质补充剂、多种维生素和微量元素的补充剂等，以纠正膳食营养素的不均衡。

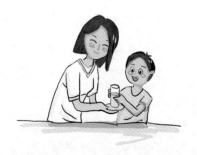

平衡体质上的热与寒

小朋友的体质，从中医上讲是至热至寒的体质，转换变化快。过热或过寒都会导致疾病。

❋ 孩子的热症通常表现为便秘、尿黄、口舌生疮、睡不香、眼屎增多、口臭。

对策：降火不伤阴。可以服用绿豆汤、新鲜蔬菜汁／泥来缓解，适当少吃肉食，避免吃巧克力、油炸食物。多喝温水（不喝饮料和果汁）。

❋ 着凉时小朋友免疫力下降，感染概率增高。

很多妈妈会在秋、冬季给孩子多穿衣服，怕孩子着凉。其实，孩子的新陈代谢率高，怕热，父母可以通过摸孩子手和后背是否温热，并根据孩子的体温及时调整衣服的穿、脱。

平衡动与静

若小朋友缺少运动，免疫力就会降低，但如果运动过度，引起疲劳了也易引起疾病。睡眠时间过长不一定好，睡眠不足更容易生病。总之，劳逸结合才会少生病。

◎ **关于儿童运动的建议**

❋ 每天最好在阳光下运动，每次运动的时间不超过 1 小时，中间要注意休息，并及时补充水分。

❋ 不做大负荷的力量训练、不长跑。儿童适宜的运动是适当距离的跑、跳、游泳、体操、球类运动等。

◎ **儿童睡眠的建议**

❋ 睡眠时间应适当。

❋ 1～2 岁的宝宝每天需要 11～14 小时的睡眠时间，3～5 岁的宝宝每天需要 10～13 小时的睡眠时间。

最佳的入眠时间是不要晚于 21 时，这有利于孩子免疫系统的构建和恢复。

不要过分讲究卫生

妈妈们为了预防孩子生病，有时将孩子置于过于干净和卫生的环境中，衣服、玩具、洗手均用消毒液，不允许孩子玩脏的东

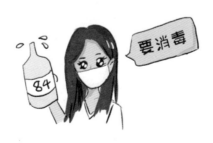

要消毒

84

西，不准孩子在室外爬来爬去。

　　德国的学者发现，那些经常接触外人及在动物皮革上睡觉的孩子，其哮喘的发病率更低，免疫力更好。中国也有句俗语，"玩土的孩子少生病"。看来，适度的"不干净"是有益于小朋友免疫力的发育的。同时要培养孩子良好卫生习惯的底线，即做到饭前便后正确的洗手、外出归来彻底洗手、流行病季节要勤洗手。

　　最后，还给妈妈们一点温馨提示，孩子生病时，一定不要因为心急而乱投医、乱吃药，特别要避免滥用抗生素。多喝水、多休息，摄入有营养且易消化的食物，补充适量维生素 C、B 族维生素或复合维生素，才是维护和完善小朋友免疫防御系统的解决之道。

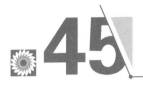

45 除了母乳喂养，新手妈妈还应该给宝宝们喂些什么

这一篇的话题是关于如何给 1 岁以内的婴儿添加辅食。

人的生长发育有 2 个旺盛时期：

❀ 婴幼儿期：出生～2 岁（1 岁以内更为关键）

❀ 青春期：13～18 岁（进入青春期的年龄提早到 10～12 岁）

宝宝们生命的第 1 年就将迎来第 1 个生长发育的高峰，体重将增加至出生时的 3 倍（约 9 kg），身长将增加至出生时的 1.5 倍（约 75 cm），大脑重量可达 900～1000 g，接近成年人大脑重量的 2/3。如此重要的生长发育期，妈妈们可要牢牢抓住，无论宝宝出生前的"先天发育"如何，这"后天喂养"要有一个良好的开端，母乳喂养和适时添加辅食是这个阶段最重要的 2 件事情。

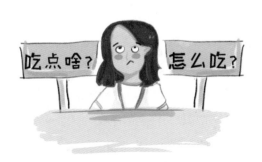

关于母乳喂养的诸般好处，Emma 姐姐就不在此一一列举了，自 20 世纪 80 年代起，世界卫生组织倡导纯母乳喂养时间为至少 6 个月，相信妈妈们从备孕开始就已经被各种信息包围，总之一句话概括，母乳是营养最全面、最符合婴儿需要的食物。

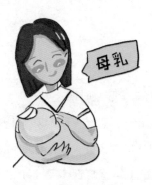

1 岁以下的宝宝们生长发育迅速，直到他们长到了 6 个月，单靠母乳喂养就渐渐不能满足宝宝的营养需求了，这时，就需要开始逐步给宝宝添加各种辅食。

添加辅食的原则

❋ 辅食要一种一种地添加

宝宝的消化道发育还很不完善，免疫系统也不成熟，千万别让宝宝同时吃好几种新的食物，一方面会伤害宝宝的消化功能，另一方面当宝宝出现食物过敏，不利于找出过敏是哪种食物引起的，欲速则不达，结果就只能全部停喂。

每添加一种新的食物，一定要让宝宝适应 3～4 天，确认不会出现过敏、出疹子、呕吐或者腹泻等症状，此时，就代表这种食物已被身体接受。

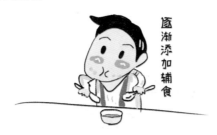

◈ **辅食添加的顺序要先液体后固体、先稀后稠**

在刚开始添加辅食的阶段，宝宝们的第 1 个辅食是强化铁米糊（不提倡一开始就喂蛋黄），一是因为米糊容易消化，比较安全；二是因为这个阶段的宝宝身体里来自母体的铁已经基本被消耗完，需要补铁，否则容易出现贫血，影响生长发育。随后可以逐步增加粥、菜泥、果泥、蛋黄、肝泥等。蛋黄和肝泥含铁丰富，可以预防小婴儿缺铁性贫血。

6～9 月龄的宝宝逐步添加煮烂的面片、肉糜、全蛋、酸奶、捣碎的蔬菜和水果，以及婴儿饼干作为辅食。10～12 月龄的宝宝则可以逐步添加稠粥、煮得很烂的米饭、馒头、馄饨、酸奶、一口大小的软熟蔬菜、切成小块或条状的水果及各种类似"手指"形状的食物。

◈ **辅食添加要少量多次**

12～18 月龄的宝宝，主食还应该是母乳和 / 或配方奶，在开始添加半流质米糊或泥状食物时，先从 1 茶匙（约 5 ml）开始，从 1 顿开始，然后逐步增加喂辅食的数量，从 1 茶匙增加到 3 茶匙（约 15 ml），再增加到 6 茶匙（约 30 ml）、9 茶匙（约 45 ml）、1/4 杯（约 50 ml）、1/2 杯（约 100 ml），分 2～3 次喂完。

更多关于婴儿辅食添加的正确知识，可以参考以下来自国家卫生健康委员会提供的喂养指导。

1 岁以内婴儿的喂养指导

类别	6 月龄	7～9 月龄	10～12 月龄
食物性状	泥状食物	末状食物	碎状、丁块状、指状食物
餐次	尝试、逐渐增加至 1 餐	4～5 次奶，1～2 餐其他食物	2～3 次奶，2～3 餐其他食物
乳类	纯母乳、部分母乳或配方奶 定时（3～4 小时）哺乳，5～6 次 / 天，奶量 800～10000 ml/d 逐渐减少夜间哺乳	母乳、部分母乳或配方奶 4～5 次 / 天，奶量 800 ml/d 左右	部分母乳或配方奶 2～3 次 / 天，奶量 600～800 ml/d
谷类	选择强化铁的米粉，用水或奶调配 开始少量（1 勺）尝试，逐渐增加到每天 1 餐	强化铁米粉，稠粥或面条，每日 0～50 g	软饭或面食，每日 50～75 g
蔬菜和水果类	开始尝试蔬菜泥（瓜类、根茎类、豆芽类）1～2 勺，然后尝试水果泥 1～2 勺，每日 2 次	每天碎菜 25～50 g，水果 20～30 g	每天碎菜 50～100 g，水果 50 g
肉类	尝试添加	开始添加肉泥，肝泥、动物血等动物性食品	添加动物肝脏、动物血、鱼、虾、鸡肉、鸭肉、红肉（猪肉、牛肉、羊肉等），每日 25～50 g

类别	6 月龄	7～9 月龄	10～12 月龄
蛋类	暂不添加	开始添加蛋类，每天自 1/4 个逐渐增加至 1 个	1 个鸡蛋
喂养技术	用勺喂食	可坐在高椅子上与成年人共同进餐，开始用手自我喂食，可让婴儿手拿"条状"或"指状"食物，学习咀嚼	学习自己用勺进食、用杯子喝奶，每天和成年人同桌进餐 1～2 次

　　婴幼儿最常见的营养缺乏病是缺铁性贫血、维生素 D 缺乏引起的佝偻病，以及锌缺乏症。如果您希望了解更多，可阅读本书有关内容。

女性最容易缺乏的微量元素

开门见山，铁是女性最容易缺乏的微量元素，无论是在哪个年龄，均有可能出现缺铁。

我们体内的铁含量有多少？一般来说，成年人体内铁的总量为4～5 g，相当于一枚小铁钉。其中70%～75%的铁参与血红蛋白、肌红蛋白及多种酶等的功能，称为"功能铁"。25%～30%的铁储存于肝、脾、骨髓等处，称为"储存铁"。

铁和钙不同，大部分铁元素日常都战斗在"第一线"，储存在"铁仓库"里的铁占少部分。

铁在人体中的作用

可别小看这枚小铁钉，它在人体中分布甚广，几乎所有的组织中都能找到铁的"身影"，并且都是在人体新陈代谢的"重要关口"。

❀ 铁是血红蛋白的重要组成成分，参与造血及氧气的输送。

❀ 铁是组成肌红蛋白、脑红蛋白的主要成分之一，肌肉有没有力量、脑子能否灵活运转，它都参与。

✽　铁能直接参与人体能量代谢，因为人体细胞产生能量的"生产线"上，很多起关键作用的酶都含铁，少了铁，不工作，新陈代谢就变慢。

✽　体内很多免疫细胞"战斗力"的保持也需要铁，缺铁导致抵抗力降低，易生病。

身为女性，因为一生要历经月经、怀孕、哺乳、更年期等女性特有的或特殊的生理阶段，存在既需要铁、又很容易丢失铁的矛盾。因此女性比男性容易发生缺铁。在发展中国家，30%～40% 的育龄女性都缺铁。

缺铁的表现

缺铁的表现，未必都是"贫血"，还包括以下 3 个表现。

✽　**情绪变坏**

不少进入青春期的少女，常出现情绪不稳定（情绪波动、反

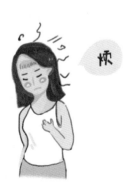

复无常）、注意力不集中，记忆力减退、容易疲累、学习成绩下降等现象。

这是因为青春期的少女可能存在不同程度的缺铁，一方面是青春期身体的迅速发育对铁的需求量增大，另一方面因少女月经来潮造成铁的丢失增多，而不合理的饮食结构又无法满足身体的需求。

◉ **畏寒怕冷**

女性更容易出现手脚冰凉、畏寒，除了末梢血循环不通畅的原因外，另一个可能的原因是缺铁。

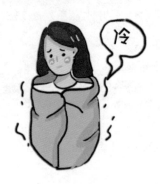

在英国曾经做过这样一个试验，研究人员让 10 名健康女性与 10 名缺铁性贫血女性都站在齐颈深水温为 29℃的游泳池中，相同时间后对 2 组女性进行身体检查，发现贫血组女性的体温较健康组女性平均低 0.7 ℃，热量产生较健康女性低 15%，新陈代谢率也低于健康女性组。还有很多其他的研究也发现，缺铁的女性，其御寒能力会降低。

原因可能为缺铁后人体血红蛋白的合成减少，运输氧气能力会降低，能量代谢（产热速度）跟不上身体在气温降低时为保温而需要的热能，导致产热不足，人自然就怕冷。

❀ 健忘

前面说青春期的少女如果缺铁，容易出现记忆力减退。很多孕期、哺乳期以及更年期的中老年女性，也容易出现说话做事经常丢三落四的情况，这或许与缺铁有关。

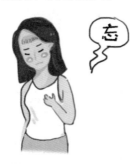

铁与大脑细胞的供氧是否充分有关，当发生铁缺乏，大脑供氧不足，容易疲劳，记忆力受到影响。

日常生活中，很多女性有上述的表现，但很少主动把这些情况与身体缺铁联系到一起。这些表现经常是先于贫血症状给身体发出的示警，提醒我们要及时调整饮食，增加铁的摄入。等到身体出现典型的贫血特征时，说明缺铁已经比较严重。

一般来说，富含铁的食物最主要是红肉（猪肉、牛肉、羊肉）、动物肝脏（猪肝、鸡肝等）、猪血、鸭血，以及鸡蛋黄等动物性食物，为血红素铁。植物性食物如菠菜、紫菜、黑芝麻、紫菜、红枣、樱桃等中也含铁，为非血红素铁。一般来说，动物来源的血红素铁在人体的吸收和利用率较高，是比较推荐的补铁食物。

在多吃富含铁的食物的同时，最好也能补充一些富含维生素C的水果，如猕猴桃、鲜枣、橙子、草莓等，维生素C可以促进身体对铁的吸收。

对于处在特殊生理阶段的女性，特别是青春期的少女、孕妇、乳母、中老年女性以及素食女性，仅依靠饮食获取铁，常满足不了需求，可以选择铁强化的食物（铁强化酱油、铁强化米面）或直接选取铁的膳食补充剂。

中国居民（女性）膳食铁参考摄入量

年龄（岁）	铁（mg/d）	特殊生理阶段	铁（mg/d）
14～17	18	孕早期	20
18～50	20	孕中期	24
50～	12	孕晚期	29
		哺乳期女性	24

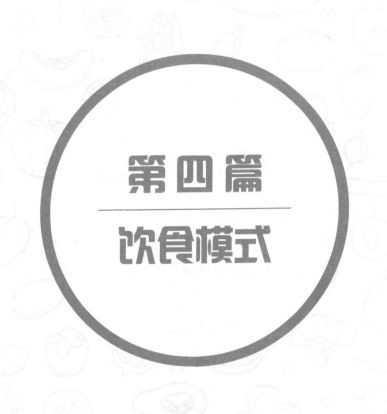

第四篇

饮食模式

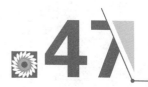

47 血压高的人看过来，降血压你还可以依靠得舒饮食

什么是得舒饮食？

　　说起健康的饮食模式，很多人都会想到日本人的饮食模式，以及地中海饮食模式。2016年，在美国举行的一次年度饮食模式的评选中，得舒（dietary approach to stop hypertension，DASH）饮食从35种饮食模式中一举夺魁，成为2016年度最佳饮食模式。

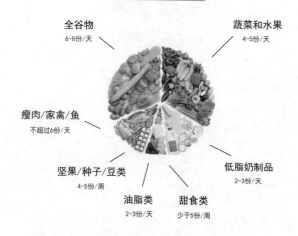

得舒饮食基本模式

全谷物
6~8份/天

蔬菜和水果
4~5份/天

瘦肉/家禽/鱼
不超过6份/天

坚果/种子/豆类
4~5份/周

油脂类
2~3份/天

甜食类
少于5份/周

低脂奶制品
2~3份/天

DASH 饮食又称降压饮食，是一种可以预防高血压的健康饮食方式。

DASH 饮食起源于 1997 年美国的一项大型的高血压防治计划。直到今天它不但没有被其他层出不穷的饮食模式所淹没，还从各种饮食方法中日渐脱颖而出，如今如此引人注目，很多围绕它的研究都得出了一些令人有信心的结果。

❋ DASH 饮食对于收缩压（高压）和舒张压（低压）都有明显的降低作用。

❋ 如果坚持 DASH 饮食，2 周内就能感受到它降低血压的效果。

❋ 除降压作用外，DASH 饮食还能降低甘油三酯，对维护心脑血管健康有益。

❋ DASH 饮食模式并非仅对降低血压有效，也同时符合预防糖尿病、骨质疏松、心脏病、癌症的膳食指导原则，受益面宽广。

如果你很想尝试 DASH 饮食法，每天该怎么吃呢？具体可参考下表。

得舒饮食法

食物类别	食物举例	分量说明
主食 （6～8 份 / 天）	全麦面包 / 糙米饭 / 燕麦 / 红薯	1 片全麦面包，或半碗米饭 （约 50 g）为 1 份。请尽量 选择全谷物，如三餐中有 两餐的主食是全谷物
蔬菜 （4～5 份 / 天）	绿叶蔬菜 / 胡萝卜 / 西红柿 / 西蓝花 / 黄瓜 / 萝卜 / 笋	220 g 绿叶蔬菜为 1 份

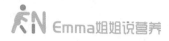

续表

食物类别	食物举例	分量说明
水果 （4～5份/天）	苹果/橘子/香蕉/菠萝/橙子	1个中等大小的苹果或150 ml的鲜榨果汁为1份
奶制品 （2～3份/天）	低脂牛奶/酸奶/奶酪	1杯（约200 ml）的牛奶或酸奶，或者45 g奶酪为1份
瘦肉/家禽/鱼 （不超过6份/天）	鸡蛋/禽肉/里脊/三文鱼	1个鸡蛋为1份，或者熟肉30 g为1份
坚果/种子/豆类 （4～5份/周）	核桃/腰果/扁桃仁（大杏仁）/藜麦/鹰嘴豆/黄豆及各种饭、豆	1小把（约25 g）坚果，或者半杯（约110 g）煮熟的种子/豆子为1份
油脂类 （2～3份/天）	橄榄油/色拉油/葵花籽油/玉米油/亚麻籽油	1小把（约25 g）坚果，或者半杯（约110 g）煮熟的种子/豆子为1份
甜食类少于 （5份/周）	冰激凌/果酱/蛋糕	1小块蛋糕，或者半个单球冰激凌为1份

注：表格中是基于每天需要2000 kcal能量的成年人给出的建议，不同能量需求的人可以按照比例做适当增减

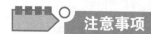 **注意事项**

❀ 关于钠的摄入

因为钠的摄入对血压的控制很关键，DASH饮食就这个问题给出了2个版本：标准版每天可摄入2300 mg钠（约5.8 g盐），低钠版每天可摄入1500 mg钠（约3.8 g盐）。

如果开始不能马上适应低钠版的口味，可以先从标准版开始，逐渐过渡到低钠版，人的口味是可以改变的，只需要坚持几周的时间你就能感受得到。

关于酒精和咖啡摄入的建议

DASH 饮食建议男性控制每天饮酒量不超过 2 杯，而女性则是每天 1 杯以下（1 杯约 100 ml），过量饮酒将会导致血压升高。

DASH 饮食并未对咖啡因的摄入做出明确限制。

如果你问我，DASH 饮食能减肥吗？我会诚实地回答，DASH 饮食最初并不是针对减重的人群设计的，但如果你愿意试试并能坚持一段时间，也许会有意想不到的效果。不难看出，DASH 饮食适合所有希望拥有健康饮食方式的人群，并非只适合高血压人群。

48 保持记忆力的最佳饮食模式——MIND饮食法

飞奔在生命的时光隧道里，除了容颜的衰老、身材的走样，还有大脑认知功能的逐渐下降，其中最明显的表现就是记忆力减退。出门时丢三落四，刚记住的词转眼就忘，从前能脱口而出的电话号码现在要照着念，几天前收纳的东西怎么也想不起来放哪了……不用等到进入老年，人到中年就会有很多人对这些情境不陌生，也会经常有人担心自己"距离老年痴呆（阿尔茨海默病）不远了"。

平时多吃哪些食物对记忆力有好处？这让我想起了2016年被美国新闻与世界报道评选为年度"最佳综合饮食模式"第二名的（mediterrannean-DASH intervention for neurodegenerative delay，MIND）饮食法（中文称之为"健脑饮食法"）。

MIND饮食模式，其实是DASH饮食（针对高血压人群的饮

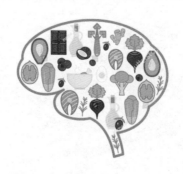

食模式）与地中海饮食模式的结合体。因此，它不仅适合推荐给想要拥有"最强大脑"的人群，也值得推荐给糖尿病、心脑血管疾病的高风险人群。

MIND 饮食有助于延缓大脑的衰老，是有试验数据做支持的，在 2015 年的一项随访研究结果显示，采用 MIND 饮食法的老年人（采用该饮食法 9 年，960 人），其大脑年龄要比对照组的老年人（未采用 MIND 饮食法）平均年轻 7.5 岁。

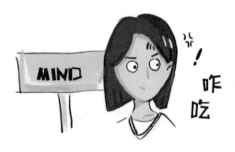

MIND 饮食模式

⊛ **推荐食物与用量**

❀ **每天至少吃**

✤ 1 份绿叶蔬菜（1 份约 250 g）。

✤ 1 份非绿叶的其他蔬菜（1 份约 250 g）。

✤ 3 份全谷物主食（1 份约为 1 片全麦面包）。

✤ 1 小把坚果（约 20 g）。

❀ **每周至少吃**

✤ 1 份鱼肉（1 份 84～140 g）。

❋ 2份禽肉（鸡、鸭、鹅、火鸡等，1份84～140 g）。

❋ 3份豆类食物（1份约100 g）。

❋ 5份浆果（蓝莓、草莓等莓类水果，1份约50 g）。

❋ 优先使用橄榄油做烹饪（每天约30 ml）

❀ **限制的食物**

❋ 红肉/加工肉制品：猪、牛、羊等，一周不超过3份（1份84～140 g）。

❋ 黄油每天最多1勺（1茶匙大小）。

❋ 芝士：每周最多1份（1份约56 g）。

❋ 糕点/甜品：每周不超过4次。

❋ 油炸食物和快餐：每周最多吃1次。

上述中的"1份"，即括号里的推荐量只是参考量，其实是没有精确的标准答案，可根据每个人饭量的大小增减。

MIND饮食法相当"随和"，且简单易行。它没有强行规定每顿饭必须吃多少量，必须吃多少种食物，也没有对油脂、甜食、主食做出严格限制，甚至也没有关于运动的要求。它提倡的是一种比例关系，即一天的饮食中，增加某些食物的比例，降低某些食物的比例。

研究表明，对于严格遵守MIND饮食的人，罹患阿尔茨海默病（即"老年痴呆"）的风险可以降低53%。即使对那些不能严格践行、偶尔会偷懒、贪嘴的人来说，依然可以降低35%的发病风险。

说得更直白一些就是，只要照着吃，多少都有效！

从酶的角度谈生食蔬果的益处

人体的最小结构单位是细胞，人体从头到脚的细胞加起来，总数为 60 万亿～100 万亿个。如此庞大的细胞群，可不是静止的，而是每时每刻都在"折腾（活动）"。细胞只有能够"折腾（活动）"，代谢活跃，才能保持人体的生命活力。人体的每个细胞内 24 小时都在连续不断地进行着各类生化反应，所以把人体比作一个巨大的"化学工厂"。

在人体这个巨大而精密的"化工厂"里进行的所有化学反应，都必须要有一类重要物质参与，那就是酶（当然，酶还需要助手，那就是我们常说的辅酶，如 B 族维生素就是一类非常重要的辅酶）。酶有多重要？简而言之，一旦缺少酶，这些化学反应就会进行得很慢或干脆"歇工"停止。有科学家这样表述酶的意义："如果把人体比作灯泡，酶就如同电流。唯有通电后的灯泡才会亮，没有了酶，人体只不过是一只不会亮的灯泡而已。"

一些科学研究表明，人体内存在的酶有超过 2 万种。这些酶的来源，有 2 个途径：一个是人体合成，可称之为体内酶；另一个是通过食物获取，可称之为外源酶。

体内酶按照分工不同，主要分为消化酶和代谢酶两类。消化

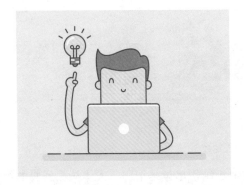

酶负责食物的消化，特别是蛋白质、脂肪和碳水化合物三大重要营养物质的消化、吸收。代谢酶负责维持人体细胞的各项新陈代谢活动。我们每天会产生1兆~2兆个新细胞，同时还会有差不多相同数量的旧细胞死亡，在这新陈代谢的过程中发挥巨大作用的就是代谢酶。

人体每天能够制造出的体内酶的总量是固定的，如果一种类型的酶合成多了，另一类酶的数量就会减少。正常情况下，人体的体内酶中消化酶的占比小于代谢酶的占比，且两者的比例需要维持在一个相对稳定的平衡状态，才能保证人体的健康运行状态。

如果由于环境中的不良因素（如水污染和食品添加剂）或饮食上的不良习惯（吃高糖食物、高脂食物、含反式脂肪酸的食品等），引起消化酶消耗量增加，身体就会倾向于合成更多的消化酶，从而影响了代谢酶的合成数量，两者的平衡状态就会被打破，长此以往，人体的健康平衡状态也会被打破。

人体通过食物获取的外源酶，基本上都是具有消化作用的食物酶。因此，当外源的酶摄取充足，就会节约身体内的消化酶，如此一来，身体就能够专心合成足够多的代谢酶，从而确保人体的各项新陈代谢活动能够有条不紊地进行。

但是，由于对酶缺少足够的认知，以及中餐的烹调方式、不良的饮食习惯导致我们很少能有机会从食物中获取到外源酶从而节约身体内的消化酶。因为酶的特性之一是不耐热，当温度 >55℃，酶就会遭到破坏而失活，所以无论是蒸出来的饭、还是炒或煮出来的蔬菜、熬出来的汤或粥，其中的酶都已"消失殆尽"。

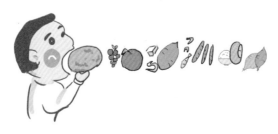

一方面是人体内的酶被肆意消耗，而人体制造酶的能力却随着年龄的增长而下降，"酶"的"持有量"在逐年减少。另一方面是因为饮食习惯和烹饪方式导致我们很难直接获取外源酶，体内酶难以获得食物酶，现代人即使是生活品质提高，却更容易处于亚健康状态。人体的衰老也好、亚健康也罢，都与体内"酶储量"的充足与否相关。

了解酶的这些"困境"，我们在日常饮食中需要为自己做些什么呢？先设立一个小目标，从以下 3 点做起。

❀ 不挑食，减少不必要的加工步骤。特别是蔬果，尽量凉拌生食，或者用食物料理机做成蔬果汁、蔬果昔。

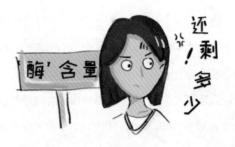

❀ 让饮食的颜色缤纷多样，每天吃 3 种不同颜色的蔬菜水果，每周吃够 5 种不同颜色的蔬菜和水果。

❀ 尽量吃应季的新鲜蔬菜和水果。

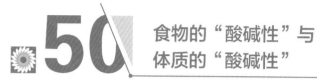

50 食物的"酸碱性"与体质的"酸碱性"

有这样一则新闻，美国加州圣地亚哥法庭判决"酸碱体质论"创始人 Robert O.Young 赔偿一名癌症患者 1.05 亿美元。这一次，关于"酸碱体质论"的伪科学是彻底被揭穿和推翻了。

于是，人们多少又会有些困惑了！既然体质都不分酸碱了，那我们每天所吃的食物还分酸碱吗？给食物分酸碱，还有意义吗？

首先，我们先要弄清一个概念，任何一种食物，经过人体代谢，其最终的代谢产物是酸性还是碱性，与它在舌尖上让我们体味到的酸、咸、甜是没有任何关系的。按照食物在人体内最终代谢产物的酸碱性，我们把食物分成 2 类：酸性食物和碱性食物。

也许你会问"体质酸碱论都被证明是伪科学了，那给食物分酸碱性也就没多大意义了，既然人体具备强大的自我调节能力，即使吃很多大鱼大肉、几乎不吃蔬菜、水果，也不会让我们身体中的血液变酸吧？"

的确，我们的身体很"智慧"，为了维持身体内环境的稳定，特别是血液的酸碱值（pH）稳定在 7.35～7.45，属于弱碱性范围。因为一旦身体内环境被破坏，血液 pH 发生变化，生命就会受到直接威胁。

食物的分类、代谢终产物及种类

分类	代谢终产物	食物种类
酸性食物	酸根阴离子占优势（硫酸根、磷酸根、氯离子等）	富含蛋白质，磷元素，硫元素含量较高（例如，鱼、肉、蛋，可乐等含糖碳酸饮料） 钾、钙、镁元素含量较低的食物（例如，精米、精面）
碱性食物	金属阳离子占优势（钾离子、钙离子、镁离子等）	蛋白质含量低，硫、磷元素少，但钾、钙、镁等微量元素含量高的食物（例如，蔬菜、绝大多数水果、藻类、薯类）

注：牛奶、豆腐在中性或弱碱性范围

如同"酸碱体质论"鼓吹"吃酸性食物就会让血液（体质）变酸"的理论，确实是低估了我们身体自身的调节能力，言不符实。

但是，我们也不要因为今天"体质的酸碱性"被否定而走向另一个极端——忽视食物的酸碱性，随意任性地爱吃什么就吃什么、想吃什么就吃什么，"重"大鱼大肉、精细主食／精加工食物，轻蔬果，这仍是不被认可且不健康的饮食模式。

因为如果一日三餐中成酸性食物的比例过大，身体就要更费力地去维持内环境的稳态、更费力地去维持血液酸碱平衡，这对

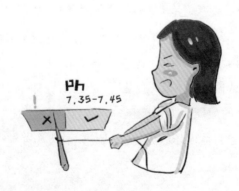

于身体而言，就是所谓的"酸负荷"。酸负荷短期看不会导致身体内环境变酸，但是长此以往，会增加身体的调节负担。

身体为了中和食物代谢产生的过多的酸根离子，就会动用骨骼中的钙（骨骼是身体的"钙库"），使其与酸根离子一同随尿液排出体外。"钙库"亏空，会促进骨质疏松的发生。

当然，"酸负荷"不仅影响骨骼的"钙库"，还会影响体内其他微量营养素仓库的库存，带来不必要的"内耗"，从而带来更多的健康隐患。所以，体质的酸碱性不存在，但食物的酸碱性不容忽视，过多选择成酸性食物带来的"酸负荷"风险还是要引起大家足够的重视。

是的，虽然体质的酸碱理论被否定了，但选择吃什么食物，仍然非常重要。

51 "管住嘴"的另一层深意

20 世纪 30 年代的美国，由于经济大萧条导致食物匮乏，但人们的寿命不仅没有缩短反而延长了。在 1929—1933 年，美国人均寿命显著延长了 6 年。

从那时开始，科学界对于低热量饮食与人类寿命之间关系的研究，就从未停止。几十年来，关于人类抗衰老的研究虽然已经证实，基因在人类衰老的速度和程度上扮演了重要角色，但遗憾的是，至今为止，我们对基因还是"束手无策"。

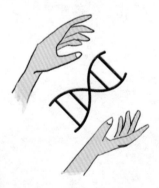

还好，科学研究还给了我们另外一条出路：仅通过简单的饮食干预，就能改变人体细胞的运作模式，从而有效抗衰老，从而达到延年益寿。

如果我们把人体比作一辆汽车，那么进食就是在给汽车加油。我们每天从食物中获取的能量越多，这辆车就越马力十足，一直处于加油的前进模式。在加油模式下，人体会产生很多胰岛素样生长因子 -1，胰岛素样生长因子 -1 会不断促使细胞分裂。细胞生长太快，以致损伤细胞的 DNA 得不到修复，时间久了，随着受损细胞的增多，身体罹患冠心病、糖尿病、癌症的风险就会升高，如同一个人只知道开车，却从来不给汽车做保养和检修，这样的车如何能"长寿"？

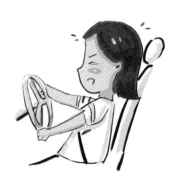

科学研究证实，如果能从饮食上控制能量营养素的摄入，就可以减少胰岛素样生长因子 -1 的分泌，机体不再忙于生产新细胞，从而转为修复现有的受损细胞，DNA 损伤就能得到修复。通过低能量饮食干预，将身体从"加油模式"转为"修复模式"。

我们常说的"管住嘴"，原来不仅可以减肥，还可以帮助身体转换模式，对抗衰老。

能长期坚持做一名"低能量饮食者"固然好，看看那些不同国家、不同地域的长寿老人，他们的饮食习惯均有少食、低能量的共性。有的长寿老人，甚至常年的饭量与小孩子处于同一水平。但如果无法持续做到"低能量饮食"（每天都严格控制能量的摄入），另外的一个能显著降低胰岛素样生长因子 -1 分泌的饮食模式是间歇性轻断食。

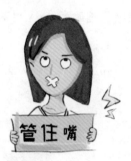

可以采用隔天，或者每周 2 天低能量饮食的模式（其余 5 天正常饮食），来降低与衰老有关的疾病风险。有些科学研究已经证实，以上方法均有效。不仅能减低体重，还能降低血压、血脂（甘油三酯和低密度脂蛋白、胆固醇），降低罹患心血管疾病、糖尿病、癌症、阿尔茨海默病、帕金森综合征的风险。

轻断食日建议每天从饮食中摄取的能量不超过 500 kcal。主要戒断的是蛋白质、脂肪和碳水化合物这些产生能量的宏量营养素，而维生素、微量元素、水越丰富越好。在限制能量摄入的同时又能获取尽可能多的营养，非大量的蔬菜和搭配适量的水果莫属。

虽然改变不了衰老和长皱纹的基因，但我们可以改变的是选择吃什么？怎样吃？以及什么时候吃？通过后天饮食来减少遗传基因的先天作用，对此，我深以为然！

52 选择吃素，是不是只能有"宗教信仰"这一个理由

从 1986 年开始，每年的 11 月 25 日是全世界素食者的节日——国际素食日。每年的这一天，世界各地都会有停止屠宰动物的行动，在很多的医院、饭店、食堂等会供应全素的食品。

2016 年对于中国的素食者来说，注定是很特别的一年。因为自 1989 年首发的《中国居民膳食指南》，历经 27 年，终于在2016 年的版本中首次关注到素食者，为素食者提供了官方的、权威的膳食指南。

很多素食者都有类似的经历，每当告诉一起吃饭的朋友自己是一个素食者的时候，对方的第一个问题常是"你吃素，是因为信教（如信佛）吗？"似乎吃素这种饮食方式只因宗教的信仰，才能被大家理解，如果不是，就会被规劝，因为这种饮食方式大家会认为不太"正常"。其实，一万个选择吃素的人，可以有一万个不同的理由，而因为宗教信仰吃素的人，只占其中小部分。

我自己曾在 2 年多前选择吃素，当时主要是因为好奇。在我一路研习营养学的过程中，无论是看过的营养学书籍还是请教过的营养学教授，几乎都会从"平衡膳食"的角度不主张、不建议、不支持吃素。与此同时，我日渐相识一些受益于素食的亲朋好友，每一次听到她们分享吃素的美好体验，我就会心生一些困惑与好奇，吃素到底能给身体带来什么？

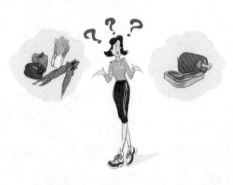

　　唯有亲身实践，才有发言权，我决定吃素。在 2 年多的素食体验中，我的感受是 2 个字，"净"和"静"。第一个"净"是身体上的感受，干干净净，如最容易被观察到发生变化的是面部皮肤，曾经会泛"油光"，如今变得干干净净，几乎不再长任何痘痘，这也算是选择吃素前完全没想到的收获。第二个"静"是心理上的感受，特别容易调整情绪，自己沉静、安静地做事情，心态更超然。

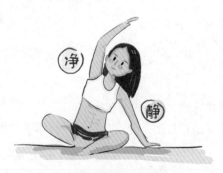

选择吃素，虽然所吃的食物种类减少了，但并不意味着自己的饮食会因此变得"简单"或"容易对付"了。相反，素食者更要认真学习营养学知识，具备一定的营养学素养，认真对待自己的一日三餐和营养补充，这样才能有资本让自己长期享受吃素的美好体验。如今，随着新版《中国居民膳食指南》的发布，素食者也算是在中国营养界里有了真正的"一席之地"，素食被当作一种饮食文化来尊重和传播。

接下来，Emma 姐姐就着重分享一下 2016 年《中国居民膳食指南》中对于素食者的营养建议，已经吃素的或对素食感兴趣的朋友，一定要认真的学习掌握。

素食者定义

素食者是指以不食肉、家禽、海鲜等动物性食品为饮食方式的人群。按照所戒食物种类不同，可分为全素、蛋素、奶素、蛋奶素食者等。

奶蛋素食者是指会选择食用部分源于动物的食品，如蛋和奶类的一类人群。

素食者的关键膳食原则

❀ 谷类为主，食物多样，适量增加全谷物（B 族维生素的主要来源）。

❀　增加大豆及其制品的摄入（每天 50～80 g 黄豆的大豆制品，如 150 g 北豆腐、300 g 南豆腐、750 ml 豆浆、100 g 豆腐干、或 50 g 腐竹等）。选用发酵豆制品（发酵豆制品是唯一能提供维生素 B_{12} 的植物性食物，全素者每天要吃上 5～10 g，例如，腐乳、豆豉、豆瓣酱、酱油等）。

❀　常吃坚果、海藻和菌菇（富含蛋白质、多不饱和脂肪酸）。

❀　蔬菜、水果应充足（富含膳食纤维、维生素、微量元素及植物营养素）。

❀　合理选择烹调油（建议混合用油最好要包括亚麻籽油和紫苏油，因为这 2 种油可为素食者提供 n-3 多不饱和脂肪酸）。

纯素食人群的每日膳食组成

中国居民平衡膳食宝塔（2016）

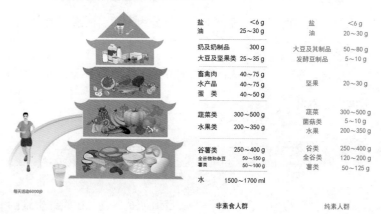

非素食人群		纯素人群	
盐	<6 g	盐	<6 g
油	25～30 g	油	20～30 g
奶及奶制品	300 g	大豆及其制品	50～80 g
大豆及坚果类	25～35 g	发酵豆制品	5～10 g
畜禽肉	40～75 g		
水产品	40～75 g	坚果	20～30 g
蛋 类	40～50 g		
蔬菜类	300～500 g	蔬菜	300～500 g
		菌菇类	5～10 g
水果类	200～350 g	水果	200～350 g
谷薯类	250～400 g	谷类	250～400 g
全谷物和杂豆	50～150 g	全谷类	120～200 g
薯类	50～100 g	薯类	50～125 g
水	1500～1700 ml		

每天活动6000步

蛋奶素食的人群的每日膳食组成

中国居民平衡膳食宝塔（2016）

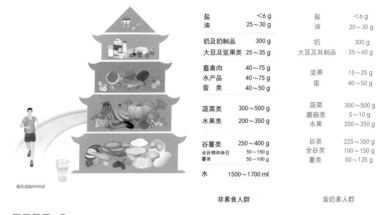

盐	<6 g		盐	<6 g
油	25～30 g		油	20～30 g
奶及奶制品	300 g		奶	300 g
大豆及坚果类	25～35 g		大豆及其制品	25～60 g
畜禽肉	40～75 g		坚果	15～25 g
水产品	40～75 g		蛋	40～50 g
蛋类	40～50 g			
蔬菜类	300～500 g		蔬菜	300～500 g
水果类	200～350 g		菌菇类	5～10 g
			水果	200～350 g
谷薯类	250～400 g		谷类	225～350 g
全谷物和杂豆	50～150 g		全谷类	100～150 g
薯类	50～100 g		薯类	50～125 g
水	1500～1700 ml			

每天活动6000步

非素食人群　　　　　　　　　　　　蛋奶素人群

素食者容易缺乏的营养素

❀ **优质蛋白**

❀　多数植物性食物中所含的氨基酸不全面，无法提供人体所需的 8 种必需氨基酸，属于非优质蛋白。因此素食者要会利用蛋白质的"氨基酸互补作用"，学习将不同种类的食物混搭在一起吃。要吃杂粮饭、杂豆饭，而不是白米饭。

❀　可适量补充全植物来源的优质蛋白补充剂。

❀ **维生素 B$_{12}$**

❀　由于植物性食物无法提供维生素 B$_{12}$，所以长期吃素容易导致维生素 B$_{12}$ 的缺乏，出现恶性贫血，影响神经系统的功能。

蛋奶素食者一般不容易缺乏，但全素者一定要注意多吃菌类食物、发酵食物，以及额外补充 B 族维生素。

✿ 钙、铁、锌等微量元素

✿ 植物性食物中含有较多的草酸和植酸，它们可与钙形成难溶性的钙盐，影响钙的吸收利用。

✿ 植物性食物中铁的吸收率远不如动物性食物中的血红素铁，要注意多吃菌类、豆类、杂粮、黑芝麻等食物。

✿ 谷物和蔬菜中的植酸、纤维素等成分可与锌结合成螯合物，从而妨碍锌的吸收和利用。

✿ 如果做不到食物的多样化，可以选择膳食补充剂或营养强化食品来补充，避免营养不均衡，甚至营养缺乏。

✿ 维生素 D

富含维生素 D 的食物，几乎都是动物性食物，如鱼、蛋黄、动物肝脏、乳制品等，但这些食物往往都会被全素食者拒之门外，所以选择全素食者一定要注意每天晒上 15 分钟的太阳，或者服用维生素 D 补充剂。

✿ n-3 多不饱和脂肪酸

深海鱼富含 n-3 类多不饱和脂肪酸（如 EPA、DHA），但它们基本上与素食者无缘。素食者可以通过多吃一些亚麻籽油、亚麻粉、紫苏油、坚果、豆制品等食物来避免 n-3 多不饱和脂肪酸的缺乏，蛋奶素食者也可以通过吃鸡蛋黄获取到 DHA。

53 为啥是"限盐"
而不是"戒盐"

一项历经 27 年、覆盖世界范围 195 个国家和地区的大规模饮食群研究结果显示，中国人食盐摄入量较高。我国家自己做的"中国居民营养与健康状况调查"也显示，81.6% 的居民食盐消耗量超过了中国居民膳食指南建议的摄入量（每天 6 g）。

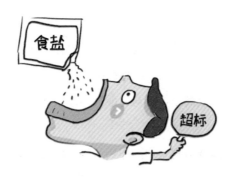

有不少朋友问我："既然盐这么不好，没少给身体惹祸，更是导致高血压最直接的罪魁祸首，不吃不就行了，或者不卖盐了岂不更干脆？"当然也有朋友和我说："我都不敢回家吃饭了，我老爸老妈为了身体健康，炒菜几乎不放盐，那菜真是没法吃，感觉快'生无可恋'了！"

首先，就顶着"中国人需要减盐"的压力，我先说说为什么

营养学上从不提倡戒盐。

咱老板姓日常所说的开门7件事"柴、米、油、盐、酱、醋、茶"中，盐应该算是维持生命活动最基本的必需品，它的主要作用有4个。

❀ 盐中的钠离子可以调节人体内水分均衡的分布，维持细胞内外的渗透压，让各组织细胞在正常的环境下有序工作。

❀ 盐中的氯离子会参与胃酸的形成，促进消化液分泌，能增进食欲。

❀ 盐还能调节胃蛋白酶作用所必需的酸碱值，维持机体内酸碱度的平衡和体液的正常循环。

❀ 盐中的钠离子和氯离子对于维持神经和肌肉的正常兴奋性方面也有作用。

因此，人如果完全不吃盐，或者过度地限制食盐摄入，会造成体内的含钠量低，轻者出现食欲缺乏，四肢无力，晕眩等现象，严重时还会出现厌食、恶心、呕吐、心率加速、脉搏细弱、肌肉痉挛、视物模糊、反射减弱等症状。

　　在生病的时候，很多情况都需要输生理盐水（0.9%氯化钠溶液），它并非直接治病的药，而是靠它来助力身体的组织细胞尽快恢复。

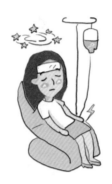

　　从美食的角度，尤其在咱中华美食所讲求的"苦、辣、酸、咸、甜"，盐所带来的咸味是调和其他味道的关键，有"百味之祖"的称号。在很多美食家的餐桌上，盐其实是看不见的秘密武器。炒菜不放盐，即使山珍海味也如同嚼蜡。宋朝大文学家苏轼的诗句"岂是闻韶解忘味，尔来三月食无盐"形容的就是无盐寡淡的感觉。

　　总之一句话，盐不仅是重要的调味品，也是维持人体正常生长发育不可或缺的物质。这是咱们人类在进化过程中的食"盐"的初心，不能因为担心"盐多必失"而戒盐。

　　其次，讲完为什么不能提倡完全戒盐，并不等同于咱们就不需要提高警惕来为健康限盐，特别是已经被诊断为高血压的人，还是要注意限盐。中国居民膳食指南推荐健康成年人每天食盐的

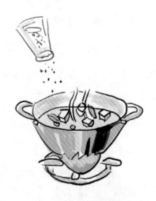

摄入量＜6 g，高血压患者每天食盐的摄入量＜3 g，1 岁以内的婴幼儿要尽量避免含盐量或调味品多的食物。

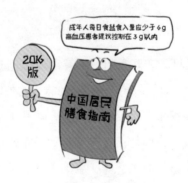

要想健康吃盐，不能仅靠炒菜不放盐，下面的 4 个建议有助于日常健康限盐。

✿ 留意隐形盐

酱油、鸡精、味精等调料、海产品、酱肉、熏肉、酱菜、香肠、火腿等腌制食品、加工食品等，含有很多的隐形盐，要尽量少吃或不吃。

❀ **尽量选择应季新鲜的食物来烹饪**

食材越新鲜，越不需要调味，仅依靠食材本身的味道就很鲜美了。

❀ **善用天然调味品**

做菜用的酱油、味精、鸡精等，会增加盐的摄入量，建议用黑胡椒、姜黄粉、九层塔、罗勒、迷迭香等这些天然的草本香料来调味，不仅能弥补因少放盐带来的口味单调，还能让做出来的菜更加健康！

❀ **减少外出就餐的次数**

饮食营养，永远讲求的是一种平衡，而非极端。糖如此，盐如此，所有的营养素亦如此。要健康和美味兼故，并付储行动需要智慧和相关营养知识。

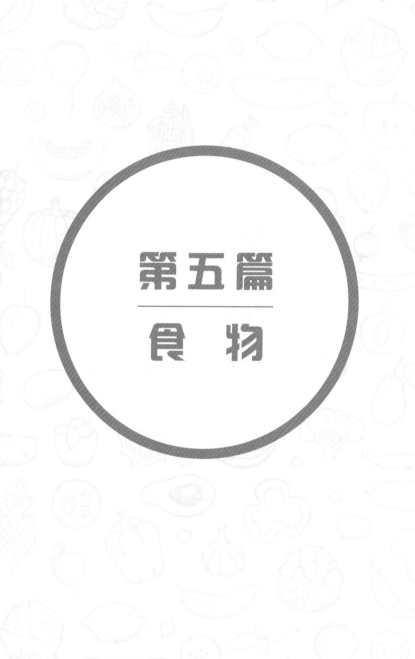

第五篇

食　物

54 带你认识食物榜单最受
关注的东方食物——姜黄

　　姜黄作为曾经风靡欧美国家的一种食物，其起源于东方，在古印度被奉为"万用药"，与博大精深的中医也有着很深的渊源，自唐代开始，很多医书上都有对它的记载。

　　如果你还不认识姜黄，那就先下图吧。这是新鲜的姜黄，橘黄色根茎状的"长相"，似姜非姜。被磨成粉末的姜黄，看上去很"土豪"的颜色，很多人称它为黄金粉末。

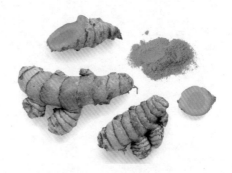

　　看完图片，你是不是对这个姜黄有些眼熟？是的，印度人经常吃的黄咖喱，其主要成分就是姜黄。

　　现如今姜黄受追捧是因为它是地球上最具治愈性的香料。东方饮食一向讲究药食同源，营养学界对它的关注自然也不少，随着科学探索的逐步深入，姜黄的主要成分姜黄素对人体的好处被逐步发掘。

对抗自由基、抗氧化、抗衰老

姜黄素是强大的抗氧化剂，能抵消自由基的危害并可提高人体自身抗氧化酶的活性。

抗炎

姜黄素对于对急性、亚急性、慢性炎症均有抑制作用，被认为是世界上最有效的天然抗炎剂。小到皮肤伤口发炎、痤疮、晒伤，大到关节炎、风湿病及各种慢性疼痛，姜黄素的抗炎、缓解慢性疼痛的能力甚至比很多常见药物都略胜一筹。

已经有越来越多的研究表明，许多慢性病，如心血管疾病、癌症、代谢性疾病（如糖尿病）、阿尔茨海默病，以及各种退行性疾病（如退行性骨关节炎）等都与身体长期低水平的炎症有关。因此，能帮助抵御慢性炎症的任何食物都对预防甚至治疗这些疾病有好处。很显然，姜黄素对此就"首当其冲，当仁不让"。

预防动脉硬化及心血管疾病

姜黄素有降脂功能，还具有抗凝作用，可预防血栓形成。它还能抑制低密度脂蛋白的氧化作用，预防动脉粥样硬化，甚至被认为是治疗心血管疾病的"明日之星"。

抑制肿瘤生长

研究表明，姜黄素可抑制肿瘤细胞的生长、发展和扩散。还能减少癌组织的血管生成，抑制癌细胞转移。同时，姜黄素还能改善人体免疫系统，提高人体新陈代谢，促进癌细胞凋亡。

🌼 预防阿尔茨海默病

研究表明，姜黄素能够分解导致阿尔茨海默病的淀粉样蛋白，以及预防这种蛋白的生成。同时，姜黄素的活血功能、清除自由基的功能和抗炎能力，都对脑血循环以及形成良好的记忆力有帮助。

因此，每星期1～3次含咖喱或姜黄素的饮食，对阿尔茨海默病具有良好的预防及延缓进程的作用（对于这类疾病，医学上尚没有有效的治愈有段，所以，预防及延缓疾病发展显得尤为重要）。

🌼 调节女性月经不畅

很早的中医书上即有此方面的记载：姜黄可破血行气、通经止痛。还有暖身、驱寒的作用，对月经不通畅的女性有帮助。

当然，姜黄素虽好，但也不是多多益善，咱学习了营养知识，要时刻牢记营养学上的膳食原则：再好的食物，也是适量

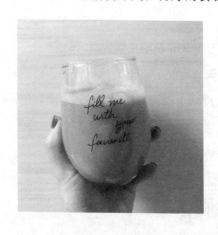

为宜。根据世界卫生组织（WHO）的推荐，每天姜黄素的摄入量在 200 mg 以下是安全的。当然，具体到个人，可以观察自己吃了含咖喱或者姜黄素的食物，是不是有"上火"的症状，如果出现"上火"的症状，说明是摄入量多了。总之一句话，要经常吃，但不能吃太多。

姜黄可用作炒菜、炒饭、煮汤、制作沙拉酱，以及自制姜黄奶饮品。现在 Emma 姐姐分享一个制做黄金拿铁的配方。

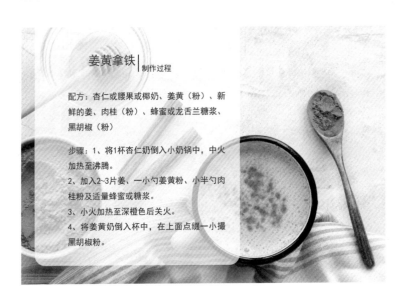

姜黄拿铁 | 制作过程

配方：杏仁或腰果或椰奶、姜黄（粉）、新鲜的姜、肉桂（粉）、蜂蜜或龙舌兰糖浆、黑胡椒（粉）

步骤：1、将1杯杏仁奶倒入小奶锅中，中火加热至沸腾。
2、加入2~3片姜、一小勺姜黄粉、小半勺肉桂粉及适量蜂蜜或糖浆。
3、小火加热至深橙色后关火。
4、将姜黄奶倒入杯中，在上面点缀一小撮黑胡椒粉。

55 鹰嘴豆不是榛子仁，
而是"豆中之王"

鹰嘴豆主要种植在印度和巴基斯坦，其产量占到全世界的80%，在中国并不多见。当我第一次在沙拉中见到鹰嘴豆，一不留神把它看成了榛子仁。擓上一勺放进嘴里一嚼，才知道认错了。鹰嘴豆无论是口感还是味道与大家经常吃的板栗很像。

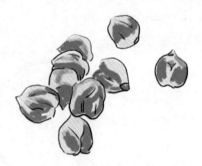

近2年，随着笔者对素食和生机饮食的探索，特别是在寻找植物优质蛋白食材的时候，鹰嘴豆开始频繁地进入我的视线，然后频繁地出现在我的一日三餐里，作为替代精米、精面的主食。如今，食用鹰嘴豆早已不局限在它的发源地，世界上很多国家都在研究鹰嘴豆，欧洲人已将其作为日常饮食，并列为糖尿病患者的主要补充食物。在素食界，鹰嘴豆也是具有举足轻重的地位，而这一切，都源于它不同寻常的营养价值。

鹰嘴豆的营养价值

鹰嘴豆属于高营养豆类植物，与其他豆类相比，它无论是在营养的全面性、所含蛋白质的功效性、生物利用价值、消化吸收率等方面都遥遥领先，是当之无愧的"豆中之王"。

❋　鹰嘴豆蛋白质的含量约 30%（比燕麦高出 2 倍以上），并且含有人体所需的 8 种必需氨基酸，在植物性优质蛋白的榜单上也有名头，被称为"黄金豆"。

❋　每 100 g 鹰嘴豆含钙量高达 350 mg，高于绝大部分豆类食物，含铁量也比其他豆类高出 90%，所以鹰嘴豆补钙补血对于素食者来说效果好。

❋　含丰富的 B 族维生素，作为主食营养比只含淀粉的精米、精面更丰富。

❋　含丰富的膳食纤维（每 100 g 鹰嘴豆约含膳食纤维 44 g），被誉为"粗粮中的粗粮"，对防治便秘和三高（高血压、高血糖、高脂血症）均有益处。

❋　富含多种的微量元素，除了上面提及的钙、铁、钾、锌、铬、铜等微量元素。含有的微量元素铬与体内胰岛素的活性相关，对调控血糖非常有帮助。所以鹰嘴豆特别适合高血糖、糖尿病患者及中老年人长期食用。

鹰嘴豆的烹饪方法

❀ 鹰嘴豆沙拉

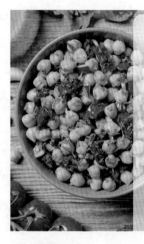

鹰嘴豆沙拉 | 制作过程

食材：生鹰嘴豆50 g、胡萝卜1/2根、芝麻菜一捧、核桃仁等坚果25 g

调料：初榨橄榄油1大食勺、果醋、喜马拉雅粉矿盐、黑胡椒

做法：1. 将鹰嘴豆洗净、用温水浸泡8~12小时后水煮15分钟，捞出控干水分备用。

后甩干或控干水分，胡萝卜去皮切成细丝。

2. 芝麻菜洗净后甩干或控干水分，胡萝卜去皮切成细丝。

3. 将橄榄油和果醋按照1:1或2:1的比例混合，快速搅拌并加入少许粉盐制成油醋汁。

4. 将芝麻菜、胡萝卜丝、鹰嘴豆放入沙拉碗中，淋上油醋汁、黑胡椒拌匀，最后撒上坚果仁。

5. 蔬菜的种类可以依照个人口味多放几种，例如樱桃番茄、牛油果、猕猴桃等。

❀ 鹰嘴豆酱

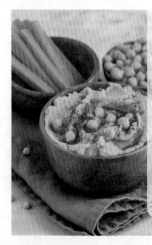

鹰嘴豆酱 | 制作过程

食材：鹰嘴豆1杯（250毫升的量杯）

调料：柠檬2个、芝麻酱20 g，初榨橄榄油1大食勺、蒜瓣2颗（亦可不放）、香菜（碎）适量、盐少许、辣椒粉随意

做法：1. 将鹰嘴豆洗净、用温水浸泡8~12小时后水煮15分钟，捞出控干水分备用。

2. 柠檬挤出柠檬汁备用。

3. 将煮熟的鹰嘴豆、柠檬汁、芝麻酱、蒜瓣、盐等一起倒入食物搅拌机中打成泥状。

4. 将鹰嘴豆泥倒入碗中，淋上橄榄油，按照个人口味撒上香菜碎和辣椒粉即可。

5. 做好的鹰嘴豆酱可作为蘸酱，搭配黄瓜条、胡萝卜条、芹菜条，彩椒条等生食蔬菜。

※ 鹰嘴豆南瓜汤

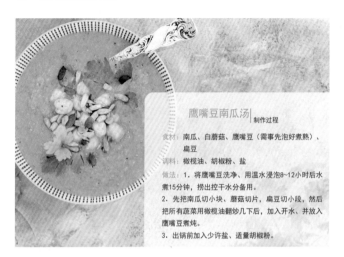

鹰嘴豆南瓜汤 | 制作过程

食材：南瓜、白蘑菇、鹰嘴豆（需事先泡好煮熟）、
扁豆

调料：橄榄油、胡椒粉、盐

做法：1．将鹰嘴豆洗净、用温水浸泡8~12小时后水
煮15分钟，捞出控干水分备用。

2．先把南瓜切小块、蘑菇切片，扁豆切小段，然后
把所有蔬菜用橄榄油翻炒几下后，加入开水，并放入
鹰嘴豆煮炖。

3．出锅前加入少许盐、适量胡椒粉。

无论何时，每当你胃口不太好，不如试试鹰嘴豆搭配新鲜的
蔬果，不输营养，兼具美味！

56 被美国航空航天局爱上的"粮食"竟然是个"假"谷物

藜麦有 5000～7000 年的种植和食用历史，是古代印加帝国土著人的主要传统食物，它不是一种麦子或谷物，但它和菠菜、甜菜根是"亲戚"，根本是个"假"谷物（仅吃法接近于谷物）。

藜麦的"超级历史"

◈ 它被古代印加人封为"粮食之母"，被现代国际营养界誉为丢失的"远古营养黄金"。

◈ 它曾在 20 世纪 80 年代就参加美国国家航空航天局（NASA）关于宇航员太空食品的选择，并入选，属于"资深"太空食物。

◈ 它被联合国粮农组织认为是唯一一种可为人类提供全营养需求的单体植物。

◈ 联合国通过决议将 2013 年设为"国际藜麦年"。

◈ 它更是被很多素食者称为"素食之王"。

素食之王

藜麦的"超级营养成分"

藜麦历史悠久,品种自然也不少,据说已经超过了120种。但市面上最常见的主要有白、黑、红三色藜麦,它们的营养成分相差不大,其中白色口感最好(与大米相似),黑、红色则颗粒感稍强。把三种颜色的藜麦混合着吃,营养更充分。

藜麦含有人体所需的全部必需氨基酸,且比例平衡,易于吸收,属于优质的完全蛋白质,它蛋白质的含量平均为16%～22%(与牛肉的蛋白质含量相当)。我们从前认为植物性蛋白质大多为不完全蛋白,谷物类碳水化合物常缺乏赖氨酸,但藜麦可不包含在其中,它属于的植物性食物。单从必需氨基酸角度考量,藜麦的健康价值超过多数"全谷物"。

藜麦含有多种必需脂肪酸,尤其富含 n-6 和 n-3 等多种不饱和脂肪酸。藜麦中不饱和脂肪酸的比例占总脂肪酸的83%以上,具有降低低密度脂蛋白、升高高密度脂蛋白的功效。

藜麦膳食纤维的含量约为6%,与许多全谷物食品含量相当。

食用藜麦后血糖不会明显升高（藜麦的升糖指数为35，大米为90），因此可以作为糖尿病患者的主食。还有研究指出，藜麦中膳食纤维的吸水性强，在增强饱腹感方面的作用明显，适合减肥人群食用，更是健身人士的最爱。

藜麦富含钙、镁、铁、钾和铜等多种矿质元素，且容易被吸收利用，在维护骨健康、预防骨质疏松方面具有重要作用。藜麦富含多种维生素，尤其核黄素、维生素 E 和叶酸含量较高，超过了绝大多数谷物。藜麦中富含类黄酮和植物甾醇类物质，具有很强的抗氧化能力。藜麦中不含麸质，避免了由于麸质导致的胃肠道过敏，麸质过敏人群可放心食用。

综上所述，藜麦是一种高蛋白、低热量、活性物质丰富的食物，适合老年人、儿童、青少年、孕产妇、运动员、糖尿病患者等不同人群食用，给 6 个月以上的宝宝添加辅食时，也可以考虑适量添加藜麦。藜麦营养价值高，每周吃上一两次代替主食对身体有益。

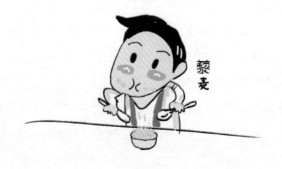

藜麦怎么吃？

　　将藜麦单独煮熟后，再与其他食材一起烹饪。方法如下，将藜麦放在滚水中煮沸 15 分钟左右，令其膨胀、颗粒变为半透明后即可食用。也可一次性多煮些藜麦，然后按照每次的食用量分装成几份，放冰箱保存 3～5 天。

　　藜麦属于"个性随和"的食材，可煮成粥、可蒸成饭、可烤制、可煲汤、可打浆或糊等，而 Emma 姐姐推荐它的原因则是藜麦可随意搭配各种蔬果制作成沙拉。

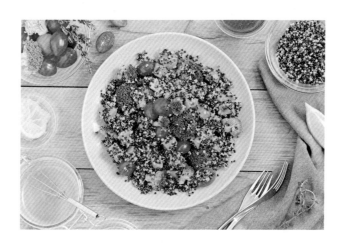

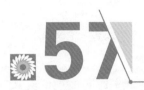

2017 年最受热捧的食物，一说你就知道，不说你绝对想不到

先科普一个源自欧美等西方国家的概念——超级食品。超级食品这个概念源于 20 世纪 80 年代的西方发达国家，由从事自然饮食疗法的医师们最先使用，它和我们传统中医讲求的"医食同源"有异曲同工之处。超级食品指的是一类营养丰富均衡、营养价值比一般食物高出很多、但相对低热量的天然食材。

这篇里 Emma 姐姐想分享的是被权威机构评为 2017 年最火爆食物之一的椰子。相信大家都能想出有关椰子的几个美食：椰奶、椰丝、椰片、椰粉及椰子油，而这其中，最具备"超级食物"特质的，就是椰子油。

椰子油的优点

椰子油在很多国家被称作是"生命之油"。椰子油的脂肪属性属于饱和脂肪酸。椰子油中饱和脂肪酸占 90% 以上。虽然我们一直提倡减少饱和脂肪酸的摄入，但椰子油所富含的"饱和脂肪酸"，属于中链饱和脂肪酸，它不是猪油、牛油那些来自动物的长链饱和脂肪酸，椰子油里的饱和脂肪酸的优点具体有以下 5 点。

❀　椰子油的中链脂肪酸分子相对小，易被人体消化吸收。

❀　椰子油可直接经门静脉进入肝产能，无须动用胰腺产生的脂肪消化酶，也无须经过淋巴系统，对人体的酶系统和激素系统施加的压力相对小。

❀　人体的肝脏更"青睐"利用中链脂肪酸来产生热量，椰子油的供能速度快，供能效率高，进而提高身体的新陈代谢效率，让人精力充沛，且相对不易被身体转化为脂肪囤积起来。

❀　椰子油属于饱和脂肪酸，稳定性好，不易被氧化产生自由基，可以抗氧化、抗酸败，也耐烹调高温。一瓶品质好的椰子油，在常温下放置 2～3 年都不会变质，绝对不"娇气"。

❀　椰子油含具有天然的综合抗菌能力，无论是细菌、真菌，还是病毒及寄生虫，它都能对付。

综上所述，椰子油的优点：稳定不娇气、供能效率高、综合抗菌能力强、抗氧化能力强。

椰子油的用处很多。下面 Emma 姐姐就分享一些常见的椰子油的生活 / 饮食妙用。

烹调美食篇

❀　**炒菜**

尝试用椰子油部分代替传统植物油做菜（适合凉拌蔬菜沙拉、快炒蔬菜、小火炖煮等烹饪方式），不仅能增加有益健康的中链脂肪酸的摄入，还能让菜品中混合有淡淡的椰香，有助于增加食欲。素食者可以多食用，妈妈们也可以为家里的小朋友准备。

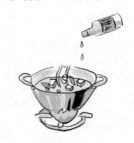

❀ **煮饭**

蒸米饭时加入一小茶勺椰子油（代替芝麻油），不仅可品尝到粒粒松散饱满、充满椰香的米饭，据说还有助于减少对米饭热量的吸收。

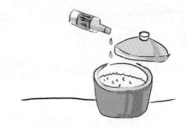

❀ **烘焙**

喜欢面包、松饼、蛋糕等低温（170℃以下）烘焙的朋友，可以多尝试用椰子油。

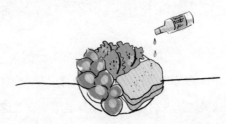

❋　温馨提示：椰子油虽好，但绝不能用它完全替代其他的植物油，更不能无节制地吃，毕竟它是脂类物质。摄入过多也是要长肉的。另外，肝功能异常者，尽量少吃椰子油，因为它是直接进入肝的中链脂肪酸，会增加肝脏的工作压力。

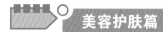 **美容护肤篇**

◉　卸妆清洁

椰子油的清洁效果强大，用有机天然的椰子油代替含很多矿物油的卸妆油，椰子油不伤皮肤，并且有卸妆、深度清洁的功能。

◉　保湿润肤

椰子油不含化学添加成分，可减少表皮的水分流失，具有保湿的作用，能增加皮肤表层的脂质，柔润肌肤。许多护肤品的成分都含有椰子油。椰子油可被用作身体的按摩油，但注意按摩时间需视肌肤的敏感程度而定，时间不是越长越好，特别是皮肤敏感人群要慎用或控制按摩的时间不能过长。椰子油容易吸收，可改善皮肤状况，使皮肤光滑细腻。还可涂在已形成的妊娠纹上，长期坚持，可以淡化纹路。

◉　防晒

纯鲜椰子油能强化皮肤，使其富有弹性，还能保护皮肤及皮下组织因暴露在紫外线照射下而出现晒伤，是品质上乘的天然防晒油，可用作晒后皮肤的镇静修复油并可以防止晒脱皮。

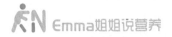

护齿篇

这是源自印度的一种古法，称为油漱法，利用的就是椰子油的杀菌特性。每天早刷牙前，取一小勺椰子油（10～15 ml）含在嘴里并反复做漱口动作，15～20分钟后吐掉，之后再正常刷牙。此法不仅可以美白牙齿，更能有效除祛口腔病菌，清新口腔异味。

护发篇

椰子油亦可被当作发膜来护发，其中所含的丰富月桂酸对头发的角蛋白有很强的亲和力，能渗透毛发纤维，阻止发丝因吸水变形及摩擦受损。

🌸 **关于选购椰子油的小常识**

目前市面上的椰子油分2类：冷榨椰子油和精炼椰子油。

🌸 冷榨椰子油：冷榨椰子油（virgin coconut oil，VCO），即原生态椰子油，取自原生椰树的新鲜椰子肉，是经过压榨萃取之后的产物，它液态时清澈如水，固态时颜色如白雪（当环境温度低于24℃）。由于未经过高温和化学物质的处理，食用椰子油会保有椰肉原有的成分及椰子特有的气味和味道。

❋ 精炼椰子油：精炼椰子油意为经过精炼（refined）、脱色（bleached）、脱味（deodorized）工艺处理的椰子油。毋庸置疑，要尽可能选择 VCO 级别的椰子油来享受它带来的美味、美丽和健康。

58 牛油果——被评为世界上最有营养的水果

以前每逢周末，我都会"懒癌"发作，满脑子想的都是去哪家好吃的餐馆"搓（吃）一顿"。如今可是不一样了，一到周末，我更愿意"撸起袖子"钻进厨房自己动手做点美食，沙拉一定是笔者周末餐桌上必不可少的主角，而牛油果则是我做沙拉的"御用"食材之一。

牛油果又称为鳄梨，其果肉柔软似乳酪、色黄、风味独特，有"森林黄油"的美称。说牛油果是世界上最营养的水果，那可不是哪个人随便"封赏"的，而是记载在吉尼斯世界纪录里。

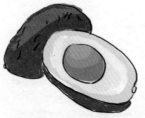

营养价值

❀ 牛油果的蛋白质含量要高于绝大多数水果。

牛油果含丰富的脂肪，其中的80%都是不饱和脂肪酸，既有属于单不饱和脂肪酸的油酸，又含有属于多不饱和脂肪酸的亚油酸和亚麻酸，这些都是健康脂肪。牛油果很适合素食者食用。

❀ 牛油果还含有多种维生素（维生素 A、维生素 B、维生素 C、维生素 E 等）和微量元素（钠、钾、镁、钙、铁等）。所以，牛油果特别适合女性食用，尤其是孕期女性，有补血、美白、抗老化的作用。

如何挑选牛油果

每年的 8—9 月是牛油果成熟的时期，这个时间段上市的牛油果最新鲜、营养成分也最高。牛油果未成熟时候表皮为绿色，在放置的过程中逐渐成熟，表皮颜色逐渐变黑。但也不能由其完全变成黑色，那就"熟过头了"。直接看图来分辨一下，牛油果的成熟度。

牛油果可食用的成熟度

| 未成熟 | 开始成熟 | 开始享用 | 过分成熟 |

买牛油果最好选上图左二（开始成熟）这种墨绿色的，吃牛油果最好选右二（开始享用）这种黑中带绿、用手轻捏感觉稍软且有弹性的。

放置牛油果的环境温度越高，成熟得越快。如果存放时间长，果肉有黑色的老化纤维，可以局部去除后再吃颜色正常的部分。如果都是黑色纤维，就不能吃了。

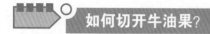

如何切开牛油果？

牛油果切开的方法具体见图。

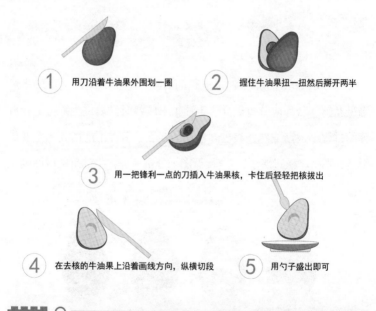

① 用刀沿着牛油果外围划一圈

② 握住牛油果扭一扭然后掰开两半

③ 用一把锋利一点的刀插入牛油果核，卡住后轻轻把核拔出

④ 在去核的牛油果上沿着画线方向，纵横切段

⑤ 用勺子盛出即可

如何食用牛油果？

❀ 直接食用

牛油果去皮去核、切成小块后，喜甜食者可直接撒上少许白糖、喜咸食者可直接撒上少许盐和黑胡椒，拌匀即可。爱吃酱油

的人也可试试直接在牛油果上淋上少许酱油、配上一点黑胡椒或芥末，也很美味。

❀ 涂面包片

把牛油果剖开，用小勺舀起，当作果酱在面包片涂抹均匀，再加上少许果酱或蜂蜜，口感就相当好。

❀ 制作奶昔

把牛油果和酸奶放入搅拌机，加入少许蜂蜜，就可搅拌成人见人爱的牛油果奶昔。

❀ 给宝宝做辅食

对于满 6 个月或以上的宝宝，可以直接将牛油果切开，碾成果泥，直接喂给宝宝。如果担心宝宝对其口味不习惯，可是适当的加些香蕉或酸奶一起碾磨。刚开始尝试时需少量。随着宝宝的月龄增大，宝宝一次摄入的牛油果量可以逐渐增加。牛油果含丰富的不饱和脂肪酸，可促进宝宝大脑发育。

❀ 做沙拉

牛油果作为可提供健康脂肪的食材，与罗马生菜、菠菜、芝麻菜、羽衣甘蓝等绿叶蔬菜搭配、再添加少许紫衣甘蓝、小番茄、黄瓜、玉米粒等五颜六色的时蔬，以及藜麦、鹰嘴豆等碳水化合物，即是一道既健康、又饱腹、还低能量的沙拉！

温馨提示

❀　牛油果切开后要尽快吃完，不宜长时间存放。

　　牛油果属于高脂低糖的水果，尽管它提供的脂肪很健康，但从能量角度讲，仍属于高热量水果，因此不宜无节制地多吃。每100 g牛油果约含160 kcal的能量，是苹果的3倍，所以健康成年人吃牛油果每天1个为佳。

59 选蜂蜜如同选闺蜜，选对了才会倍感甜蜜

　　生活中，无论是调制饮品，还是护肤养颜，抑或润肠通便，人们都会把蜂蜜请出来做"帮手"，女性更是视蜂蜜如同"闺蜜"。前几天有好友向我询问有关蜂蜜的知识，怀疑自己买到了假蜂蜜，向我求助有没有鉴定蜂蜜真假的招数。看来，平时生活中自认为很熟悉的食物，其实还缺乏深入的了解。

 女人为啥要拒绝糖，而愿意接受蜂蜜?

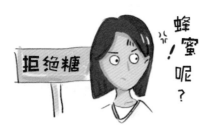

　　蜂蜜味道甘甜，但它绝不像蔗糖那般仅是"傻白甜"的提供热量，而是含有多种营养成分，颇具营养价值。

　　❀　含可被人体直接吸收利用的葡萄糖和果糖，它们能够快速恢复体力同时又不会增加消化器官的负担。

　　❀　含多种促进人体生长和代谢的维生素，尤其是丰富的维生素 B 族。

❀ 含钾、钙、磷、镁、铁、铜等 20 余种微量元素，虽含量百分比不高，但与人体血清所含微量元素的比例几乎一致。

❀ 含丰富的活性酶：淀粉酶、脂肪酶、转化酶等。特别是其中的蔗糖酶，在蜂蜜成熟的过程中将蔗糖转化为葡萄糖和果糖。

❀ 含多酚类、黄酮类化合物等抗氧化物质。

❀ 含多种氨基酸，特别是一些人体的必需氨基酸。

蜂蜜的营养功效有哪些？

❀ 能迅速补充体力，消除疲劳，增强机体免疫力。

❀ 可扩张冠状动脉、营养心肌，调节血压，对心血管有保护作用。

❀ 润肠通便。

❀ 将蜂蜜直接涂抹在有伤口皮肤上，可有效帮助伤口愈合（轻、中度烫伤）。经常食用蜂蜜，能起到对口腔的杀菌作用。

❀ 蜂蜜对肝脏有保护作用，能促进肝细胞的再生，对脂肪肝的形成有一定的抑制作用。

❀ 蜂蜜中含有丰富的抗氧化剂，能清除体内的氧自由基，有抗氧化，抗衰老的作用。

❀ 睡前喝些蜂蜜水，有助于褪黑素的合成，改善睡眠。

❀ 由于蜂蜜会黏附到一些植物花粉，经常食用蜂蜜，有助于改善对花粉的过敏症状。

天然蜂蜜一定品质上乘吗？

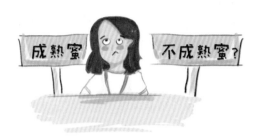

❀ **成熟蜜和不成熟蜜**

❀ 成熟蜜：蜜蜂采花蜜后，将其唾腺分泌物装到巢房中，经过酿造、脱水，使含水量降至 20% 以下，并使双糖充分转化为单糖，葡萄糖和果糖总的含量达 70% 以上，自然成熟的蜂蜜，通常须要 7 天时间，具有真正意义上蜂蜜应具备的营养成分。成熟蜜浓稠、甜度高、且不易发酵。

❀ 不成熟蜜：是养蜂者为追求产量，增加取蜜次数，是还未酿造成熟时就取出来的蜂蜜。不成熟蜜通常只酿造了 2～3 天，这种蜜含水量高，易发酵。蜂蜜发酵后，会产生乙醇、甘油、醋酸、水等代谢产物，这些产物使蜂蜜发酸、变味，原有的香味变淡或消失。

❀ **品质上乘的好蜜一定要是天然成熟蜜**

市场上售卖的，很多都是浓缩蜜，即生产厂商把不成熟蜜收购之后，拉到工厂用浓缩机加工，除去多余的水分，浓缩后灌装上市、贴上品牌标签的蜂蜜。浓缩蜜是真的蜂蜜，但不是优质的蜂蜜。

✷ 好蜂蜜的 3 个特点

✷ 能拉丝：好的蜂蜜由于含水量低、质地黏稠，可以拉出柔和而且细长透亮的蜜丝，不会轻易断丝，断丝后会自动回缩并且呈现球状。

✷ 能结晶：好蜜的结晶细腻柔软，放在手指上容易捻化。相反，添加过白糖的蜂蜜析出的白糖沉淀较为致密，放在手指上捻时有很强的颗粒感。

✷ 纯度高：蜂蜜纯度越高，其保质期限越长，营养价值越高。纯度高的蜂蜜质地非常黏稠，晃动蜜瓶时颤动很小，停止晃动后挂在瓶壁上的蜂蜜会缓慢流下。

为什么选蜂蜜不要只看其名？

因为有每天喝蜂蜜水的习惯，过一段时间就要买蜂蜜，喝久了椴树蜜、洋槐蜜、枣花蜜、荔枝蜜、荆条蜜，难免有时候想换口味，图个新鲜，于是会多花一些钱购买各种蜂蜜：菊花蜜、枇杷蜜、玫瑰蜜、桂花蜜、雪莲蜜、益母草蜜、金银花蜜、葡萄蜜等，希望这些独特的蜂蜜能给自己带来更多的营养功效。

后来有专业人士指点我买蜂蜜还是要选购"大宗蜜源"的常见蜂蜜，而不是这些标新立异的品种，因为这些小众蜜源植物要么就是开花时节晚，大部分蜜蜂已经冬眠，产蜜量极少，要么根本就是有花无蜜，上述的那些名字好听的蜂蜜，基本都是商家想出来的品种，属于勾兑产品，白花钱不说，品质还不如那些名字平凡的普通蜂蜜。

食用蜂蜜的禁忌人群

✿ 未满 1 岁的婴儿不宜食用蜂蜜

蜂蜜在酿造、运输和储存过程中有可能受到肉毒杆菌污染，1 岁以下的婴儿免疫系统尚未发育成熟，肝的功能未发育良好，尤其是 6 个月以下的婴儿，蜂蜜中的肉毒杆菌易在其肠道中繁殖并产生毒素，从而引起中毒。所以，家长不要给 1 岁以下的婴儿喂食蜂蜜，即使是 1 岁以上的婴幼儿喝蜂蜜也要经过慎重考虑，食用量不能与大人相同，要适当减少。

✿ 糖尿病患者不宜食用蜂蜜

蜂蜜中的主要碳水化合物是葡萄糖和果糖均为单糖，进入肠道后无须经过消化可直接吸收入血，升血糖作用明显，所以，糖尿病患者不建议食用蜂蜜。

✿ 肝硬化患者不宜食用蜂蜜

蜂蜜对肝细胞有一定保护作用，它所含的单糖可以直接被肝利用，从而降低肝的负担。所以，一般来说肝炎患者非常适宜喝蜂蜜，但是肝硬化患者却不宜食用蜂蜜，以免加重肝细胞的纤维化。

✿ 服用感冒药的同时不宜搭配食用蜂蜜

因蜂蜜有止咳的作用，很多人感冒时会喝蜂蜜缓解咳嗽症状。但是，如果服用了感冒药，就不要再食用蜂蜜，因为多数含有退热成分的感冒药都含有解热镇痛成分对乙酰氨基酚，它遇到蜂蜜会形成一种复合物，影响机体对药物的吸收率，减弱药物的退热作用。

同理，凡是含蜂蜜成分的中成药，如止咳糖浆、川贝枇杷膏等都不宜和含有解热镇痛成分的感冒药同服。

✿ 油性皮肤或毛囊炎症的人不宜使用蜂蜜护肤

蜂蜜中所含的葡萄糖及其他丰富的营养成分，对肌肤细胞有滋养和防护的作用。如果喜欢自己自制护肤用品，可以将蜂蜜加到面膜、面霜中使用，有滋润、锁水保湿、抗衰老的功效。但蜂蜜比较黏稠，易堵塞毛孔，油性皮肤或患者肌肤毛囊炎症的人要慎用。

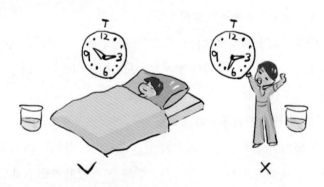

✿ 常见的不宜与蜂蜜共食的食物

❋ 葱、韭菜、莴苣。

❋ 豆腐、豆浆。

❋ 鲫鱼。

❉　不宜空腹食用蜂蜜。建议睡前喝杯蜂蜜水。

❉　不要用开水冲调蜂蜜，要用与人体体温接近的温水冲调为宜。

❉　不要用金属容器存放蜂蜜。

60 情人节的巧克力，要甜蜜也要健康

不论是西方的情人节还是东方的情人节，巧克力与玫瑰花都会大卖。今天咱也补习一些关于巧克力的知识。

初识巧克力

巧克力是以可可树的种子（即可可）为原料加工而成的食品，所以有人又把可可树称为"巧克力的妈妈"。

可可经过洗涤、晾晒、烘焙、发酵、研磨后变为可可原浆。可可原浆又被加工成可可脂和可可粉等。可可脂和可可粉都是巧克力制作过程中必不可少的材料。可可味道微苦，可可的含量越高，味道越苦。巧克力生产厂商为了迎合大众消费者的口味，往往在巧克力中添加糖、乳质成分、果仁等，生产出各种不同甜度和风味的巧克力。

如牛奶巧克力、果仁巧克力、巧克力糖、巧克力豆等。但真正吃巧克力的行家，都喜欢吃黑巧克力，它是真正对人体健康有明确积极意义的。黑巧克力被鼓励作为日常零食，可以经常来一小块！

黑巧克力又被称为纯巧克力，一般指可可含量70%～99%，

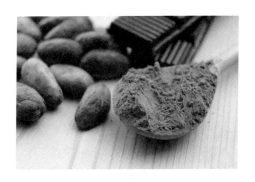

或乳质含量＜12％ 的巧克力。不难想象，由于黑巧克力中天然可可成分很高，所以黑巧克力给人的最初印象往往是质地较硬（掰开的时候会发出清脆声），味道有些苦，但习惯或适应了这种苦之后会令人迷恋这种口感。

市面上也有不少被称作黑巧克力的产品，可可含量＜70％。一些略懂巧克力的"入门选手"为了追求最佳口感选择可可含量为 55％～75％ 的巧克力。还有一些爱吃巧克力的人群会选择可可含量在 75％～85％ 的巧克力。而那些选择可可含量＞85％ 的人要

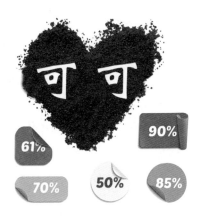

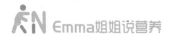

么是狂热的巧克力迷，要么是专业的大厨（在专业烹调中使用）。

再识巧克力

　　市面上的巧克力产品五花八门，各个国家、不同品牌的巧克力层出不穷，在糖果店或超市的货架上常挑花了眼。买巧克力除了看包装颜值，看包装的成分表更重要。否则，现如今懂行的消费者这么多，万一咱送出的巧克力质量不良，这份甜蜜岂不是要大打折扣。

　　选择巧克力要看产品外包装上配料表 2 个最重要的指标，即可可含量与可可脂的种类。

　　❁　可可含量包括可可脂和可可固形物的总和，可可含量越高，说明巧克力越纯，同时额外添加的糖、黄油等乳质成分的占比尽量要低。一般天然可可含量在 70% 以上就可以称之为高品质的巧克力。请注意，这里是指天然可可，而不是代可可脂。

　　❁　很多巧克力中都含有代可可脂，它是一类人造硬脂酸，制作成的巧克力产品虽然表面光泽良好，入口无油腻感，但是含有反式脂肪酸，对身体健康无益，且入口的融化感也没有纯巧克力流畅细腻。建议在挑选巧克力的时候，一定要留意配料表。不建议选择含代可可脂的巧克力和白巧克力（代可可脂根本不含可可粉，是少量可可脂加上牛奶和糖混合制成的，令人感觉有点像是在"混巧克力圈"）。需要控制巧克力摄入量，挑选巧克力时，应尽量选择品质好有益健康的。

黑巧克力的益处

◈　黑巧克力富含多酚类抗氧化剂，有助于清除体内的自由基。

◈　黑巧克力含有 60%～70% 的可可固形物，其中富含的类黄酮类物质，具有较好的保护心血管的作用。黑巧克力中可可的比例越高，越有利于对心脏的防护。

◈　巧克力可以辅助降低血压。

◈　黑巧克力增加血管的弹性，减少血小板在血管内的沉积，减轻血管内皮炎症反应，降低血中的低密度脂蛋白胆固醇（不良胆固醇）。

◈　黑巧克力中高浓度的可可，有助于免疫 T 细胞的生成，增强免疫功能。

◈　黑巧克力所含的可可碱、咖啡因等物质有助于加快血液循环，促进新陈代谢，有助脂肪燃烧。咖啡因还有抑制食欲的作用（也就是说适量吃点黑巧克力，不但不会增加体重，还有助于减重）。

◈　黑巧克力含有纤维素，可促进肠蠕动，有助于胃肠消化功能，有缓解腹泻的作用。

◈　黑巧克力可以抗抑郁，让人体产生一定的满足和愉悦感。

一定要记得，只有黑巧克力才有这些好处，如果换成牛奶巧克力、代可可脂巧克力及白巧克力，那就如东施效颦。

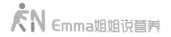

 黑巧克力怎么吃?

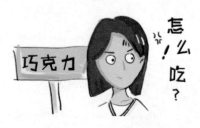

❀ 尽量选择可可含量在 70% 以上的黑巧克力。

❀ 每天吃黑巧克力的量,可依个人情况以及身体接受情况而定,10 g 左右为佳(一小方块大小),最多不要超过 50 g。

❀ 如果想减肥,请饭前吃黑巧克力,因为它可以抑制食欲。

哪些人群不适宜吃巧克力?

黑巧克力虽好,也不是适合所有的人群。

❀ 湿热体质的人(吃东西易上火冒痘痘或引发原有皮肤病症加重者)就尽量少吃或不吃。

❀ 有习惯性偏头痛的女性朋友也别贪吃黑巧克力,它含有的一些活性酸成分容易诱发偏头痛。

❀ 12 岁以下的儿童,尽量不吃巧克力,包括黑巧克力。

❀ 胃酸分泌多的人也不适合吃黑巧克力(吃了黑巧克力会有"烧心"感)。

❀ 哺乳期不建议吃黑巧克力。

61 早餐两大"巨头"
——牛奶和豆浆

关于牛奶和豆浆，我被问到最多的问题是"早餐到底是应该喝牛奶还是喝豆浆？"我的回答是："视个人情况而定。"如此回答，我还真不是在为它们旷日持久的"比赛"和稀泥。

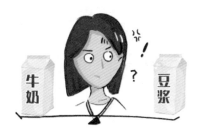

单从营养价值上说，牛奶似乎略胜一筹，亮点比较多。它蛋白含量相对高，必需氨基酸种类齐全且比例合适，属优质蛋白，含钙量高（100 ml 牛奶能提供 100 mg 的钙），且钙磷比例合适，有利于钙的吸收，还能提供脂溶性维生素和 B 族维生素。

人们对牛奶的"槽点"主要有 3 个：①脂肪含量相对高；②喝牛奶不消化（很多人有乳糖不耐症）；③奶源质量没有保证，与营养物质一同被喝进人体的还可能含有激素、抗生素、三聚氰胺等物质。

相对而言，豆浆的亮点没那么抢眼，但优点也不少：它提供

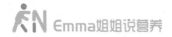

的植物蛋白，虽然必需氨基酸的种类略有欠缺，但不影响它成为植物界的优质蛋白。能提供"可智能双向调节体内雌激素水平"的植物雌激素——大豆异黄酮。可提供膳食纤维，也不需要担心脂肪对心血管健康的困扰，以及乳糖不耐受的困扰。

它具有争议的观点有 2 个：①含钙量只有牛奶的 1/10；②大豆可能存在转基因的问题。

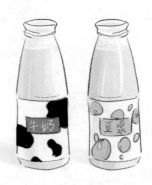

它们一个来自动物界、一个来自植物界，汇聚到我们人类的食物圈里，是为了给我们的营养饮食提供多一个选择，而非一定成为唯一。更何况，我们每天吃进来的食物很多，并非只靠它们。喝牛奶与喝豆浆的问题，人们爱把它们 2 个放在一起对比，造成"一山不能容二虎"，让自己"纠结"不知如何选择。营养专家们自己面对它们，从不纠结，胸有成竹。

❀　如果希望多补钙，又没有乳糖及血脂方面的困扰，选择喝牛奶。

❀　如果担心血脂问题，又不想花高价喝寡淡的低脂、脱脂奶，选择喝豆浆。

❀ 如果你有乳糖不耐受，既喝酸奶，又可以喝豆浆。

❀ 如果正值青春韶华，还在生长发育的人群，选择牛奶更好。

❀ 如果正在瘦身减肥，还想顺便润肠通便，选豆浆更好（能量低）。

❀ 如果更年期已开始，希望每天摄入一些大豆异黄酮，选择喝豆浆就是不错的选择。

你也可以轮换着喝，一天喝牛奶，一天喝豆浆，或者早上一杯豆浆添活力，晚上一杯牛奶助睡眠，让它们联手为自己服务。

现在再来看我最终的答案，选择牛奶或豆浆要视个人情况而定。食物的选择，有时候不是非要和营养学家对话，而是和自己的身体对话，选择最适合自己的饮食方法。

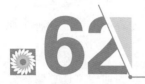

关于转基因食品，你心中是否也有同样的疑问

总有朋友问关于转基因食品的问题，如紫薯是不是转基因食品？黑花生算不算转基因食品？含有转基因成分的烹调油能吃吗？

Emma 姐姐就分享 4 个关于转基因食品的常见问题，为转基因食品做一次基础认知层面的科普。

什么是转基因和转基因食品？

所谓转基因，从广义上讲，指的自然界的物种间由于天然杂交、自然选择、农业生产中的杂交育种等原因出现的基因重新组合。

但如今人们常说的转基因食品，其实是有特定含义的，是指的是利用现代基因工程技术，将人们期望的目标基因，经人工分离和遗传修饰，重新导入生物体的基因组中，从而能改善生物原有性状或赋予其新的优良性状，如抗病虫害、对抗不良环境、储存期延长、增加某些营养成分等。而用这样的方法重新获得的生物（植物、动物或微生物）引出令我们"担忧"其安全性的转基因食品。

加工类食品或者食品添加剂也分转基因与非转基因吗?

如前所述，能够被改变基因组构成的生物体，可以是植物、也可以是动物、还可以是微生物。当然，目前绝大部分（95%）的转基因生物主要指的是转基因植物。凡是来源于转基因动物、植物或微生物的食物，无论是未被加工的、还是半加工或加工、还是食品添加剂，都属于转基因食品。

 中国对于转基因食品安全性的评估标准在世界上处于什么水平?

国际上对转基因食品安全性的评估基本上有 2 种类型：
- ✿ 美国模式：仅针对转基因产品做安全性评估。
- ✿ 欧盟模式：仅针对转基因技术过程做安全性评估。

中国既对产品又对过程进行安全性评估，在全球范围属于最严格的评估体系。

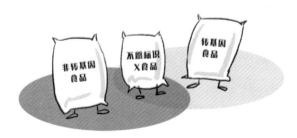

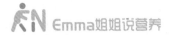

截至目前，我国共批准发放 7 种转基因作物安全证书，但其中被批准实现大规模商业化生产的只有抗虫棉花和抗病番木瓜。

中国转基因食品类别和农作物

类别	农作物
已批准安全证书（7类）	耐储藏番茄、抗虫棉花、改变花色矮牵牛、抗病辣椒（甜椒、线辣椒）、抗病番木瓜、抗虫水稻、转植酸梅玉米
批准商业化种植	抗虫棉花、抗病番木瓜
批准进口用作加工原料的转基因作物	棉花、大豆、玉米、油菜、甜菜

 最容易被误为转基因食品的普通食物

❀ **小番茄（圣女果）是转基因食品吗？**

不是。小番茄（圣女果）品种和转基因并没有任何关系。其实，小番茄才是番茄的原始状态，如今人们吃的大番茄是经过长期选种的成果。

❀ **紫薯是转基因的红薯吗？**

不是。紫薯呈现紫色是因为它就是天生富含花青素，而不是因为其被转基因的结果。紫薯具有抗氧化的作用，人们可以放心吃。

❀ **黑花生是转基因的花生吗？**

不是。它与杂交水稻一样，属于杂交品种，是根据花生控制色素基因的遗传变异而选育出的新品种，营养价值很高，千万别因为"误会"而错过。

❀ **彩椒是转基因的青椒吗？**

不是。它是杂交出来的品种，可放心选购。

⊛　彩壳鸡蛋是转基因食品吗？

蛋壳颜色有白、浅褐、褐、深褐和青色之分。有人偏爱红壳蛋，有人喜欢青壳蛋，认为营养价值更高，但又担心是转基因食品。其实蛋壳的颜色与鸡蛋营养价值的高低并无必然联系，跟转基因也没有任何关系，主要与鸡的品种、饲料的品种有关。即使是鸡的品种相同，喂不同的饲料，也会产出不同颜色的鸡蛋，即鸡的品种不同、饲料不同，鸡蛋壳、鸡蛋黄都会呈现不一样的颜色。

⊛　切丝不变黑的土豆是转基因食品吗？

有人质疑"土豆削皮切丝后不变黑"，是不是被使用转基因技术了？真相是我国没有种植转基因土豆，国内市场上所有的土豆，都属于非转基因土豆。关于网上流传的鉴别转基因和非转基因土豆的方法，请大家不要再误信、误传。土豆切丝或削皮后是否变黑（褐变）与品种及环境条件等都有很大关系，变黑的快慢及程度主要取决于土豆中酚类物质的含量、多酚氧化酶的活性，以及是否经过低温冷藏等有关。

⊛　为什么从未见过市场上的木瓜贴有转基因的标识？

几乎所有的木瓜都属于转基因食品。这是因为木瓜一旦受到环斑病毒感染，基本就不能再被食用，如不用转基因技术，意味着我们吃不到木瓜。不仅在我国如此，在世界其他国家和地区也如此。而转基因木瓜之所以没有被贴上转基因的标识，主要有2个原因。

❈　能吃到的木瓜几乎都是转基因的。

❈　木瓜的种植、流通销售等环节相对分散、规模比较小、贴转基因标识的可操作性不大。所以目前国际上通行的做法是不对木瓜贴转基因的标识。

转基因食品是人类科技进步的重大成果，但与人类历史相比，转基因食品进入我们日常生活的时间毕竟太短，很多人对它的食用安全性表示怀疑，甚至质疑。直到今天，围绕着转基因食品，无论是在遗传基因方面上、还是身体健康方面上，还是在伦理道德层面上，还是在物种多样性方面上、都存在很多的探讨的问题，甚至争议的话题。作为普通消费者，无法对这些学术探讨和争议做出判断，但至少你要知道，消费者对转基因食品拥有知情权和选择权。

我国目前市场上的转基因食品，如大豆油、菜籽油及含有转基因成分的调和油等，均会被要求做出明确的标识或标注。下次

去超市，可以多留意一下产品包装上的说明，尽管目前的商家都会把"非转基因"几个字写得大大的，把"转基因"写得小小的。

国际通用的转基因标识如左图。

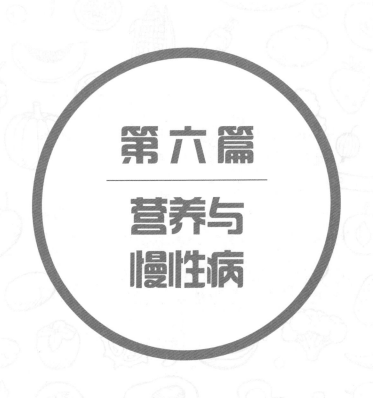

第六篇

营养与
慢性病

63 "内外兼修"的健康之道

很多人都已经意识到，要想摆脱亚健康状态或者慢性病的困扰，真不能仅有危机意识，还要采取切实有效的行动。近年来，被很多人践行的"六字健康方针"：管住嘴、迈开腿。前3个字说的是合理饮食，控制好能量的摄入，后3个字说的是加强运动，提升机体代谢率，消耗能量，保持能量代谢的平衡。

人们常遇到的健康问题

但是，仅仅做到这6个字还不够，现实生活中很多人常有以下问题困扰。

❋ 吃的不多，平时也合理运动，为什么随着年龄的增长体态日渐丰腴了？

❋ 年轻的时候无论多么辛苦，只要睡上一晚好觉就会立即恢复体力，而中年后为什么即使睡眠时间充足也难以消除疲劳？

❋ 为什么差不多的生活条件下，自己却会逐渐被高血脂、高血压、高血糖困扰？

外因

以往，我们在分析导致亚健康和慢性病的因素时多是向外探究，找到很多的外因，例如：

◈ **混乱的饮食习惯**

❀ 不吃早饭。

❀ 晚饭吃得过晚。

❀ 晚饭过于丰盛。

❀ 爱吃夜宵、爱吃速食快餐。

❀ 吃肉多、蔬菜水果少，爱吃油炸、烧烤食物。

❀ 甜食多。

❀ 细粮多、粗粮少。

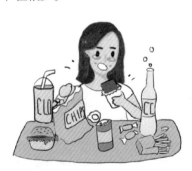

◈ **不良的生活习惯**

❀ 加班、熬夜。

❀ 吸烟。

❀ 酗酒。

❋ 久坐少动步行少。

❋ 长时间看手机或电脑。

❀ **身心压力**

❋ 工作压力。

❋ 经济压力。

❋ 家庭关系。

❋ 社会关系。

❋ 自我要求。

❋ 社会环境。

❀ **日渐恶劣的生活环境**

❋ 空气污染。

❋ 水污染。

❋ 食品污染。

❋ 环境中的化学污染。

❋ 重金属污染。

❋ 辐射。

❋ 抗生素滥用。

内因

其实，导致亚健康和慢性病也有我们身体内部的原因。

❀ **体内的新陈代谢因缺少足够的"催化剂"而丧失"积极性"**

人体从头到脚的细胞有 60 万亿～100 万亿个，而每一个细

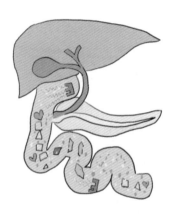

胞内部都要发生 100 万次不同的化学反应，也就是说，身体里处处都在连续不断地进行着各种化学反应。人体如同一个巨大的"化学工厂"，如果缺少生物催化剂的参与，一切化学反应则无法进行。

什么是生物催化剂？简而言之，就是你或许听说过的"酶"。

最新的科学研究表明，人体内存在的酶已经超过 2 万种，仅仅是与蛋白质代谢相关的酶就超过 9000 种。没想到"酶家族"竟然是如此庞大和复杂！人体内"酶家族"的兴衰（酶数量及质量的优劣），不仅和亚健康及一些慢性病的发生息息相关，而且还决定一个人寿命的长短。

人体内的酶也是有寿命的，短则数小时，长则数十天，其中一部分被排出体外，另外的部分则被分解后重新吸收，作为合成新的酶的原料。虽然人体内酶的制造过程是连续的，但制造能力却会随着年龄的增长而发生变化。人体制造酶的能力在 20 多岁时达到顶峰，之后随着年龄的增长而逐渐降低，40 岁之后更是急剧下降。不同的人，天生制造酶的能力不同，这与基因有关。同时，人一生中所能制造的酶的总量是固定的，消耗快，又没有及时补充就会影响人的健康状况乃至寿命。

❀ **人体细胞发生"细胞便秘"，体内代谢产物和毒素长期滞留，打破了人体的微生态平衡**

如同食物代谢的残渣在肠道内形成排泄物，需要及时排泄出去，否则就会造成肠道便秘，人体其他器官组织的细胞也会受到毒素的污染，形成所谓的细胞内"宿便"，如果排不出去，就会出现"细胞便秘"。肠道便秘会破坏肠道内的生态环境，造成肠道菌群失衡。而细胞便秘则会破坏细胞内的微生态环境，细胞自然无法构成健康的机体。

饮食营养建议

综上所述，导致人体健康恶化的，既有外因，又有内因。要想管理好健康，不仅要"管住嘴、迈开腿"控制外因，还要考虑如何解决内因。从饮食营养的角度，需要我们做好以下3点。

❀ 不妨从今天开始，在自己的一日三餐规划中有意识地增加生食蔬果的比例，可以经常吃蔬菜沙拉，自己在家做冷榨蔬果汁、蔬果昔等，来节约身体的消化酶。

❀ 每天保证充足的优质蛋白、维生素和微量元素的摄入，它们是身体制造酶的原料。酶的质量和数量有了保证，才有助于维持年轻态的新陈代谢水平。

❀　避免高糖、高盐、低纤维饮食，少吃或不吃精加工的食物，尽量吃"全食物"，例如粗粮、全麦食物等，有利于整个身体（特别是肠道）快速清理代谢中产生的废物和毒素，为身体"排毒减负"。

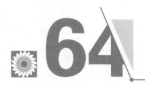

别总是和胆固醇较劲了，它才是心血管疾病的独立危险因素

话说人体每天的新陈代谢会制造出很多"副产品"，也可以称其为代谢的"中间产物"。这些"副产品"如果不能被及时地转化或清除，聚集起来就会"惹"出很多乱子，例如自由基、尿酸，以及今天的主角——同型半胱氨酸（为了好记，可谐音简称为"同伴儿"）。

同型半胱氨酸并非直接来自食物，而是蛋氨酸（人体必需氨基酸）的中间代谢产物。这个叫"同伴儿"的副产品需要进一步被转化或代谢掉，但这个代谢过程需要 B 族维生素的鼎力相助。

如果 B 族维生素不在最佳状态，不给力，同型半胱酸也就无法完成转换，就会有越来越多的"同伴儿"聚集在血液中，形成高同型半胱氨酸血症。

高同型半胱氨酸血症已被明确地贴上了标签，它是导致心脑血管疾病的一个独立危险因素。

所谓"独立危险因素"，就意味着不用其他因素"掺和"，仅凭一己之力就可以令人患上心血管疾病。

过去人们一直和胆固醇较劲，认为胆固醇的高低对心脏病的风险有预测意义，后来发现不尽然，真正对心脏病有预测能力的是这个并不友善的"同伴儿"在血液中浓度的高低。

高同型半胱氨酸对健康的损害

※　损伤血管内皮细胞，破坏血管壁的弹力层和胶原纤维，导致严重的动脉炎症，从而引发血管病变

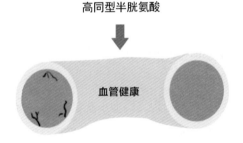

无论是心血管，还是脑血管，都经不起高同型半胱氨酸的折腾，其在血中浓度越高，血管受损的程度越严重，心血管疾病、脑血管疾病的发病风险就越高。

特别是患有高血压的人群，如果让"高血压"遇到"高同型半胱氨酸"（即所谓 H 型高血压），两者"狼狈为奸"的后果，除了英年早逝，就是各种后遗症、合并症，生命质量将大打折扣。

据可靠的报道，中国的高血压人群中有 75% 的人是 H 型高血压，难怪和西方的高血压患者相比，中国的高血压患者脑卒中发病率高。

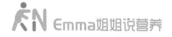

◈ **影响细胞的发育及分化，导致机体过早衰老**

除了与心脑血管疾病的发病呈正相关，高同型半胱氨酸症还会增大罹患阿尔茨海默病的危险性，使糖尿病患者更容易出现冠心病、肾病、视网膜病变等合并症。

此外，高同型半胱氨酸症还容易引起妊娠并发症，如流产、先兆子痫、早产、新生儿体重偏低及某些出生缺陷。

诱发高同型半胱氨酸症的不良因素

◈ **先天基因缺陷**

先天基因缺陷即遗传因素缺陷。

◈ **年龄与性别**

年龄越大，越容易出现高同型半胱氨酸症。男性的患病风险高于女性，女性绝经期后男女之间比例相同。

◈ **体内 B 族维生素的水平**

长期缺乏 B 族维生素，特别是维生素 B_{12} 和叶酸的摄入不足，很容易导致高同型半胱氨酸症。

◈ **长期罹患慢性病**

糖尿病、甲状腺功能减退症、肾功能不全、肿瘤等慢性病患者容易出现高同型半胱氨酸症，而高同型半胱氨酸症又会加重其他并发症的出现，形成恶性循环。

◈ **不良的生活与饮食方式**

吸烟、过量饮酒或喝咖啡，高盐饮食、高脂饮食、缺乏运动

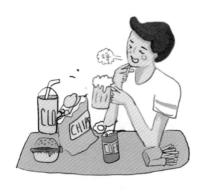

或运动过量、长期素食但未及时补充 B 族维生素，都很容易导致血中的"同伴儿"浓度升高。

如何应对高同型半胱氨酸

定期体检，了解自己血液中"同伴儿"（高同型半胱氨酸）的浓度状态，以明确自己是否处于风险中。

血同型半胱氨酸的风险标准

风险分类	同型半胱氨酸（μmol/L）
安全	<6
高风险	6～10
高同型半胱氨酸血症（轻度）	10～15
高同型半胱氨酸血症（中度）	15～30
高同型半胱氨酸血症（高度）	>30

建议在体检时一定要将同型半胱氨酸列入必检项目，你的同型半胱氨酸水平达到 6 μmol/L 或以上，就应该引起重视，并采取

相应措施，尽快将指标降到正常范围内。

❀ 保证 B 族维生素的摄取充足，提高人体对同型半胱氨酸的转化力。

长期食素的人，一定要每天额外补充 B 族维生素。血中同型半胱氨酸超标不在安全范围的人，也建议额外补充 B 族维生素。

❀ 低脂且富含水果蔬菜的饮食有助于降低血液中同型半胱氨酸的水平。DASH 饮食模式就很适合降低高血压人群同型半胱氨酸的水平。

❀ 有意识地纠正前面所述不良的生活习惯和饮食习惯。

65　为什么男人更容易伤"心"

都说男人比女人坚强，但对于"心"来讲，男人可比女人脆弱多了。在当下这个生活压力大、工作竞争激烈的时代，觉得"心好累"是大多数男人的真实状态。

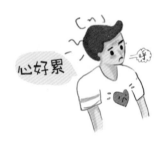

由于激素的差异，绝经前的女人有一道"护心符"——雌激素，保护心脏不受伤。而男人的心脏少了这道保护符可就脆弱多了，随时有罹患心血管疾病的风险。有研究表明，中年男性患心血管疾病的风险是中年女性的 2～5 倍。

伤"心"的三大理由

❀　**不良生活习惯**

心脏功能不好，除一少部分是遗传所致，大部分都是不健康

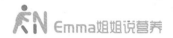

的生活方式所导致，因此心血管疾病又称为生活方式病。

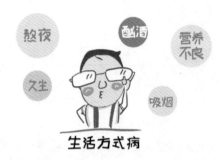

超重、肥胖、血脂异常、营养不均衡、熬夜、失眠、久坐少动、主动或被动吸烟、大量喝酒这些都是"伤心"的理由。

❋ 压力与过度劳累

做女人难，做男人又何尝容易？对爱人要一"心"一意、对孩子要耐"心"教导、对父母要孝"心"满满、对朋友要腹"心"相照、对事业要尽"心"尽力……处处用心、事事精心，长此以往，伤"心"、伤身是必然的。

❋ 情绪起伏跌宕

过度兴奋和紧张，或者情绪不稳定，容易大喜、大悲、暴怒、哀伤、恐惧等，都会引起血管收缩，血压升高，心跳加快，从而增加心脏负担，严重的甚至引起心搏骤停、猝死。

护"心"的六个好习惯

如前所述，心脏的亚健康或疾病状态，很大程度上来源于不良生活习惯。

美国印第安纳大学做了一项心脏病相关研究，对 7 万名受试者进行了长达 20 年的跟踪调查，在 2015 年《美国心脏病学会》杂志上发表了研究结果，如能坚持 6 个好习惯，可使心脏病风险降低约 75%。

🏵 减少久坐

久坐不动可能带来很多种疾病，如会使血液循环减慢，心脏工作量减少，久而久之，造成心脏功能降低，引起心肌萎缩、动脉硬化、高血压、冠心病等心血管疾病。

大多数上班族工作时间都是 8 小时坐在电脑前，回家又坐在电视前、手机前。研究发现，看电视 1 小时，可使心脏病死亡风险上升 7%；每天看电视超过 4 小时的人，患心脏病风险增加 28%。所以只要条件允许，一定要养成每坐 1 小时站起来活动的好习惯。

🏵 适量运动

研究发现，每天运动 10 分钟就能有效改善心脏健康。对大部分人来说，建议每周至少坚持运动 5 天，每天至少 30 分钟，每周运动时间达到 150 分钟。

🏵 控制体重

肥胖不仅影响体型，更会加重心脏的负担，还可能导致心肌肥大，甚至引发心肌病。肥胖出现得越早，对心脏的伤害越大。

🏵 戒烟

吸烟的危害大多数人都知道，就连烟盒上都写着"吸烟有害健康"。2014 年，英国心脏基金会研究发现，每天吸 1 支烟，患

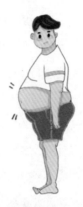

心脏病风险便会增加 3 倍。临床数据显示，在所有冠心病患者中，吸烟者比不吸烟者高 3.5 倍。

吸烟不仅影响自己的健康，遭受二手烟的人也会深受其害。如果你每次在别人吐出的烟雾中待 30 分钟，每周达到 3 次，患心脏病的概率会明显增加。

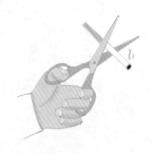

❀ 限酒

小饮酌情，大饮伤身。过量饮酒会导致心脏肌肉力量虚弱，致使血液不规律流动，增加心脏病发作的风险。

我国的居民膳食指南中建议，女性每人每天别超过 15 g 酒精，男性别超过 25 g 酒精。

健康饮食与营养补充

多吃蔬菜、水果、全谷物等高纤维食物；少吃红肉、甜食及精白米面等高糖、高脂、高能量的食物，有助于维持血脂平衡，保持血管健康，从而保护心脏。

减少饱和脂肪类食物的摄入，增加健康脂肪（即不饱和脂肪）食物的摄入比例，特别是适当补充来源于深海动物体脂的n-3多不饱和脂肪酸，有助于平衡血脂，软化血管及平衡血压。

经常吃一些可预防血栓形成的食物，例如，黑豆、纳豆、洋葱、西红柿、西蓝花、绿茶（抹茶粉）、少量红酒等。

补充具有清除自由基能力的营养素或天然活性物质，保护心血管和心肌细胞免受自由基的损伤，给心脏提供能量，有助心脏对抗老化。例如：B族维生素、维生素C、维生素E、番茄红素、胡萝卜素、辅酶Q10、茶多酚等。

66 除了脸，还有哪个部位怕老

人活一辈子，真是不容易啊！小的时候盼着长大，长大了又要防"老"。说到抗"衰老"，人们常常想到的是自己的面子工程——脸，头发，更有追求一些的人会关注自己的"心"是不是老了，"脑子"是不是老了，殊不知，人体还有一些部位，也同样怕"老"，并且一旦"老"起来，会影响整个人体的生命质量，到时候就算你保有一张童颜，一颗童心，一个智慧的脑，也会叫苦不迭，这就是本篇的话题——关节的衰老，医学上则称为退行性骨关节炎。

别以为这应该是七八十岁的"老干部"才会感兴趣的话题，关节的衰老，如同我们脸上的第一条细纹、第一个斑点，也是神不知鬼不觉地就"进驻"了，或许就是在你认为自己还很年轻的时候，或许就是从几声关节的弹响开始，我们的关节就开始从巅峰状态走下坡路了。无论你心里有多么不想和"老"扯上关系，也要在年轻的时候勇敢地正视"关节衰老"这个话题。

认识关节"衰老"的原因

先看看正常关节的结构，以最容易出现问题的膝关节举例。

健康的关节软骨

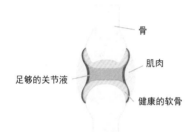

重点看"软骨"：那包着骨头摩擦面的关节软骨其实就是人们通常所说脆骨。它在正常时有一定厚度和强度并富有弹性，加上关节润滑液的润滑，就可以保证关节自如地正常滑动。关节软骨的成分中水分占 65%～80%。

再看不正常的关节结构。

软骨磨损

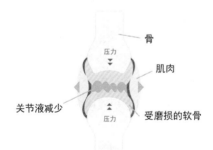

重点还是看"软骨"。随着年龄的增长关节软骨不可避免会造成磨损，软骨组织变硬变薄，再加上关节腔间隙变窄，关节滑液分泌减少，最终上、下骨端的摩擦面就会直接接触，不再有任

何阻隔，被软骨覆盖的神经也会暴露出来，出现关节疼痛、僵硬，甚至爬不动楼梯、无法弯腰，严重者生活不能自理！

也许你会问，关节老化的过程要多久？这取决你是否从年轻时就开始关注和保养自己的关节。若能及早注意关节的保养，就能有效地延缓关节衰老。

退化性骨关节炎的典型症状

❋ 晨僵

早上起床后或较长一段时间不运动后，关节出现较长时间僵硬，如胶黏着的感觉，适当活动后逐渐减轻。

❋ 关节活动时"咔嚓"响

关节软骨退化、剥落，会使软骨下面的骨头暴露出来。当关节活动时，两端暴露的骨头互相触碰时会发出声音。

❋ 关节活动受限

身体某个或某些关节行动不自如，似乎有点不受自己控制。

❋ 关节肿痛

关节有炎症时，关节间隙积液增多，造成肿胀疼痛。

如何帮助关节抗"衰老"

❋ 别超重

人体脊柱和四肢关节的主要压力都是来自身体的重量，超重是造成关节过早退化不可忽视的原因（胖子们是不是觉得人体处处都和自己的体重过不去）。科学数据表明，每减少 0.5 kg 体重，你的膝关节就少承受 2 kg 的压力。所以你如果能甩掉 5 kg 赘肉，就能为你的膝关节减轻 20 kg 的负担！人们常说，没有压力，就没有动力，但是对于关节来说，没有压力，就没有伤害。

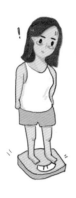

❀　别过度运动

生命在于运动，更何况现在是"人鱼线""马甲线"盛行的时代，运动风潮如风暴般席卷全球。但是你要注意了，强烈冲撞、过度负重、频繁的膝盖旋转运动，都会加重关节软骨组织的磨损和破坏，影响关节健康。所以，喜欢爬山、爬楼梯、蹲马步锻炼的人需要格外关注对关节的养护。

常有人对于关节有这样的错误认知，认为出现关节僵硬、活动受限、嘎嘎作响及关节肿痛等问题是由于活动太少导致的，希望通过增加运动来改善上述症状，结果就是越运动伤害越严重。

也有人会说，既然关节怕磨损，那就尽量少动，长期卧床岂不更好。若长期缺乏运动，肌肉力量会削弱，并且越不运动，肌肉和关节愈僵硬，愈容易"生锈"。更何况关节软骨本身没有血管，需要借助运动来获取关节液的润滑及营养，因此，少动甚至不动的念头，最好还是及早掐断。

加强关节营养

☉ 关节也需要抗氧化

事实上，身体里所有部位的"老化"都与自由基有着千丝万缕的关系，关节的衰老也不例外，因此在饮食上多吃一些含抗氧化成分的食物，对保养关节绝对有好处。如富含维生素 C 及新鲜的水果和蔬菜，富含类胡萝卜素的深绿色、橙色的蔬菜，尽量选择橄榄油，多吃来自深海的海产品。

☉ 重视养护关节的关键物质：葡萄糖胺

葡萄糖胺原本就是关节液中天然存在的一种物质，不过随着年龄的增长，人体关节自身葡萄糖胺下降供不应求时，就需要外来补充。

现在市面上各种含有葡萄糖胺的保健品、药品琳琅满目、层出不穷。"关节界"如此信赖葡萄糖胺，如同"糖尿病界"信赖胰岛素。葡萄糖胺几乎就是养护关节的首选成分，其对于关节的保护作用主要表现在以下 3 个方面。

❋ 增加关节滑液。

❋ 促进关节软骨的形成，刺激受伤的软骨重生。

❀　防止软骨退化。

当然，如果你属于以下这几类特殊人群，孕期或哺乳期女性，糖尿病患者，高血压患者，高胆固醇及对贝壳类海鲜过敏的人群，最好不要自行决定是否服用含有葡萄糖胺成分的保健品或药品，还是征求一下医生的意见比较可靠。

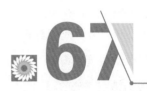

67 中老年骨骼健康的两大"杀手": 骨质疏松与骨性关节炎

　　很多中老年人认为, 腰痛、腿痛就一定是骨质疏松的症状, 其实还有可能是骨性关节炎惹的祸。

　　骨质疏松这个词, 近些年听的越来越多, 大家早已不陌生了。据调查, 过去30年间, 我国的骨质疏松症患者增加了3倍, 成为骨质疏松症患者最多的国家, 总人数超过9000万, 骨质疏松也已经成为仅次于心血管疾病的威胁人们生命的"隐形杀手"。

　　骨性关节炎的发病率毫不逊色于骨质疏松, 有过之而无不及。据统计, 中国目前有1.2亿骨性关节炎患者, 几乎每10个人中就有1人。

　　骨质疏松和骨性关节炎都属于老年退行性疾病, 症状一般都表现为骨痛, 且都会影响骨骼健康和生活质量。但骨质疏松引起的疼痛一般是全身骨骼痛, 且疼痛往往是持续性的。而骨性关节炎虽可发生于全身各个关节, 但好发于负重较大的膝关节、髋关节和脊柱等。关节活动时疼痛明显, 活动一段时间疼痛又会有所减轻, 而当负重较大或关节活动时间过长时疼痛又会加重。

　　骨质疏松之所以被称为"隐形杀手", 是因为在早期和中期

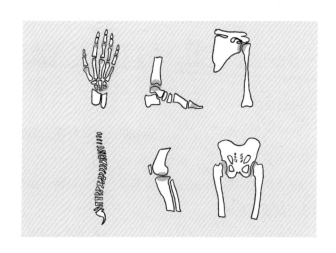

绝大多数患者没有明显症状，而骨量却在"偷偷"减少。一旦出现症状，骨质疏松的程度就比较严重了。就像蚂蚁蛀木头，开始时很难发现蚂蚁洞，等到木头里面蛀空了，轻轻摇动甚至没有外力，木头也会折断。

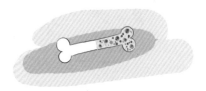

　　骨性关节炎则是由于关节软骨发生磨损，局部润滑功能下降所致，严重的软骨磨损导致软骨下骨质增生，磨损颗粒刺激滑膜，引起疼痛和肿胀。就好比机器轴承持续负重运转，老化磨损，表面变得坑坑洼洼，且润滑油也不够。总之无论是骨质疏松还是骨关节炎，预防都是最重要的。

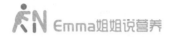

预防骨质疏松的 3 个关键点

❀ 一级预防

❀ 改掉吸烟、酗酒、大量饮浓茶和碳酸饮料等生活中影响骨骼健康的不良习惯。

❀ 健康饮食，多摄入微量元素丰富，尤其是钙、镁含量高的食物或者膳食补充剂。

❀ 多晒太阳补充维生素 D、合理运动（特别是负重性运动）。

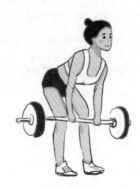

❀ 二级预防

每年进行一次骨密度监测，尤其是绝经后女性及时补充钙、镁、锌、铜、锰等微量元素，以及维生素 C、维生素 D、维生素 K 和优质蛋白质，减缓骨量的流失。

❀ 三级预防

已发生骨质疏松的人群，加强防摔、防碰的预防，面对骨折积极康复。

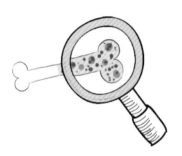

预防骨性关节炎的关键点

🏵 劳逸结合，别把关节用太"狠"。

🏵 保持适宜的体重。

🏵 注意关节的保暖。

🏵 40 岁以后，开始补充含有氨基葡萄糖（又称为葡萄糖胺）及硫酸软骨素的营养补充剂，预防和延缓关节软骨的退化。

我们虽然无法阻止年龄的增长，但可以减缓衰老的步伐，采取有效措施减缓骨量流失的速度、减轻关节的磨损，呵护让我们"顶天立地"、又灵活运动的健康骨骼，给后半生"稳稳"的幸福。

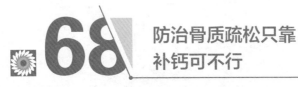

68 防治骨质疏松只靠
补钙可不行

随着生活水平提高，人类的寿命延长，骨质疏松症引发的公共健康问题日益突显。说起骨质疏松，人们一般会简单地认为就是骨折了，不就是伤筋动骨 100 天嘛，休养一段时间就可以完全的恢复了。而事实是由骨质疏松引发的骨折（最常见的髋关节骨折），导致近 1/3 的患者出现永久性残疾，以及 20% 患者会死亡。所以，骨质疏松症的预防比治疗更为重要。

什么是骨质疏松？

骨质疏松属于全身性代谢性骨病，是一种退行性疾病，其特征是有以下 3 个。

- ❀ 骨量减少。
- ❀ 骨组织的微结构发生退变。
- ❀ 骨的脆性增加，易发骨折。

骨质疏松的危险因素

很多人认为骨质疏松是一种中老年性疾病，现代人经常久坐

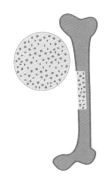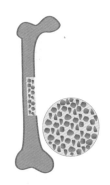

正常骨组织　　　　骨质疏松

不动，以车代步，以线上沟通代替线下见面……很多人年纪轻轻就有了骨质疏松的迹象。尤其是 35 岁以后的女性，由于体内激素的变化，钙质的流失，不科学地节食减肥等"任性"的习惯，增加了骨质疏松的风险。临床因骨折就医进而被诊断出已经骨质疏松的案例层出不穷。

影响骨骼健康的两类常见因素如下。

◉ **不良生活习惯**

✳ 每天吸烟超过 20 支。

✳ 每天咖啡或浓茶饮用量超过 3 杯。

✳ 饮食口味重，偏咸。

✳ 爱喝碳酸饮料。

✳ 过度饮酒。

◉ **影响骨代谢的疾病或药物导致继发性骨质疏松**

✳ 糖尿病。

✳ 女性卵巢切除。

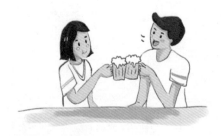
❋ 大剂量使用糖皮质激素。

❋ 肾功能不全。

❋ 妊娠期 / 哺乳期营养不合理。

❋ 类风湿关节炎。

❋ 红斑狼疮关节病变。

❋ 长期卧床。

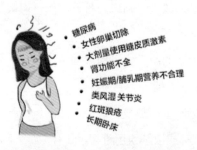

糖尿病
女性卵巢切除
大剂量使用糖皮质激素
肾功能不全
妊娠期/哺乳期营养不合理
类风湿关节炎
红斑狼疮
长期卧床

骨质疏松的三级预防

✺ **一级预防**

从年轻时做起，多摄入微量元素丰富的食物。35 岁前向骨骼银行存入的微量元素越多，未来发生骨质疏松的风险就越小，发生的年龄就越晚。

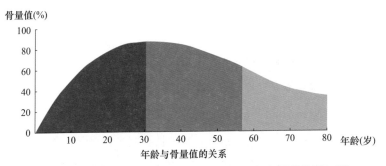

年龄与骨量值的关系

■ 骨量一直保持"上坡"状态，此时期是建立极高骨量峰值的关键时期
■ 随年龄增长骨量逐步流失
■ 60岁以后，骨量流失更明显，易发生骨质疏松

◈ 二级预防

绝经期后的女性，应每年体检评估骨密度，早期发现并尽早采取积极措施，减缓骨量丢失速度。

◈ 三级预防

已发生骨质疏松的人群，加强防摔、防碰的预防措施，面对骨折积极康复。

综上所述，对于骨质疏松的预防，一方面越早越好，越早越受益；另一方面如果年轻时没有骨骼健康管理意识，也不要破罐子破摔，永远都是"亡羊补牢、为时不晚"。每一个阶段的预防措施都是有意义的。

骨骼健康的管理

◈ 不仅仅是补钙，而是均衡补充微量元素

大家一说骨骼健康，就会想起补钙。但骨骼不是只有钙，虽

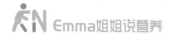

然骨组织中钙的比重是最大的，但以下这 4 种微量元素对于骨骼健康也很重要。

- ❈ 镁：镁利于钙在骨骼中的沉积和代谢。
- ❈ 锌：锌促进骨细胞增殖和活性，加速新骨细胞钙化。
- ❈ 铜：铜增强成骨细胞活性，促进骨胶原形成。
- ❈ 锰：锰促进骨化进程，减少骨质疏松和骨折风险。

❈ 摄入足够的蛋白质和维生素 C、维生素 K，让骨骼既有硬度，又有韧度

微量元素可以让我们的骨骼有硬度，同时骨骼也需要有胶原蛋白这样的成分来保持它的韧度，以便在对抗外力时可以适当变形，减少冲击力，避免骨折。合成骨骼胶原蛋白的材料与合成皮肤胶原蛋白的原材料很类似，蛋白质和维生素 C、维生素 K 都是必不可少的。

❈ 让吃进来的钙吸收并沉积到骨骼上是关键

补钙的关键不是吃了多少钙，而是身体吸收了多少钙，骨骼中沉积了多少钙。如果后面 2 项工作完成不好，吃多少钙都是白搭。

此外，负重性运动有利于钙等微量元素在骨骼上的沉积。举个例子，从太空返回地面的航天员，很容易出现骨质疏松，就是因为长时间处于失重状态造成的。我们的骨骼是一个"压力"感受器官，当成骨细胞感受到压力时，就会增加成骨活性，相反，当失去压力刺激时，就会出现骨质流失。长期卧床的人容易出现骨质流失也是这个道理。

对增强骨密度有益处的运动包括：跑步、跳绳、篮球、羽毛球、爬楼梯、举哑铃、深蹲等。

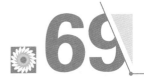

69 糖尿病的"自画像"

是的，没错，俺就是那个被很多人称之为"糖衣炮弹"、也让很多人不幸中招的富贵病，你可以称呼俺"小糖"。

从前生活条件不好，说白了就一个字"穷"。所以俺也懒得在疾病堆儿里凑热闹，低调地让位于那些与"穷"字相关的大佬级健康杀手——营养不良性疾病、感染性疾病。

现如今，越来越多的人已然脱贫致富，吃得太好了，眼看着从前"穷病"都"退居二线"了，俺也就不想再继续低调，干脆当仁不让地做起了"富贵病"，没想到，还真是一路高歌猛进地"红"了！

不信你打听打听，上到七八十的老年人，下到十几岁的娃娃，有谁没听说过俺"小糖"的名号呢！

据可靠"线报"，用如今最时髦的流量计算，俺这个IP在中国的粉丝儿（江湖上称之为"糖友"）最多，目前已达1.14亿，占全球糖尿病患者总数的1/3。这些大数据意味着，每10个中国人中就有1人是俺"糖帮"的，人们对俺那是又怕又恨。俺知道，俺已然上了政府的"慢性病黑名单"，被死死盯上了。

糖尿病是一个令人头疼的慢性病。这些年，人们"趋之若

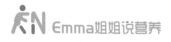

鸯"地被俺这枚"糖衣炮弹"击中，是因为无法长期坚持做到"管住嘴、迈开腿"。谁让"贪吃和犯懒"是人类难以克服的天性呢。

所以，在慢性病"黑名单"上，有知识的专家是这样描述俺的：糖尿病是一种以长期慢性高血糖为特征的代谢性疾病。

罹患糖尿病的患者，要么是身体的胰岛不能正常产生胰岛素（胰岛素缺乏），要么是身体不能正常利用胰岛素（胰岛素抵抗），从而导致血糖"居高不下"。

糖尿病最典型的表现为"三多一少"：多饮、多食、多尿、体重减轻。其他比较常见的症状还包括皮肤干燥、瘙痒、饥饿感、视物模糊，经常感到疲倦、劳累等。

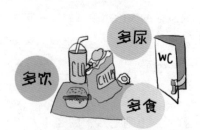

糖尿病的典型症状

从前被认为是中老年常见病的糖尿病，现如今，已经妥妥地被年轻化到了30多岁的人群中。并且越是年轻的糖友，越不会轻易发现自己被贴上了糖尿病的标签，他们很容易就把糖尿病透过身体释放的"三多一少"（多饮、多食、多尿、体重下降）的信息，惯性理解为"我渴了、我饿了、我水喝多了、我瘦了"，对糖尿病毫无警惕之心。

其实，糖尿病的"三多一少"的特征，还是挺有辨识度的。

✸　爱口渴与多喝水

俺"糖帮"的人会经常感觉口渴，并带有烦躁感。喝水后，还是觉得口渴，还是觉得焦躁不安，因为血糖高居不下啊。

✸　容易饿与吃得多

往往没见有明显的热量消耗，就会突然无来由的感觉特别饿，还特别向往吃肉及高脂肪和高糖的食物，精神压力大的时候更明显。

✸　尿得多

一般如果是因精神紧张或尿道刺激引起的多尿，仅仅是排尿次数增加，总想上洗手间，但总尿量并不增加。而糖尿病的多尿，不仅是排尿次数增加，排尿量明显增多，一天的尿量可达 3～5 L。

✸　体重减轻明显

如果是控制饮食和增加运动量带来的体重减轻，人瘦了，精神状态还不错，身体也不虚弱，减去的多半是脂肪组织。但糖尿病的体重下降，并非刻意为之就能明显消瘦，身体会觉得很容易疲乏，甚至出现手抖、头摇晃的虚弱表现，这消耗的多半是肌肉组织。

如果你一段时间以来容易出现胸闷、气短、伤口愈合慢、肢体出现麻木感、皮肤瘙痒、视物模糊、牙周病、性功能障碍等 1 个或多个症状，强烈建议你尽早去医院内分泌科就诊。

其实，虽然跻身为"富贵病"，但俺深深知道，很多人都怕俺，不想被俺缠住，和"糖帮"扯上瓜葛。俺"小糖"从有可追

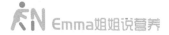

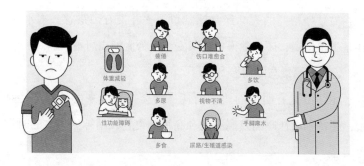

糖尿病常见症状

溯的文献记载至今，已经有 2000 多年历史了，但迄今为止医学界举众人之力仍然没能完全攻克俺。俺自然知道自己有多厉害，因为俺仅仅透过"高血糖"一个指标，就能慢慢累及人体的眼、心、肾、神经、血管等组织器官，导致它们的功能日趋崩溃，出现各种合并症，直至死亡。

俺还真没吓唬你，有数据显示：糖尿病并发症多达 100 多种，其中死亡率最高的为心血管病变，占 70%~80%。最常见的并发症是糖尿病视网膜病变，糖尿病病程在 10 年以上患者视网膜病变的发病率为 69%~90%，糖尿病视网膜病变已是导致成年人失明的主要原因。

提醒各位糖友，在你与俺抗争的漫漫征途上，始终要明确的战略目标有 2 个：控制血糖、预防和控制并发症。

如何实现呢？俺还是要厚道地提醒各位记住那不容易长期坚持做到的六个字："管住嘴、迈开腿"。

最后附上一日三餐的营养指导原则，希望对糖友们明白如何吃得健康又有帮助。

    ✷ 一日三餐的能量分配比例通常为3∶4∶3，当然也可以在上午和（或）下午各设一次加餐（无糖酸奶、原味坚果等），从而减少晚餐和中餐的能量摄入。

    ✷ 蛋白质，尽量选择低脂且易消化吸收含优蛋白质的食物。

    ✷ 尽量避开饱和脂肪酸，选择富含多不饱和脂肪酸的食物。

    ✷ 碳水化合物，尽量选择多种粗粮、粗纤维蔬菜、低甜度的水果，而非单一品类食物，在增加饱腹感的同时还能避免出现"血糖过山车"。

    ✷ 为了预防糖尿病的并发症，每天最好能额外补充适量复合型维生素和微量元素的营养补充剂。

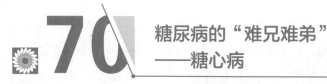

70 糖尿病的"难兄难弟"
——糖心病

迄今为止，糖尿病尚不能根治，所有的治疗方法目前都只是对症治疗，无法彻底治愈。但糖尿病是可以防控的疾病，只要控制好血糖，就能防止并发症的发生。

看上去很简单的一句话，做起来却相当的有难度。骨感而残酷的现实是中国"糖友"们并发症的发病率很高。不仅"糖友"自己遭罪，家庭和社会的医疗负担也不轻。

糖尿病对人类健康真正的威胁，绝非体检报告上显示的血糖高这么简单，而是长期高血糖逐步"蚕食"人体的重要组织器官带来的并发症：眼睛、心脏、肾、神经、血管……

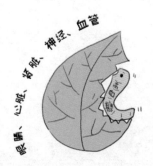

"糖心病"是糖尿病心脏病的俗称。苹果如果是糖心那会格外的甜，但糖尿病患者如果有了"糖心"那可就危险了，因为糖

心病是糖尿病患者致死的首要原因。

　　"糖心病"的产生源于长期高血糖引起的脂质代谢紊乱，这种紊乱会引起血管内皮细胞损伤，血管壁不再光滑和有弹性，而是"坑坑洼洼"，很容易堆积"血脂垃圾"，形成斑块，进而导致血管硬化，还容易导致血栓形成，造成血管栓塞。有如此多的威胁存在，心脏很难不出毛病。

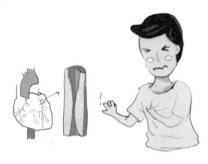

　　预防或减缓"糖心病"的发生，不仅需要控制血糖、血脂、血压，还需要保护血管内皮细胞，为心肌细胞提供充足的动力来"有效工作"。

　　说到对心血管系统的保护，Emma 姐姐就不能不提被誉为"护心高手"的物质辅酶 Q10。辅酶 Q10 存在于人体的每一个细胞中，尤其在心肌细胞中的含量高，所以对心功能的保护作用也就最强。

　　✿　作为脂溶性自由基清除剂，辅酶 Q10 可保护血管内皮细胞免受脂质自由基的氧化损伤，保护血管内膜的稳定。

　　✿　作为细胞代谢激活剂，辅酶 Q10 还会参与心肌细胞的能量代谢，改善因糖尿病引起的心肌细胞动力不足。

◈ 调节血脂，辅助降低血液中的低密度脂蛋白胆固醇（不良胆固醇），提升高密度脂蛋白胆固醇（良性胆固醇）的水平。

随着年龄的增长，人体内辅酶 Q10 的合成能力逐步下降，内源性辅酶 Q10 含量会逐步降低，所以"糖友"们想要护心，建议额外补充辅酶 Q10。

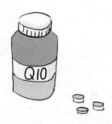

n-3 多不饱和脂肪酸（又称 ω-3 多不饱和脂肪酸）也属于"护心高手"。自从 20 世纪 70 年代，科学家们从爱斯基摩人的饮食中定位到 n-3 多不饱和脂肪酸，EPA 和 DHA 这 2 个名字就渐为人所熟知。它们不仅可以保护血管壁的弹性，保持血流畅通，预防动脉粥样硬化，还能降血脂、降低血液黏稠度，预防血栓的形成。

所以，如果你自己或者你身边的亲朋好友也是糖友，也在担心自己的小心脏有朝一日被"糖衣炮弹"所攻陷，那么，除了要想方设法控制好血糖外，也别忘记邀请这两大"护心高手"营养素到你的身体里来。

71 伤肝的雷区你踩中了几个

　　咱身体里的肝可是个"大劳模"，脏活累活它全干，每天要处理大大小小 500 多种的生物化学反应。

　　肝常被比喻为人体内的巨型"化工厂"，它每天都"热火朝天"地忙着，既要忙着营养物质的分解，又要忙着重要物质的合成，还要忙着有毒性物质的降解。《黄帝内经》中对肝这样描述的："肝者，将军之官"。

伤肝的"雷区"

　　肝是重要的器官，原本应该被格外的保护，但肝除了特别"能干"，还特别"能忍"，任何"小委屈""小伤害"都能"默默忍受"。不到万不得已支撑不住时，绝不会轻易"叫苦喊累"，更

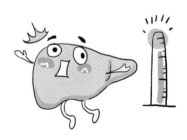

不会无缘无故"偷懒怠工",于是乎常常遭到忽视。当我们尽情吃喝的时候,可曾想过自己已踩入多少个伤肝的"雷区"而不自知?

❀ **雷区一:熬夜**

每天晚上 23:00 时到凌晨 2:00～3:00 时是肝排毒的时间,并且正常排毒是需要在熟睡中进行的。熬夜让肝无法顺利排出毒素,不仅会影响新鲜气血的生成,还会因毒素在体内的堆积而使肝功能受损,出现易倦怠、口苦咽干、皮肤粗糙、火气大等症状也就不奇怪了。

❀ **雷区二:常吃加工食品**

加工食品多为高糖、高盐、多油等重口味,并且出于刺激感官需求及运输保存的需求,不可避免地要添加多种防腐剂、色素、香精、人工甜味剂等食品添加剂。这些添加剂并非人体所需的营养物质,需要被肝分解代谢掉。经常吃加工食品,就会增加肝的负担,诱发肝脏损伤。

❀ **雷区三:偏爱油炸食物**

用油烹制食物会产生化学性质极为活跃的自由基,导致肝细胞功能异常,转氨酶水平升高。有研究发现,连续吃油炸食品 1

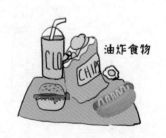

油炸食物

个月即可导致肝功能异常。

此外，油脂及饱和脂肪酸的堆积易导致脂肪肝，而脂肪肝已被公认为隐蔽性肝硬化的常见原因。

❀ 雷区四：盲目吃药

肝是药物代谢的主要场所，因而也是发生药物损伤的重灾区。有多种药物及其代谢产物容易引起肝损害，导致药物性肝损伤，其中就包括抗生素、解热镇痛药等人们耳熟能详、经常自行服用的药物。

❀ 雷区五：过量饮酒

喝酒伤肝众所周知。因为喝进体内的酒精95%以上要经过肝进行代谢，过量饮酒会降低肝净化血液的能力，导致体内毒素增加，诱发肝脏损伤及多种疾病。此外，酗酒导致化学性肝损伤，很容易诱发肝炎、肝硬化，甚至肝癌。

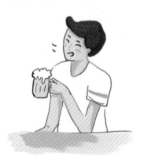

无论高度酒还是低度酒、白酒还是红酒，只要一天之中摄入的乙醇总量男性＞40 g、女性＞20 g，就可能导致肝损伤。

咱们认真地换算一下，40 g 的乙醇相当于乙醇含量为3.5%的啤酒1500 ml，乙醇含量为12%的红酒414 ml，乙醇含量为

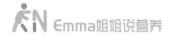

50% 的白酒 150 ml。

由此可见，酒伤肝，提醒那些应酬多的人，今后在推杯换盏的时候可得多考虑一下肝。

❋ 雷区六：吸烟、吸二手烟

一说到香烟，人们首先想到的是它对肺的伤害，烟草燃烧产生的烟雾中含有多种有害物质每支香烟经过燃烧可产生 4000 余种化合物，这其中就包含大家熟知的尼古丁、一氧化碳、焦油等数十种刺激性物质及 40 多种致癌物质，它们中的任何一个都不是"省油的灯"，都会给肝带来不同程度的损害。

❋ 雷区七：烦躁易怒，郁郁寡欢

肝主情志，若情绪抑郁不舒或大怒，则肝气郁结，导致疏泄不利，最终失调伤肝。

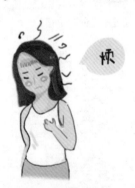

❋ 雷区八：食用发霉变质食物

受潮或存放过久的花生、米面等食物易被黄曲霉素污染，黄曲霉素是一种毒性极强的物质，世界卫生组织将其定为一级致癌物，其对肝组织有破坏作用，可导致肝癌乃至威胁生命。

细数以上这些伤肝的雷区，我们在日常生活中稍不留意就会踩中，分分钟都有可能给肝带来伤害，而肝天生"沉默寡言"，长此以往、日积月累就会生成大麻烦。

肝发生的问题往往都是"病入膏肓""不可救药"的大问题。难怪中医常说，养肝就是养命。

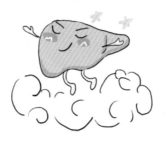

呵护"小心肝"，应该如何做？

❋　注重科学饮食

❋　少吃或不吃方便面、罐头、腌制肉类、腌菜等加工食品。

❋　养成低盐、少油、少糖的清淡饮食习惯、少食或不食油炸食物。

❋　多吃新鲜蔬菜水果，及时补充容易缺乏的水溶性维生素及微量元素。

❋　增加植物性优质蛋白（如大豆分离蛋白等）的摄入，减少动物性饱和脂肪酸食物的摄入。

❋　多食富含维生素 C、类胡萝卜素、番茄红素、辅酶 Q10等抗氧化营养物质的食物，适当服用膳食补充剂。

❋ 注意粮食的存放环境，不食变质发霉的粮食、坚果。

❋ 规律作息，保证充足睡眠时间，尽量保证每晚 23:00 时前就寝。

❋ 戒烟、戒酒或限酒，避免空腹喝酒。

❋ 即使是感冒发热，也不盲目服药，必须严格遵照医嘱，在医生指导下合理用药，杜绝滥用药。

❋ 有意识地培养积极乐观、豁达的人生态度，控制和疏导负面情绪。

❋ 定期体检，了解肝功能状态。

72 为什么瘦人也会得脂肪肝

人体的五脏六腑个个重要，"惹恼"了其中的哪一个都够身体受的。但要说最让 Emma 姐姐心疼的当属肝。作为身体最大的化工厂，肝默默地替身体解着各种毒，也因此亲密接触着各种毒物：病毒、细菌、酒精、药物、添加剂、农药等，这些毒物被肝细胞代谢的同时也各自用不同的方式摧残着肝细胞，时间长了，脾气再好的肝也有顶不住的时候，虽然它还是选择"默不作声"，但各种与它相关的问题就会接踵而至，其中最常见的问题是肝细胞内开始堆积脂肪，肝细胞"长胖"了，这在你的体检报告中被称作"脂肪肝"。

中国是肝病大国，也是脂肪肝的大国，有 2 亿多人群诊断为脂肪肝。同高血压、糖尿病等慢性病的人数不断增长，并且有年轻化的趋势，三十几岁就被检查出轻度脂肪肝的人可是大有人在。

脂肪肝是吃出来的？不一定！

脂肪肝是因为吃得太油腻？不一定！

脂肪肝是胖子的专利？不一定！

有些人既不胖，又不喝酒；没有吃药，也没有肝炎；吃得少

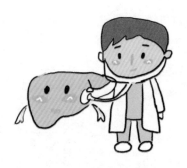

且清淡，也被查出脂肪肝！这是什么原因呢？

要想获得这个问题的答案，得先从了解脂肪肝的开始。

脂肪肝及其常见类型

脂肪肝是指由各种原因引起的肝细胞内脂肪堆积过多的一种肝脏病变。医学上把脂肪肝分类 2 大类，即酒精性脂肪肝和非酒精性脂肪肝。酒精性脂肪肝，顾名思义，与过度饮酒密不可分。研究数据显示，长期嗜酒者，75%～95% 的人有不同程度的脂肪肝。非酒精性脂肪肝则有以下几种类型。

◈ 肥胖性脂肪肝

体重超标者，30%～50% 的人有不同程度脂肪肝，重度肥胖者比例更高。

◈ 营养不良性脂肪肝（瘦子性脂肪肝）

肝脏不仅负责合成脂肪、分解脂肪，还负责储存脂肪。负责把脂肪从肝内向肝外转运的"运输车队"是载脂蛋白。长期营养不良的人（多是瘦子）由于体内缺乏蛋白质，难以合成足够的

"运输车队"，脂肪就无法向肝外转移，只能堆积在肝内形成脂肪肝了。

✿ 糖尿病脂肪肝

胰岛素不仅"指挥"血糖代谢，还与脂肪的储存密切相关。糖尿病与脂肪肝常相伴随，糖尿病合并脂肪肝的成年患者比例超过 50%。

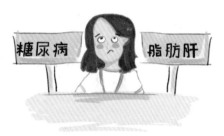

✿ 快速减肥性脂肪肝

禁食、过分节食或其他快速减重的行为可引起脂肪在短时间内大量分解，从而导致大量过氧化物（属于一类自由基）产生，损伤肝细胞，导致脂肪肝。

✿ 其他

药物性脂肪肝、妊娠脂肪肝、感染等疾病引起的脂肪肝。

脂肪肝的高危人群

✿ 超重人群。

✿ 营养不良人群。

✿ 糖尿病患者。

❋ 血脂高人群。

❋ 嗜酒人群。

❋ 饮食喜荤少素人群。

❋ 爱吃甜食、爱喝饮料、爱吃夜宵的饮食不良人群。

❋ 因病长期服药人群。

❋ 长期睡眠不良的人群。

❋ 久坐的办公室人群。

脂肪肝的常见症状

❋ 绝大多数脂肪肝患者在早期没有任何症状，仅仅是感觉乏力（仅出现乏力并不能说明脂肪肝的程度很轻，也可能已经是中度或重度）。

❋ 部分患者有右上腹轻度不适、隐痛或胀痛等非典型症状，很容易被忽略掉。

❋ 中、重度患者可出现皮肤瘙痒、食欲缺乏、恶心、呕吐、腹胀等症状。

❋ 当然如果脂肪肝恶化成肝硬化，那就会出现肝大、腹水、出血等并发症。

如果体检报告显示，已经有轻度脂肪肝了，还真别以为自己没有症状，就完全忽略它。如果肝细胞只是"长胖"了，还可以"减肥"，如果持续发展下去，导致肝细胞纤维化，那可就无法逆转了！

脂肪肝的预防

大多数人在确认脂肪肝后，第一句会问吃什么药？一般医生会这么回答你："脂肪肝可不是感冒，吃一吃药就会好。目前还没有可以直接去除肝内脂肪的药物。"

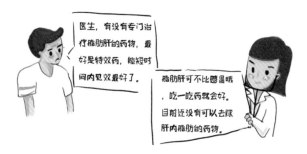

所以，与其得了脂肪肝无药可治，不如认真做好预防，很多时候，求医不如求自己。

❀ 科学饮食

增加植物性优质蛋白的摄入，减少动物性食物的摄入，已有脂肪肝的人群建议能多吃素食，避免高脂、高糖、低纤维的饮食模式。

❀ 坚持规律的有氧运动：研究表明轻度脂肪肝的患者，只要控制好饮食，再配合每天 30～45 分钟的快走，就能实现即使不吃药也能很好地控制脂肪肝进一步发展乃至痊愈。

❀ 管理好体重，不贪嘴，避免吃得快、吃得多，不吃零食，不吃夜宵。

❀ 控制好血糖、血脂。

⸙　少饮酒或戒酒，慎用药。

⸙　补充膳食营养素的，如维生素和微量元素。

如果一不小心，你发现自己的肝细胞"长胖"了，赶紧趁着大好春光，饮食素起来、步子迈起来，给长胖的肝细胞"瘦瘦身"，让它们轻盈起来。

73 一喝酒就"变脸"，
是酒量不好还是人品不好

每逢佳节，不免都要过上"天天有聚会、日日有应酬"的日子。酒桌上，几杯酒下肚，有的人脸红了、有的人脸白了，有的人面不改色心不跳，也有的人已经头晕目眩。

为什么有的人酒量好，有的人酒量差？又为什么喝酒后有些人会迅速"变脸色"？"脸色"与酒量相关？还是与人品相关？

先上个一目了然的图，帮你了解乙醇（酒精）在人体的代谢过程。当然，这就又要给我们的肝添麻烦了！

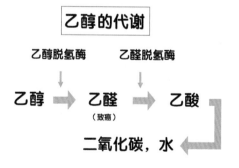

乙醇的代谢

乙醇脱氢酶　　乙醛脱氢酶

乙醇　➡　乙醛　➡　乙酸
　　　　（致癌）

二氧化碳，水 ⬅

 为什么有些人喝酒会迅速脸红

喝酒会脸红当然不是因为害羞，这些人体内有丰富高效的乙醇脱氢酶，但缺少乙醛脱氢酶，使乙醇（酒精）迅速转化成乙醛之后，就停滞在这里代谢不下去了。乙醛能够刺激全身的毛细血管扩张，以面部更显而易见，所以出现脸红是必然的。

缺少乙醛脱氢酶的人如果喝多了酒，想要把乙醇代谢掉，就特别需要找个"外援"来帮忙，这个外援就是肝提供的细胞色素P450。细胞色素P450是肝内合成的一类"神通广大"的酶，人体需要它的地方可多了，它虽然可以代谢乙醇，但毫无疑问，这属于"大材小用"。

在饮酒过量时，消耗肝中的细胞色素P450过多，对身体的损害极大。尤其是本身有肝脏旧疾的人群，易造成疾病复发或加重。

因此，喝酒就脸红的人，能少喝酒就少喝，最好是不喝。

为什么有些人喝酒越喝脸越白

当然不是因为酒量深不可测。

Emma姐姐很负责任地提醒你，喝酒脸白还不如脸红呢。酒后脸红是缺乏乙醛脱氢酶，只能完成乙醇代谢的第一步；而脸白者则是两种酶都缺乏，两步代谢都进行不下去。

因为体内的乙醇脱氢酶和乙醛脱氢酶均缺乏或不足，需要完全依赖肝脏提供的细胞色素P450氧化乙醇进行代谢。而细胞色素P450氧化速度比较慢，产生乙醛的速度相应也比较慢，还常常被体液稀释，所以看不出脸红，甚至越喝脸越白，被误认为

"相当能喝"。

其实，如果一个人是越喝脸越白，更要注意控制饮酒量，不然伤肝不说，还有急性酒精中毒的可能。

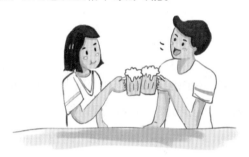

真正能喝的"酒桌之王"长啥样

这世上当然也有天生酒量就好的人群，体内既有丰富高效的乙醇脱氢酶，还有丰富高效的乙醛脱氢酶。酒桌上遇到这样的人就一个字"躲"，千万别为了面子与人家硬拼。好在这样的人比例不多，大概 1/10 万。

那么问题来了，如何判断一个人是不是天生酒量好呢？真相是，看他 / 她是不是大量出汗。因为这样的人两种酶都是高活性，能把乙醇迅速变成乙酸，进入可以产生能量的三羧酸循环，大量发热而出汗。

看明白了吧？酒量好不好、喝酒变不变脸色，与酶有关，与人品无关。

天生酒量好的人就可随心所欲地喝酒吗？当然不是！

医学研究表明，只要喝酒，就会给肝"添负担"，就会对肝

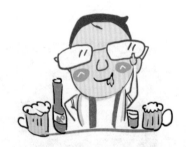

细胞有损伤。只不过喝酒量少，损伤可被人体及时修复。但如果饮酒不加节制，则后患无穷。正所谓是小酌怡情，大酒伤肝。

世界卫生组织（WHO）的相关报告表明：每天摄入乙醇 50 g 以上（150 ml 乙醇含量为 50% 的白酒），3 年以后就有可能演变成酒精肝，甚至酒精性肝硬化，酒精肝者罹患肝癌的风险会比普通人高 4~6 倍。

人在江湖，难免应酬。希望读完这一部分的科普知识，能够令你在酒桌上学会看"脸色"、识"酒量"，喝酒时做到知己知彼，心中有数。

当然，喝酒前不空腹、酒前酒后吃上几粒复合维生素 B 和维生素 C，可以让你的"小心肝"少受点儿"伤害"。

74 关于高血压，还有多少是你不知道的

高血压是常见病、多发病，是我们常说的"三高"慢性病组成员，并且还是其中的"老大哥"。中国现在有多少高血压患者呢？约2.7亿，粗略估算一下，相当于每4～5个成年人当中就有1个高血压患者，并且这个数字还在年年持续增长，难怪要将高血压列为"三高"之首！

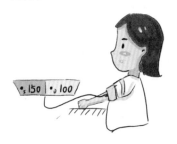

先别告诉我你了解高血压，如果下面这些和高血压密切相关的事儿你都知道，才算关于高血压的知识达标。

人的正常血压是多少？何为高血压？

❀ 测量血压时，会有两个值：收缩压（常被称为高压）和舒张压（常被称为低压）。

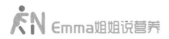

※ 正常血压：收缩压＜120 mmHg；舒张压＜80 mmHg

依目前的诊断标准，收缩压（高压）≥140 mmHg，和（或）舒张压（低压）≥90 mmHg 即为高血压，也就是说，"高压"或"低压"只要其中一个指标经连续测量被确定是超出了其正常范围上限，就可以被诊断为高血压。

※ 脉搏压是指收缩压（高压）与舒张压（低压）的差值，正常的脉搏压范围为 30～40 mmHg。如出现脉搏压＜20 mmHg，或者脉搏压＞60 mmHg 的情况就需要引起注意了。人们常关注收缩压（高压）与舒张压（低压）数值是否升高，却不太注意脉搏压的数值。殊不知，高血压患者如果脉搏压数值过大，其发生心血管病和脑卒中的概率及死亡率都将明显增加。因此老年人应多留意脉搏压的变化。

> **高血压患者是不是只要将血压控制在140/90 mmHg 以下就安全了？**

未必！不同状况的高血压，需要控制好血压的达标标准也不同，不能一概而论，也不能笼统认定只要低于 140/90 mmHg 就是安全的。有并发症的高血压患者血压需要控制得更严格。

> **健康成年人、高血压高危人群、高血压患者应该多长时间测量一次血压？什么时间测量血压最好？**

晨起是测量血压的最佳时间。清晨醒来，在床上躺一会，在

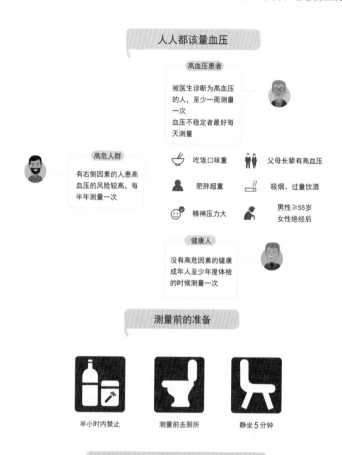

空腹不起床活动的情况下测血压。

 我国的高血压流行状况与西方国家有什么不同?

中国是绝对的高血压大国，我国国民盐摄入量高（食盐人均摄入量为每天 10.5～12 g），盐敏感高血压比例大。

在中国的高血压患者中，脑卒中（又称脑血管意外或中风）相对高发，冠心病相对低发，我国脑卒中和心肌梗死患病率比值为 5：1，而美国为 1：1，可能是因为冠心病与血脂的关系更为密切，而脑卒中与血压密切相关。

如何预防和控制高血压？

高血压分 2 类：原发性高血压和继发性高血压。前者患者占高血压总人群的 90% 以上，它是以血压升高为主要症状，病因复杂，非单一因素，其中遗传因素和生活习惯因素各占 50%。在生活习惯因素中，摄盐过多、肥胖、烟酒是高血压明确的三大"帮凶"，如果再配合上遗传因素，那就妥妥地跑不掉了。

对付高血压，一手抓预防，一手抓控制，两手都要抓，两手都要硬！

❋ 保证合理膳食：高血压病患者饮食应限制脂肪摄入，少吃肥肉、动物内脏、油炸食品、糕点、甜食，多食新鲜蔬菜、水果、鱼、蘑菇、低脂奶制品等。

❋ 减少盐分摄入量：高血压病患者每天摄入盐量应＜5 g，大约小汤匙每天半匙，尤其对盐敏感的患者要更少。

❋ 有效控制体重：随时监督体重变化，尤其是腹部脂肪、内脏脂肪。合理控制饮食、多运动。

❋ 戒烟：烟中含有尼古丁，能刺激心脏，使心跳加快，血

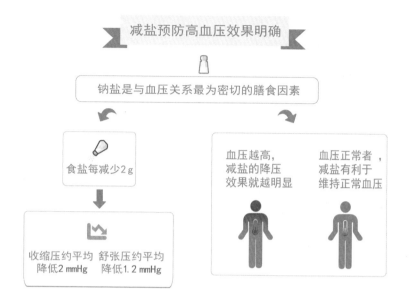

管收缩，血压升高。

❋　限酒：大量饮酒，尤其是烈性酒，可使血压升高，有些患者即使饮酒后当时血压不高，但过几天后仍可呈现血压高于平常。

❋　增加体力活动：适当的体育锻炼可增强体质、减脂和维持正常体重，可采用慢跑、快步、游泳、骑自行车、体操等形式的体力活动，每次活动一般以30～60分钟为宜，强度因人而异。

❋　关注心理因素：高血压病患者应注意劳逸结合、保持心情舒畅，避免情绪大起大落。

❋　如果通过3～6个月的非药物治疗，血压控制良好，可继续维持。若无效，则应改用降压药物治疗，不能因为年轻或无明显症状而拒绝用药。

75

每逢佳节都要聊一聊的都市流行病

秋高气爽的天气，佳节一个跟着一个，海鲜季也到了，一种在古代被称为"王者之疾""帝王病"的富贵病也就伺机蠢蠢欲动了。没错！它就是痛风。

据统计，目前我国痛风患病率为 1%～3%，并呈逐年增长态势。痛风迅速成长为继"三高"之后的第四"高"。

为什么会痛风？

痛风这个古老的疾病，曾被西医鼻祖希波克拉底认为是有一种"恶毒"的"体液"一滴一滴流入关节，造成了号称"天下第一痛"的关节炎。如今我们已清楚所谓的"恶毒体液"其实是尿酸。

简而言之，痛风就是因体内尿酸代谢紊乱，导致关节沉积尿酸结晶的一种代谢性疾病。

尿酸是体内嘌呤的代谢垃圾，正常情况下它会随着大小便排出体外，但有两种情况会导致体内尿酸堆积。

❀ 进食了大量高嘌呤食物，导致尿酸合成增加。

❀ 尿酸的排泄出了问题，不能及时排出体外。

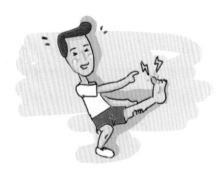

尿酸堆积引发高尿酸血症。如果血尿酸再继续超标，连血液里都容不下了，就会析出结晶躲在关节里，从这一刻起，人体就算和痛风这个病挂上钩了。

领教过痛风之"痛"的人会对它产生如初恋般的刻骨铭心，因为痛风之痛常被描述为"撕裂样、刀割样或咬噬样"，令人心有余悸。

典型痛风病程的四个阶段

❋ 高尿酸血症期

无关节炎症状，只是体内尿酸的浓度增高。但尿酸值越高，未来出现痛风的可能性越大。因此，如果对比每年的体检报告，发现自己有尿酸增高的趋势，就需要时刻保持警惕，改变饮食习惯，控制尿酸水平。

❋ 急性发作期

痛风典型的情形是半夜突发关节红肿、剧痛，并且它还有自己的偏好，最喜欢发作在脚的第一跖趾关节，首次发病的患

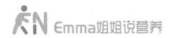

者多数发生于此关节，一般疼痛会在 2 周内自行缓解。

❀ 间歇发作期

第一次痛风关节炎发作缓解后，身体就会进入无症状的间歇期，下一次复发可能在数月后、数年后甚至十几年后。但大多数是在一年内就复发，而且复发越频繁，受累的关节就越多，疼痛持续的时间也会越长。

❀ 慢性痛风关节炎

随着关节炎的反复发作和尿酸不断地堆积，体内会出现由尿酸结晶形成的痛风石，影响关节功能，关节持续肿痛、畸形、功能障碍。沉积在肾脏的痛风石还会引起肾结石、肾炎，甚至肾衰竭。

此外，尿酸代谢异常也会引发体内血糖、血脂等代谢异常，因此高尿酸血症也常常和高血压、高血糖、高血脂等"三高"问题结伴而行，合称为"四高"。

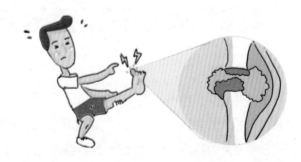

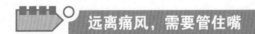

远离痛风，需要管住嘴

虽然缺乏运动、压力过大、经常熬夜等都有可能引起痛风发作，但减少尿酸合成、促进尿酸排出的"管住嘴"行动才是预防和缓解痛风的根本。

《2016 中国痛风诊疗指南》对防痛风饮食给出了如下建议。

减少高嘌呤食物的摄入

如前所述，尿酸是食物中嘌呤的代谢产物，应少吃高嘌呤的食物以减少尿酸的合成。

低嘌呤食物

每 100 g 食物含嘌呤＜25 mg，痛风患者可照常吃。

中等嘌呤食物

每 100 g 食物含嘌呤 25～150 mg，痛风患者可适量吃。

高嘌呤食物

每 100 g 食物含嘌呤高达 150～1000 mg，就建议痛风患者尽量少吃或不吃。

高嘌呤食物

小鱼干、带鱼、干贝、秋刀鱼、蛤蜊、鸡肝、牡蛎、猪肝、乌鱼、海鳗、香菇、豆芽

中等嘌呤食物

猪脑、猪肝、猪大肠、猪肉、羊肉、牛肉、鸡腿肉、鸡胸肉、螃蟹、鲫鱼、鳝鱼、豆腐、豆浆、豆干、黑豆、绿豆、红豆、花生、海带、金针菇、蘑菇、栗子、莲子、油菜

低嘌呤食物

菠菜、芹菜、辣椒、姜、白菜、葱头、柠檬、橙子、橘子、西瓜、苹果、蜂蜜、马铃薯、鸡蛋、猪血、海参、白米、玉米、面粉

❀ **限酒**

酒精对痛风的影响甚至比食物还要大，因为酒精对尿酸的作用可谓是既能"开源"，又能"节流"。

人体饮酒后，一方面酒精需要从肾排泄，会挤占尿酸排泄的通路，减少血尿酸的清除；另一方面，酒精在肝脏中氧化代谢会影响食物嘌呤在肝脏中转化为尿酸，增加尿酸生成。

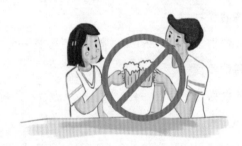

研究发现喝啤酒特别容易引起痛风发作，因为啤酒的嘌呤含量最高。

❀ **减少富含果糖饮料的摄入**

高果糖浆甜化的饮料（如果汁、碳酸饮料、糖化苏打水等）虽不含有嘌呤，但因果糖含量多，果糖在体内会转化成合成嘌呤的原料，使痛风发病的风险高于烈酒，甚至与啤酒相当。有研究

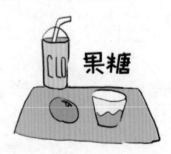

显示每天饮用超过 1000 ml 含糖软饮料，引发高尿酸血症和痛风的风险将倍增。

增加新鲜蔬菜的摄入

大部分的蔬菜都属于低嘌呤食物，而且蔬菜是碱性食物，有助于促进尿酸排出体外。

多喝水

建议痛风患者每天饮用 2000 ml 水，急性发作期每天需饮用 3000 ml 水，促进尿酸排出。

今后，咱无论过什么节，在呼朋唤友、高朋满座的同时，都别忘了 Emma 姐姐的提醒。无论是高危人群还是被痛风"折磨"过的人群，咱都注意饮食，该忌口的忌口、该戒酒的戒酒，千万别因为怕踢翻友谊的小船而"舍命忍痛陪君子"。

76

你所知道或不知道的帕金森病

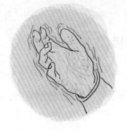

帕金森病是一种神经性病变,患者大脑黑质中一种被称作"多巴胺能"的神经细胞发生变性,导致分泌的多巴胺大量减少,从而阻碍大脑对肌肉的指挥能力,使大脑发出的指令无法有效传达给全身肌肉系统,于是,出现由"大脑管不住肌肉"带来的诸多问题。

※ 没办法好好做表情,出现面具脸(又称扑克脸)是帕金森病的典型症状之一。

※ 静止性震颤:即在安静的时候出现各种"抖"(震颤),患者的手总是不自主地做出数钱或搓丸儿的动作。

并不是所有出现"手抖"的状况都是患了帕金森病。重点要看什么情况下出现"手抖"的症状，当静止状态出现"手抖"要高度怀疑。如果在吃饭、拿东西、写字等运动状态下"手抖"，而静止状态并未出现，则属于一般性的老年性震颤，无须紧张。

✿　动作缓慢，明显的反应迟钝。

正常人 0.1 秒就能做出的反应，帕金森患者可能要反应一会儿，慢得可不仅仅是半拍或一拍。所以，如果你迎面遇到一个患有帕金森病的熟人，你和他打招呼，他却没有马上停下来回应你，请一定要多体谅他，因为他不是想停就能停住的，往往对方都走过去好几米了，你才听到了回应呢。

✿　肌肉僵直、步态和姿势不稳。

✿　中晚期会出现非运动性症状，例如抑郁、便秘、睡眠障碍、认知损害等。

智商高的聪明人更容易患帕金森病？

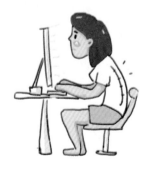

按照医学的一般规律，一种慢性病之所以难被攻克，多半是因为它的发病原因复杂，帕金森病也不例外。这种慢性病与年龄

老化、遗传、接触环境毒素（工农业污染、室内装修污染、手机、电脑辐射可能致病）等综合因素有关，其中20%患者因环境污染或受化学毒素侵蚀"中招"。

原本帕金森病被定义为"老年病"，但近年来有不少临床医师都认为，帕金森病有年轻化的趋势，在报道的病例中年龄最小的年仅16岁。这一般与遗传、体内重金属含量高及饮食上摄入过多的添加剂等因素有关。

从咱们的邓小平爷爷、著名作家巴金、数学家陈景润、美国前总统杜鲁门、拳王阿里等众多名人都患有帕金森病，于是就有这么一种说法：越是聪明的人，越容易得这病。这句话当玩笑听听就算了，可别当真，权威的医师们可不支持这种说法，因为临床上既有聪明人、高智商的人患这个病，也有普通人甚至智力障碍人群患病。

如果一定要解释一下为啥高智商的人多发帕金森病，可能与他们"闲不住"，总是喜欢不停地给自己找事情做有关。因为不停地工作，压力也就会无形地增加，这时候血压也会升高，长此以往，就可能引发不同程度的脑血管功能的改变（比如患上高血压、脑动脉硬化的概率增加），使得大脑局部供血改变，从而导致"多巴胺能"神经细胞的变性，相对更容易患上帕金森病。所以，聪明不是疾病的病因，但要避免用脑过度、压力过大。

如何尽早发现帕金森病的"蛛丝马迹"？

帕金森病早期具有隐匿性，但并非毫无征兆，所以，家中有老年人的话，做子女的可以多留心、多观察一些"蛛丝马迹"。

❀　眨眼减少，双眼转动减少，表情呆板，语速变慢。

❀　写字逐渐变得困难，笔迹越写越小。

❀　肢体静止时不由自主地颤动。

❀　步态细碎慌张。

❀　睡眠障碍，如梦魇、说梦话、喊叫、梦中挥拳踢脚，或有入睡困难，白天嗜睡。

❀　嗅觉衰减、情绪低落、便秘。

虽然帕金森病尚无法被根治，但如果患者本人及其家属能及早发现这些早期征兆，早诊断、早治疗、规范用药，就可以延缓病情进一步加重，提高患者的生活质量。

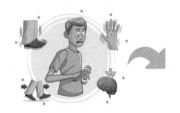

1　你从椅子上起立有困难吗？

2　你写的字和以前相比是不是变小了？

3　有没有人说你的声音和以前相比变小了？

4　你走路容易跌倒吗？

5　你的面部表情是不是没有以前丰富了？

6　你的胳膊或者腿颤抖吗？

7　你自己系扣子困难吗？

8　你走路时是不是脚拖着地走小步？

9　你的脚是不是有时突然像粘在地上一样抬不起来了？

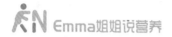

帕金森病能被有效预防吗?

目前,帕金森病已成为继心脑血管疾病和阿尔茨海默病之后严重威胁老年人身心健康的第三大杀手,世界上将近 50% 的帕金森病患者在中国。我国 60 岁以上老年人的帕金森病患病率为 1%,65 岁以上人群的患病率达 1.7%,70 岁以上人群的患病率达 3%~5%。

所以,还是应从帕金森病的预防入手,我们从现在开始能做如下预防措施。

❋ 发现有帕金森病先期征兆时,应及时到医院就诊,争取早诊断、早治疗。这是首要的预防原则。

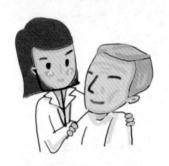

❋ 饮食上避免吃肥肉、荤油、动物内脏,多食蔬果等维生素和膳食纤维丰富的食物,适量摄取奶制品、豆制品、坚果,多喝水。

❋ 高危人群可经常吃一些能刺激大脑产生更多多巴胺的食物,例如:深颜色的谷物(黑米、黑豆)、富含维生素 C 的水果(猕猴桃、樱桃、枣)、坚果类(核桃)、黑巧克力、香蕉、咖啡、绿茶等。

❀　保持规律性的运动。

❀　保持规律的睡眠作息。

❀　注意劳逸结合，避免长期压力过大及用脑过度。

❀　预防高血压、高血糖、高血脂、脑动脉硬化、便秘等慢性病。

❀　少用或慎用可能导致药物性帕金森病的药物（服药前认真阅读药物说明书）。

❀　可选择补充维生素 C、维生素 E、辅酶 Q10、深海鱼油等营养物质，滋养和保护大脑及神经细胞。

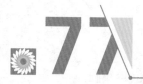

77 视疲劳该怎么办

视疲劳一种常见的眼部疾病，具体表现为眼部干涩、酸胀，视物重影，以及间歇性视物模糊。严重时会产生恶心、呕吐、眩晕、头痛、颈部肌肉紧张、肩部酸痛等全身症状。

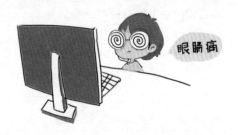

视疲劳分级

轻度

用眼后出现眼部酸、胀等眼部症状，休息后很快恢复，对工作学习无明显影响。

中度

有明显的眼部症状，对学习和工作有一定影响。

重度

除有明显的眼部症状和视物不能持久外，还伴随出现记忆力减退、失眠等症状，严重影响学习、工作和生活。

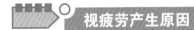

视疲劳产生原因

✳ 用眼习惯不良

长时间近距离阅读或操作电脑和手机、光线太强或太弱、阅读的字体细小等，导致眼部肌肉的过度收缩（紧张），容易出现视疲劳。

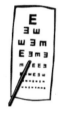

✳ 视细胞营养物质损耗

长时间用眼，感光细胞的能量和营养物质均消耗过度，如所需补给不及时，则很容易导致黄斑和视网膜恢复"元气"的时间延长。

举个例子，视网膜黄斑区的保护性色素即叶黄素每天在人体内有消耗，人体又无法自行合成，如果摄入不足，导致视网膜和晶状体的色素密度减低，就无法有效遮蔽那些破坏性强光（如来自手机屏的蓝光、太阳光等）。在这些强光所造成的"眼伤"中，视疲劳属于最轻的。

✳ 自由基损伤

长时间用眼，会产生大量自由基，如果自由基不能被及时代

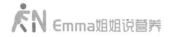
谢清除，就会损伤视觉细胞，特别是视网膜细胞，眼的功能就会弱化，很容易出现视疲劳。

◉ 肝功能不给力

从中医学的角度讲，在人体内部，肝与眼的关系最密，即"肝主目""肝开窍于目"，深藏于身体内部的肝通过经络通道，将养分源源不断地输送给眼，我们的眼才能够顾盼生辉，灵动有神。

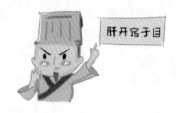

肝受损，则眼易生病。

❋ 肝血不足，目失濡养：如果肝细胞的营养不充分，供血不足，眼睛就会失去滋养，容易导致两眼干涩，视物模糊、毫无神采，甚至呆滞等疲劳症状。

❋ 情志不调，肝失疏泄：如果有不良情绪积郁，特别是压力导致的焦虑等负面情绪，再加上生活饮食的不规律，过度吸烟、饮酒，就会引起肝郁气滞，肝火旺胜，如此一来，很容易出现红血丝、视物模糊、眼干、分泌物多等眼部的症状。

视疲劳的破解之道

◉ 护眼好习惯

❋ 科学用眼，定时休息：注意用眼环境光照的明暗度、显示器的亮度要适宜、保持正确的坐姿、集中用眼时间不超过 1 小时，休息 5～10 分钟，看看远处，闭闭眼、眨眨眼、动动眼球、做做眼保健操。

❀　调畅情志，充足睡眠：及时调整疏导自己的负面情绪，尽量保持乐观心态，避免因"肝郁"而加重"眼伤"。

合理规划作息时间，避免熬夜，晚上 23:00 时前休息，让眼睛彻底休息。

❀ 护眼好饮食

❀　多喝水，可用菊花搭配枸杞、决明子泡茶饮，清肝明目。

❀　一日三餐的主食选择常吃杂粮，相较于精米、精面而言，杂粮含有丰富的 B 族维生素和微量元素，这些都是滋养眼睛的必需营养物质。

❀　多吃富含维生素 C、维生素 E 及叶黄素、玉米黄质、β胡萝卜素、花青素等类胡萝卜素的蔬果。

❀　还可以选择一些富含叶黄素、花青素等护眼营养素的膳食补充剂来为眼睛保驾护航。

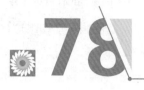

78 那么离不开手机，手机用什么来回应你的"一往情深"

Emma 姐姐在查阅资料时，发现一个新名词——短暂智能手机失明症（transient smartphone blindness，TSB）。这个新名词最初源于 2016 年新英格兰医学杂志的 2 个病例，他们的共同特征是患者的单眼视力下降均发生在黑暗中看手机的数分钟内，1 例在睡前，1 例在醒后，视力下降的一侧均发生在侧卧看手机的对侧眼。2017 年，又有 1 例这样的病例报道。

不幸中的万幸，这 3 位 TSB 患者都是生理性单眼视力下降，或失明症状是短暂性的并可恢复。但我相信他们自己一定是被吓出了一身的冷汗，连我看了都是一惊。在如今这个出门可以忘带钱包、可以忘带手表甚至可以忘带钥匙都不会心慌，但唯独离开手机就会心慌的时代，有多少人认真想过，我们的眼睛正在承受着多少"生命中不能承受之重"？

这其中的罪魁祸首，就是手机屏发出的短波蓝光！

中学的物理课上大家都学过：自然界的光是由各种不同颜色的光谱组成的，不同波长的光在视觉上呈现出不同颜色，例如波长在 605～700 nm 的光，我们看到的是红光；580～595 nm 的光，我们看到的是黄光；450～80 nm 的光，为普通蓝光；而波长范围

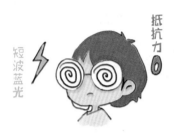

在 400～440 nm 的为短波蓝光。波长越短的光，其能量就越高，穿透力越强。

随着电子科技的迅猛发展，越来越多的电子产品进入寻常百姓的日常生活，于是人眼与蓝光亲密接触的机会也就越来越多，因为发光二极管（light emission diode，LED）光源，以及各类以LED 为发光源的电脑、手机、电视机屏幕等电子产品，其光源峰值光谱都是这种短波蓝光。现代生活如此离不开这些电子产品，但它们或许并不"领情"，它们用来回应我们"一往情深"的却是对眼睛的各种伤害。

短波蓝光会给我们的眼睛带来哪些伤害？

❉ 影响眼睛的生理发育

蓝光对眼睛的危害程度因年龄而异，年龄越小，伤害程度越大。小孩对蓝光更加敏感，接触蓝光后很容易出现感觉细胞受损、视力减退，以及合并发生其他的眼睛疾病。

❉ 更容易出现视疲劳，视物模糊

前 2 年，中国标准化研究院视觉健康实验室就进行过关于

LED蓝光对人眼视觉疲劳影响的研究，研究结果表明，蓝光含量过高会引起受试者的视觉疲劳增加。

✿ 导致人眼黄斑变性

黄斑被破坏，可引起视物变形，视力（特别是中心视力）显著下降，影响生活质量，甚至致盲。

✿ 在更早的年龄诱发白内障

白内障发生的主要原因与太阳光里的高频蓝光脱有关，过去人们一般是进入老年阶段才会得白内障，如今发病年龄呈越来越年轻化的趋势。试问每天长达数小时盯着手机看，相当于把一生中阳光的蓝光对我们眼睛辐射，集中在数年中全部让眼睛承受，如此透支谁的眼睛能承受得起呢？

✿ 影响睡眠质量

研究表明，蓝光会抑制褪黑素（是保证人有高质量深度睡眠的关键激素）的分泌。现在很多人年纪轻轻就说自己睡眠不好，白天总是无精打采，工作效率不高，可是一到睡觉的时间就习惯性地带着手机或平板电脑上床，在黑暗中或闲聊、或追剧、或刷朋友圈等时间长了，睡眠质量肯定下降，失眠也会成为常态。

如何避免蓝光辐射对眼的伤害

尽管2016年才出现短暂性智能手机失明症这个名词，但2006～2013年，全球平均每年因蓝光辐射导致失明者有超过60 000人。为此，WHO爱眼协会已经在全球范围内发出了关于

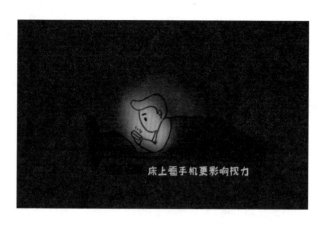

床上看手机更影响视力

蓝光辐射对人类潜在威胁的橙色预警。有专家甚至疾呼，如果再不关注蓝光对眼睛的损害，若干年后爆发出更多"眼睛问题"，其破坏性不亚于癌症、糖尿病和高血压性等慢性病。

保护好眼睛，我们应该怎样做？

❋ 避免长时间看手机

更不要时刻低着头看手机，工作看、吃饭看、走路看、如厕看、睡前看、睡醒看、白天看、夜晚看……整个人生都被手机绑架了，还有什么意义？

❋ 佩戴专业眼镜

必须长时间看手机屏幕的时候，要佩戴能够阻挡蓝光的眼镜，或者给视频终端戴上"眼镜"——贴膜，阻挡蓝光释放。但必须强调一点，即使广告商宣传得都是真的，蓝光也不会被这些产品全部阻挡，故不可因此放纵自己，永远要牢记第一条建议。

❋ **调低手机亮度**

众所周知，亚洲人更喜欢"冷屏"。但颜色越冷，就意味着色素中蓝色的成分越高，更容易对眼睛造成伤害。因此我们可以选择将手机的色温调低，虽然如此一来不够冷艳的颜色看起来有些不习惯，但是这样设置更有利于保护我们脆弱的视网膜。当然，屏幕亮度也不宜调得过低，否则也伤眼睛。最好选择"自动调节手机亮度"。

❋ **不要在黑暗的环境下看手机**

一定不要在黑暗的环境下看手机！一定不要在黑暗的环境下看手机！（重要的事情说 3 遍）

❋ **学会给眼睛提供营养保护，提高自身修复能力**

❋ 含花青素的紫色蔬果：花青素是强效抗氧化剂，能够清除损害眼部血管的自由基，维持正常细胞连接，改善眼部微循环，保持敏锐的视觉。

❋ 含叶黄素、玉米黄质、β 胡萝卜素的黄色、橙色、红色

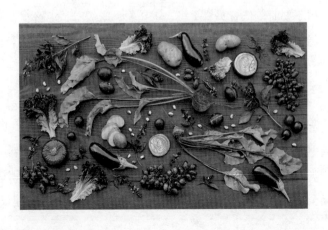

蔬果。叶黄素和玉米黄质是构成视网膜黄斑部的主要色素，它们能预防和改善因视网膜黄斑退化导致的视力下降，也能阻断紫外线、短波蓝光对眼睛的损害，如视疲劳、视物模糊、白内障、黄斑退化等，还可促进视网膜细胞中视紫红质的再生。

β 胡萝卜素可在人体内转化为维生素 A，后者是构成视网膜视紫红质的主要成分。如果身体缺乏维生素 A，就会导致视网膜对光不敏感，甚至出现夜盲症。

❀　补充 DHA：DHA 是构建视神经的主要原材料，补充 DHA 对维护良好的视力也大有益处。

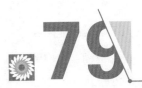

"危机四伏"的消化道，要想解救它还得看你每天如何吃吃喝喝（上）

如今的世界，在挑战人类生命底线的疾病榜单上排在首位的是心血管疾病，紧随其后的就是恶性肿瘤（俗称癌症），而在恶性肿瘤中，除了肺癌，对人类威胁最大的就是消化道肿瘤。人生有句8字箴言：病从口入，祸从口出！特别是消化道的恶性肿瘤，基本都与日常不良饮食习惯和行为有关。吃饭、喝水是每天都要做的事情，很多人不会意识到正是自己日常不良行为让消化道"危机四伏""陷阱丛生。"

今天为大家总结的是那些让消化道陷入"窘境"和"危境"的不良饮食习惯和行为。说的是不是你？请对号入座。

喝水给食管带来的危机

食物中的亚硝酸盐是已明确致癌物亚硝胺的前体，而说起这样的食物，首先想到的会是剩菜、腌制食物，殊不知在我们喝的水里也含有亚硝酸盐。如果饮水中的亚硝酸盐含量高，那你在喝水的时候，就会不时地把它留在食管壁上。剩菜、腌菜可以不吃，但水不可能不喝吧！我国有些地方的整个村子高发食管癌，甚至一家祖孙三代都被诊断出食管癌，就是因为当地饮水中的亚硝酸盐含量高导致的。

虽然多数人生活的地区，饮用水中的亚硝酸盐含量并没有天然超标，但不良的饮水习惯会导致水中细菌增殖，进而产生大量亚硝酸盐。例如喝放置很久的凉白开等。

该怎么办？给你支上三招。

❀　水烧开之后尽量要在 16 小时内喝完。

请记住，水烧开一次，杀菌也并非一劳永逸，凉白开也是有保质期的。放置时间过长，未盖上杯盖子，细菌含量会明显上升，水中的亚硝酸盐也就随之产生。

❀　自来水烧开之后再多煮 3 分钟可有效除氯，除非你的饮用水是蒸馏水或品质高的净水器过滤过的水。

❀　家用桶装水最好在 3～7 天喝完，人口少的家庭尽量选择小桶装水或者安装净水器。

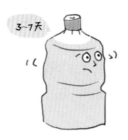

 滚烫的食物给食管带来的危机

除了保证水质的纯净，远离致癌物，习惯吃"热"食、喝

"热茶"、"热饮"也容易损伤食管黏膜，为食管癌埋下隐患。食物的温度过高会对食管内壁造成损伤，黏膜会变得粗糙不平整，继而诱发炎症、水肿、增生甚至癌前病变。

因此，食物的最佳温度在40℃左右对食管来说比较安全和靠谱，如果你实在是心急，那就要好好练练自己的肺活量，将热的食物送进嘴里之前好好吹吹，以嘴唇不觉得烫为标准。

尖硬的食物给食管带来的危机

有人形象地说，人体的食管特别需要"温柔"相待。这里的"温"指的是温度，"柔"指的就是选择柔软的食物。这一点格外需要引起牙口好的年轻人的注意，要知道，在临床上不乏年纪轻轻就被确认为食管癌的病例。无论是烧烤所用的孜然、坚果，还是干硬的烤馒头、烧饼，甚至是烤鸭的脆皮，都有可能因为咀嚼不完全，以"尖而硬"的形式"划"过食管黏膜，破坏食管黏膜。

如果你就是爱吃这一类食物来锻炼牙齿功能，那就只有一个办法：认真咀嚼，避免狼吞虎咽。每一口食物都尽量咀嚼20次以上。

服药给食管带来的危机

服药是为了治病，但是如果服药方法不对，则可能会致病，甚至导致食管癌。这种情况常见于老年人，他们常因健康原因需要同时服几种药，一把大小不同的胶囊或片剂用水送服后，很多人的一个习惯动作是立即躺下，但这样的习惯也会给食管带来隐患，一方面老年人食管的收缩功能下降，吃完药就躺下，很容易让药物（特别是胶囊）滞留在食管，对食管壁形成腐蚀；另一方面，老年人食管末端防止反流的贲门收缩功能下降，躺下后容易造成药物成分反流到食管，也会对食管壁造成腐蚀。

总结一下：如果一次需要服用的药物很多，请分开用温水送服。服药后不要立即躺下，站一会儿或坐一会儿，保证药物能够顺利进入胃内。

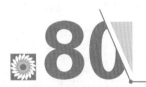

"危机四伏"的消化道，要想解救它还得看你每天如何吃吃喝喝（下）

上篇围绕着上消化道的食管，讲述了生活中一些不良的饮食习惯或让食管健康危机四伏的动作。下篇咱们再来看看下消化道的小肠和大肠都会面临哪些危机。

肠道中的"危险品"

食物经过胃的消化分解，被输送到小肠，由小肠细胞开始对其中的营养物质进行吸收。多数人都会认为，自己吃的食物都是有营养的，殊不知在没有被身体吸收的食物残渣中，并非只是一些不能被消化的食物纤维，还潜伏有不少的危险。如你一顿饭吃了很多肉，肉中的蛋白质如果不能被身体完全吸收利用，就会在肠道产生以下的危险品。

❀ 氨类物质：玻璃清洁剂的主要成分。

❀ 甲酚：防腐剂的主要成分。

❀ 硫化氢：煤气的主要成分（臭屁味道的主要来源）。

是不是有些不相信自己的眼睛？明明吃进来的是对人的生命至关重要的蛋白质，为什么会在肠道中出现防腐剂的成分、玻

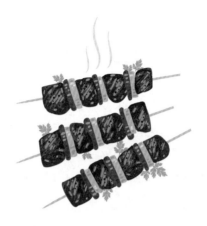

璃水的成分和煤气的成分呢？原因有二：一是摄入蛋白质过量，身体无法全部吸收，剩余的蛋白质就会产生上面的三种"危险品"；二是你所选择的蛋白质，消化吸收率低，无法被吸收的残渣相对多，就会更容易在肠道产生上面三种"危险品"。含有这些"危险品"的食物残渣，如果不能顺利排出体外，而是形成宿便长期堆积在肠道中，会引发肠道细胞水肿、炎症，甚至增加患肠癌的风险。

所以，关于如何吃蛋白质，你需要把握以下 3 个原则。

❀　一般情况下，成年人每天蛋白质的摄入量在 0.8～1.0 g/kg（体重）为合适，不要少吃，也无须多吃。

❀　饮食中增加消化吸收率高的优质蛋白的比例，如牛奶、鸡蛋、大豆中的蛋白质都是消化吸收率比较高的优质蛋白，不容易在肠道中形成危险品。

❀　适当减少红肉的摄入量，如猪肉、牛肉、羊肉等，它们的消化吸收率可没有大家想象得高。

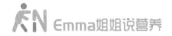
惧怕堵塞的大肠

营养物质被消化吸收之后，剩余的食物残渣会在大肠中聚集、储存、堆积和浓缩，形成大便，排出体外。由此可见，大肠在整个消化道中绝对属于"高危路段"，因为在这里聚集着很多代谢废物甚至是危险品，如果不能及时排出去，就会让大肠"危机四伏"。这样的"高危路段"，最怕的一个字就是"堵"，如果大便被堵在大肠里，那真是比北京二环路上的堵车还可怕。最让我们头疼的一种常见亚健康的状态莫过于便秘，便秘产生的原因与以下生活习惯或饮食习惯息息相关。

❀ 饭后立即吃水果

吃水果本身没有错，错的是吃水果的时间！吃完饭后马上吃水果，水果就会变成导致便秘的"元凶"之一！因为很多水果中含有鞣酸，虽然它对人体有营养价值（能够抗衰防老），但它很容易与食物中的蛋白质结合，形成的鞣酸蛋白复合物具有收敛作用，即减少肠液分泌、抑制肠道蠕动，从而引发便秘。

所以，请尽量在餐前1小时或者餐后1~2小时后吃水果，外出就餐时如果有商家餐后附赠果盘，请婉言谢绝或打包带走。

❀ 边吃饭边喝茶水

茶叶中也是含有鞣酸，所以这个小习惯也容易引发便秘，还会影响食物中钙等微量元素的吸收。在此分享一个关于英国人的小秘密，由于英国人喜欢喝红茶时加牛奶，所以英国人便秘的发生率很高。咱们举一反三一下，茶叶蛋、奶茶这类食物和饮品，容易便秘的人最好少吃少喝。

✿ 经常穿束身衣或紧身裤

这个多见于女性。肠道的蠕动需要空间，所以最好能让裤腰与皮肤间留有一拳的距离。所谓"勒紧裤腰带"说的可是保持勤俭节约精神，而不是鼓励大家真的穿紧身衣裤。

✿ 如厕时玩手机或看杂志

很多现代人都已经对手机产生高度依赖，不仅上床睡觉时带着手机，连去卫生间都要带着手机。如厕时手机绝对会分散注意力，让便意消失，导致便秘的发生。要知道，便意的产生可是相当宝贵的，一旦没抓住就稍纵即逝，再想有便意可就难了，最早也要等明天。所以说，我们一定要严肃认真地对待大便，卫生间谢绝携手机入内！

✿ 排便的姿势不当

❀ 蹲式排便比坐式排便更符合人体生理结构，让排便更容易！（具体原理请自己看图理解）

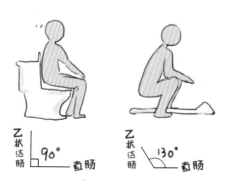

❋ 使用家中的坐便时，可在坐便前放置小板凳，模拟蹲便效果，利于排便（具体操作请自己看图模仿）。

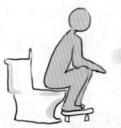

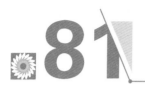

81 对人类"情有独钟"的幽门螺杆菌，我们是否一定要将其"赶尽杀绝"

之所以想写这个话题，是因为幽门螺杆菌（helicobacter pylori，Hp）这个看似很专业的微生物名词，在生活中已经被不少人似懂非懂地记住了。前几天，一个朋友告诉我，已经有好几个人和她讲过有关 Hp 致癌的话题，吓得她在没有任何症状的情况下主动跑到医院，强烈要求做关于 Hp 的检测。虽然最终被医师给严肃地劝了回来，但她好像还是对 Hp 心存疑点和顾虑。如果你也刚好对这个 Hp 有些兴趣，那就一起科普一下吧！

幽门螺杆菌的几个特性

❀ 它对人类"情有独钟"，人是它的唯一自然宿主。

❀ 它在人体的寄居部位是胃及十二指肠球部。

❀ 它是唯一可以在胃酸中存活的细菌，胃酸浓度越大，繁殖得越快。

❀ 它还"擅长"分泌很多黏附因子，从而使自己能够紧紧黏附于胃上皮表面，避免被胃排空。

❀ 它有双侧鞭毛，有超强的运动能力，能进行快速螺旋状

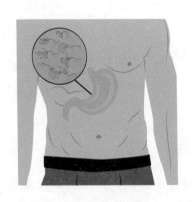

移动，穿过胃黏膜层。"口—口"和"胃—口"传播是 Hp 重要的传播方式。脱落的 Hp 可存活在胃液中，通过胃 - 食管反流可进入口腔，滞留在牙菌斑中，通过唾液传播感染。

幽门螺杆菌对人体的危害

Hp 经口到达胃黏膜后"定居"，经数周或数月引发慢性浅表性胃炎，数年或数十年后发展成为十二指肠溃疡、胃溃疡、慢性萎缩性胃炎等，而后者是导致胃癌的危险因素之一。Hp 的危害如下。

❀ Hp 是慢性胃炎的主要致病菌

在慢性胃炎患者人群中筛查，有90%～95%人都是 Hp 阳性，远远高于其他人群；同时如果对 Hp 阳性人群进行胃镜检查，这些人都患有不同程度的胃炎。

❀ Hp 也是消化性溃疡的主要致病菌

这里的消化性溃疡说的就是胃溃疡和十二指肠溃疡，目前根治 Hp 就是消化道溃疡的主要治疗手段之一。

幽门螺杆菌和胃癌到底有多大关系

两者有关联，但没有必然的因果关系。

❋ **Hp 在卫生条件较差的地区感染的比例更高**

中国也是 Hp 感染大国，人群中 Hp 的感染率高达 50%～80%。但是，Hp 感染者中的大多数并没有出现胃部症状，可能一辈子也不会患胃癌。

❋ **胃癌早期诊断的方法是胃镜**

胃癌早期诊断的标准方法仍然是胃镜，而不是体检的 Hp 检测报告。Hp 阳性并不意味着将来一定会得胃癌，Hp 阳性仅仅是胃癌发病的一个环节，人体自身的因素、环境因素对于胃癌的发生也是至关重要的。

❋ **Hp 检测的临床诊断意义有三**

❈ 提示 1：Hp 阳性的人罹患胃病的风险会增高，但无须恐

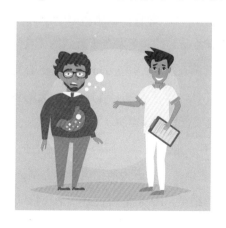

慌，平时对你的胃多关照一些，别总是刺激它就好，不需要采取特别行动。

❈　提示2：Hp阳性的人如果合并有明显的胃部不适症状，或者有胃病、胃癌家族史，则需要在医师的指导下接受胃镜的检查。但无须恐慌，因为这也不意味着就是胃癌了，只须尽早做一下筛查，避免漏诊而已。

❈　提示3：Hp检测结果为阴性，并不一定就不得胃癌。

发现幽门螺杆菌是不是一定要"赶尽杀绝"？

既然Hp是造成慢性浅表性胃炎、胃溃疡的常见原因之一，也与胃癌有着"暧昧"的关联性，似乎应该对其实施"赶尽杀绝"的策略才对。

然而事实未必如此。

❀　Hp的存在或许也有积极意义的一面。2011年，一篇题为《停止杀死有益菌》的文章发布于著名的《自然》杂志上，文中述一项大规模调查发现：缺少Hp的人群更容易患哮喘、皮肤过敏等疾病。并且，作者认为，当Hp从人类的胃中消失后，更容易患食管反流及食管癌等疾病。

❀　Hp并不一定致病。有研究表明，对于一部分Hp阳性者而言，Hp的感染是一种因为消化道菌群失调，缺少了抑制Hp的其他微生物的结果。Hp可能仅仅是一个起指示作用的微生物，它发出提醒，告诉人们其肠道菌群发生了改变。越来越多的研究显示了 Hp 对人体可能存在的保护作用。

❀ Hp 在人类体内的寄居史由来已久，除非用抗生素根除，否则 Hp 通常会伴随一个人的一生，而滥用抗生素对人体产生的危害，其后果和代价将是巨大的。我国至少有几亿人群是 Hp 阳性，若都通过抗生素来根治，那引起的抗生素耐药问题将是非常严峻的。

所以，现在对于 Hp 共识是：并不是人人都需要根除身体里检测到的 Hp。

哪些人需要根除 Hp？

❀ 对于大部分查出 Hp 阳性的人来说，是不需要治疗的，只要中年后定期进行胃镜检查，或者在有上消化道不适时进行胃镜检查。

❀ 真正需要对 Hp 进行根治的只是一小部分人群：除了有胃癌家族史人群，还包括消化性溃疡、慢性胃炎、胃黏膜萎缩或糜烂，或在病理检查中发现有不典型增生者，以及计划长期服用包括阿司匹林在内的非甾体抗炎药人群（根除 Hp，可以降低这些药物引起十二指肠溃疡的风险）。另外，反流性食管炎、不明原因缺铁性贫血、特发性血小板减少紫癜患者也建议根除 Hp。

同时，也不是所有人都有必要主动去医院或体检中心要求检测 Hp 是否为阳性。

❀ 有胃癌家族史的人属于胃癌的高危人群，筛查 Hp 是非常有意义的，若 Hp 检查的结果是阳性应尽快根治，可以降低胃癌的发病率。

❀ 其他人群，筛查 Hp 意义不大，查出是阳性反而徒增没必要的紧张。

❀ 对于经常上腹胀痛，有胃炎病史的人群，首选的检查并不是 Hp，而应该是胃镜。

研究显示，只有 10% 左右的 Hp 感染者会患胃病，而得胃癌的概率只有约万分之五。但很多人却由于过度关注 Hp 感染的风险，导致抑郁、焦虑等心理和精神障碍，这方面的困扰有时比 Hp 的危害更大。所以，希望看到这篇文章的人能够放下不必要的心理包袱。

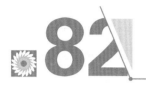

82 别让"前腺"吃紧，
除了尴尬还不"性福"

一位女性好友很隐晦地问了好几个关于前列腺的问题，本篇咱就大大方方地广泛科普一下关于男性独有器官——前列腺的健康知识。

前列腺的长相如同一枚倒立着的"小栗子"，蜗居在一个拥挤的"器官区"，脑袋贴着膀胱，脚尖抵着泌尿生殖膈，身后住着直肠，侧面还有精囊。

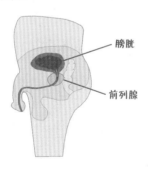

别看这枚"小栗子"所处的空间不大，但却是"要道"，它与"泌尿"和"生殖"两大功能都紧密相关，算是"跨界"管理的高手。

前列腺"允许"尿道从自己的中心纵贯而过，从而得以扼守尿道上口，控制排尿。所以一旦前列腺有个"三长两短"，首当其冲受影响的就是男人们如厕这项生理活动。

前列腺是精子排出的重要通道，并且为了配合精子完成其使命，它还"特别贴心"地分泌前列腺液，作为精液的重要组成部分助力男性的生育功能。

所以一旦前列腺有个三长两短，跟着受委屈的还有男人们的"性"福指数，以及繁衍后代的能力。

除了负责生育工作，前列腺还具有内分泌的功能，它可使睾酮（"初级版"的雄激素）快速迭代成更强有力的"升级版"雄激素，并输送至血液中，这可是男人们保持男性雄性特征和活力必不可少的。

前列腺虽小，却是男人的"多事之地"。它如果因为受到冷落或忽视而不爽，就会不时制造一些麻烦，给主人带来困扰。

前列腺良性增生 / 肥大

随着年龄的增长及男性内分泌的变化，前列腺这枚"小栗子"的头部会逐渐"发胖"，50% 50 岁以上和 80% 80 岁以上的

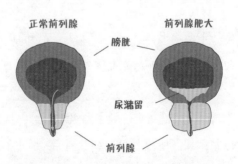

男性都会逐渐有个"胖头栗子"。

前列腺增生虽然不是癌症（恶性增生），也不会提高癌变概率，但真的会给如厕带来无数的麻烦。尿频、夜尿次数增多、排尿困难、尿无力，以及出门经常急着找厕所而又尿不尽的尴尬与无奈，谁有谁懂！

前列腺炎

前列腺炎又被一些泌尿科医师幽默地称为"前列腺感冒"。这个名字暗示着前列腺发生炎症（如感冒般）常见，并且任何年龄都可能发生，在 50 岁以下的男性人群中，是居于首位的泌尿外科常见病。前列腺炎经过治疗会好转，但（如感冒般）容易反复发作。

过度的吸烟、饮酒、吃辣，以及久坐、受凉、疲劳、纵欲等，都是诱发前列腺炎的导火索。而前列腺一旦发炎，除了因感染肿胀挤压尿道引发排尿障碍，还会造成性功能障碍，以及小腹痛、腹股沟痛甚至背痛等放射性疼痛，那是一种难言的痛苦！

前列腺癌

前列腺癌是老年男性最常见的恶性肿瘤，其发病率在西方一些国家仅次于肺癌，占男性恶性肿瘤的第二位。在中国，随着人口老龄化、生活水平的提高和饮食结构的改变，再加上医学检测水平的提高，前列腺癌的发病率也在逐年上升。特别是前列腺潜伏癌，在 75 岁以上的男性人群中的检出率可高达 25%，并且还有一定的家族遗传性。

不幸中的万幸，前列腺癌属于治愈率相对较高的恶性肿瘤。如果能早期发现，治愈率能达 90% 以上。所以在此苦口婆心地提醒各位中老年男性朋友，细心呵护前列腺和定期去医院做体检筛查，不仅重要，而且必要！

前列腺的健康危机与不良的生活方式、饮食方式关系密切。

✿　过度吸烟饮酒、吃辛辣食物都可以刺激前列腺充血、肿胀，发生炎症。

✿　久坐或者长时间骑自行车会减慢前列腺区域的血液循环，导致会阴及前列腺部位慢性充血淤血，不仅影响前列腺分泌液的正常排出，还会诱发无菌性前列腺炎或加重细菌性前列腺炎。

✿　经常憋尿易使男性尿道下段寄生的细菌逆行到尿道，引发尿道炎、肾盂肾炎。

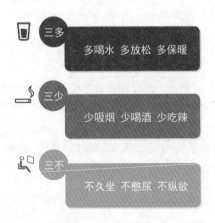

三多　多喝水 多放松 多保暖

三少　少吸烟 少喝酒 少吃辣

三不　不久坐 不憋尿 不纵欲

◉　性生活过于频繁会导致前列腺过度充血，诱发前列腺炎。

所以，还是要能做到以下"三多""三少"和"三不"，才能有效避免年纪轻轻就出现"前腺"吃紧的尴尬。

说到保养前列腺的营养好物，咱马上想到的就是番茄红素，它强大的抗氧化能力可以保护前列腺细胞免受自由基的攻击和损伤，增强前列腺细胞的自我修复能力。所以，不妨经常把番茄菜花、西红柿炒鸡蛋、西红柿打卤面等与番茄相关的家常菜肴请上餐桌。

83 医学手段都如此先进了，
人类还在被这些疾病困扰

人类的历史也可以说是一部不断与疾病做斗争的历史。

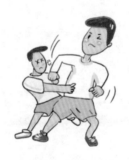

先是感染性疾病层出不穷，天花、霍乱、猩红热、百日咳、白喉、结核……；再是营养不良性疾病雪上加霜，脚气病、坏血病、佝偻病、夜盲症、贫血……；后有营养过剩的富贵病兴风作浪，糖尿病、高血压、高脂血症、痛风、动脉硬化、心脏病……

如果说，应对那些病因明确的疾病人类还是有很多办法的，那么面对另外一些"令人费解"的现代病时，人类就显得有些力不从心了，例如，小儿糖尿病、哮喘、自闭症、湿疹、癌症……

这些疾病，几乎同时在发达国家骤然增多，并蔓延到发展中国家。这些疾病，困扰的不仅是成年人群体，还包括孩子。儿童糖尿病的平均发病年龄曾经是 9 岁，现在是 6 岁，最小发病年龄是 3 岁。儿童湿疹患者的数量在过去 30 年成倍增长。

　　人们试图用许多理论来解释上述单个病症。例如，疫苗引起了自闭症，转基因食物伤害人类的消化系统，空气污染导致哮喘等。甚至也有很多人认为，这些疾病在儿童阶段出现，是因为人类把自己生活的环境打扫得太"干净"，以至于孩子们没机会充分地接触到病菌，免疫系统因"缺乏训练"而容易出现过度反应，伤及自身出现上述慢性病。

　　而更多的科学研究表明，这些疾病"泛滥"的背后都可能与一个共同的"原罪"：人体微生物的菌群失调。

　　生活在人类体表及体内的微生物群与人类协同演化了数千年，广泛分布在人体与环境相通的腔道各处，构成了它们自己的生态圈。人类从出生开始，就开始逐步获得这些微生物，一般来说，一个 3 岁幼儿体内的微生物菌群就已经与成年人非常接近了。

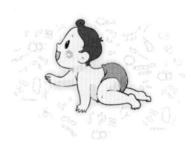

　　这些微生物菌群是大自然为人类健康提供的堤坝，它们携带着 2000 多万个基因帮助人体抵御疾病。微生物菌群的多样性，与人体免疫力息息相关。它们保护人类的生命安全，同时它们也需要得到人类的保护。

遗憾的是由于人类滥用抗生素、卫生消毒剂、杀菌剂、剖宫产等行为，导致一部分在人体内世代相传的微生物已经或正在消失，打破了微生物生态圈的平衡，导致微生物菌群的多样性丧失。

如此一来，人体的代谢、免疫力和认识能力都会受到影响，出现这些令现代人困扰的疾病也就不足为奇了。

虽然绝大多数微生物都非常微小，肉眼难见，但不可否认，它们才是地球真正的主宰者。没有微生物，人类将无法呼吸、无法消化、无法健康、无法生存；但没有人类，绝大多数微生物将安然无恙。

千万别以为人类够聪明，研制出了疫苗、找到了抗生素、发明了医疗仪器，我们就可以"高枕无忧"地享受健康和长寿了。杜绝滥用抗生素、杀菌剂、消毒剂，为肠道引入更优良的益生菌，帮助体内的微生物菌群打造丰富多样的生态圈，更是确保人体健康必做的功课。

84 缺氧的油腻

不仅是中年男人，几乎所有年龄段的男人、女人们对"油腻"一词都唯恐避之不及。其实，相对"油腻"而言，组织缺氧也应该引起我们的重视，并且也许你的"油腻"正是"缺氧"造成的。

请闭上眼睛仔细想想，自己平时是否出现乏力、记忆力下降、爱打哈欠、爬楼梯胸闷气短、较大运动后心慌气短、喘气急促，蹲下或静坐后站起来时头晕目眩，甚至眼前发黑这些情况？

也许你还是会问"呼吸是件多么轻松平常的事，我们每天不是都在呼吸吗？为什么还会缺氧呢？"

虽然每天都在喘气呼吸，但并不代表你体内的组织细胞就不"缺氧"。"缺氧"并非只指呼吸的氧气不够，还包括人体组织内与细胞结合的氧气不够，从而使人体长期处于一种慢性缺氧的状态。

氧对人体组织细胞的新陈代谢起着关键作用，它决定了细胞代谢的速度和质量。举个例子，来自食物的产能营养物质必须同氧结合才能完成其生理氧化过程，才能释放出能量。

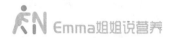

生活中的慢性缺氧

当然，急性缺氧致命，慢性缺氧虽"不起眼"，但生活中随处可见。

✿ 环境污染

由于树木被大量砍伐，破坏了氧气的直接来源，再加上工业污染、汽车尾气、雾霾肆虐，吸进身体的氧越来越不"纯粹"，打了折扣。

✿ 不良饮食习惯

暴饮暴食、过度食用加工类食品都会造成内脏负担过重。人体无论是排出各种毒素，还是代谢食物中的防腐剂、合成色素、合成调味剂等化学添加剂，都需要消耗大量的氧气。

✿ 缺少运动

现代人生活和工作高度紧张，长期缺乏运动，心肺功能慢慢下降，人体吸收氧气的能力也随之减弱；高强度的脑力劳动又消耗掉大量的氧气，从而造成缺氧。

✿ 精神压力过大

当精神压力过大时人体耗氧量增加，耗氧量是静止时的2～3倍，如果氧气供给不足就会造成机体缺氧，影响组织器官生理功能的正常运作。

✿ 过多地依赖空调

夏天依赖冷气，冬天依赖暖气，室外活动极少，长时间待在门窗紧闭的房间里，室内空气流通不畅，空气污浊，氧的供应不足。

✳ **人体老化**

随着年龄的增长，肺活量和心功能逐渐下降，硬化变细的血管输送氧的速度减缓变慢，组织细胞的含氧量会逐年递减。

那慢性缺氧到底是啥感觉？

人体组织细胞一旦慢性缺氧，一些小症状就开始出现了，总感觉睡不醒，即使是早晨起来也是昏昏沉沉的、没有一点精神；大脑混混沌沌的，每天频打哈欠、心情烦闷、长吁短叹、忘东忘西。

长期慢性缺氧对身体各个系统和器官的影响

✳ **免疫系统**

免疫力下降、容易感冒。

✳ **消化系统**

食欲缺乏、胀气、便秘等。

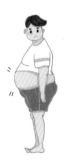

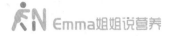
❀ 呼吸系统

胸闷不适、呼吸困难、喉咙痒及咳嗽，容易复发肺部旧疾。

❀ 循环系统

心悸、心跳加快或减慢，容易出现心脏病复发或症状加重。

❀ 脑和神经系统

头晕、头痛、无精打采、反应迟钝、疲惫无力及嗜睡等。

前面说的"缺氧"与"油腻"之间的关系，绝不是为了蹭热点或危言耸听，医学上就有一种肥胖称为"缺氧性肥胖"。

或许你已经听说过，人体所需的能量是通过一种叫作腺苷三磷酸（adenosine triphosphate，ATP）的物质来释放的，若身体出现缺氧，ATP合成就会明显不足，人体对葡萄糖和脂肪分解能力下降，身体脂肪也就不易被燃烧，从而导致肥胖。

"补"氧措施

既然缺氧了，是不是需要抱着氧气瓶直接吸氧才能纠正？

非也。直接吸氧针对的是疾病状态，对于更多亚健康状态的慢性缺氧人群，特别是整天躲在空调房里埋头苦干却不时头昏脑胀、昏昏欲睡的都市白领，以及每天都需要高强度用脑却常感记忆力不给力的知识分子和学生党，下面的"补"氧措施虽然有些老生常谈，但就是很关键。

❀ 养成规律运动的好习惯

并非需要认真地每天游泳、跑步1小时或上健身房挥汗如雨训练 1～2 小时才能"补"氧，任何形式的有氧运动，哪怕只是走走路，跳跳绳，或者伴随着音乐跳跳舞，都能预防身体缺氧。

◈ **控制糖分的摄入**

糖分摄入过多，会导致胰岛素的分泌增加，而胰岛素又会加速肝脏对脂肪的合成，容易导致血脂增高，血液黏滞度增加，血液流动减缓，氧的输送自然就会减少。

此外，糖类摄入过多，也会产生过多的酸性代谢物，容易让人产生疲劳感。

因此，如果觉得有些累了或疲倦感，饮食上的解决方案绝不是吃蛋糕等甜食，可以用一杯茶或咖啡代替甜食，茶中的儿茶素、咖啡中的咖啡因等物质都有助于促进血液循环。

◈ **饮食上，多吃以下几类食物**

✿ 富含抗氧化营养物质的食物，无论是颜色鲜艳的蔬果、还是坚果，其中的维生素 C、维生素 E、类胡萝卜素、花青素等抗氧化物质都有助于我们的身体免受氧化损伤，预防缺氧。

✿ 富含铁的食物，铁能增强血红蛋白运输氧气的能力。

✿ 富含 n-3 多不饱和脂肪酸的食物，有助于扩张血管，防止血液凝固，促进血液循环的通畅。

◈ **改变呼吸习惯**

习惯浅呼吸的人，要逐步改变呼吸习惯，减少浅短呼吸（多为胸式呼吸），多做深长呼吸（为腹式呼吸）。

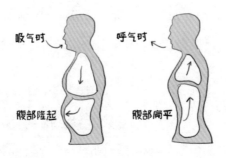

🌼 劳逸结合

保证充足的睡眠，让身体充分休息。

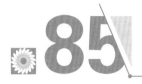

85 打击自由基的"自由主义"

人在江湖漂，哪能不挨刀！我们的身体就每天都在承受着自由基悄无声息的攻击。自由基指的是那些具有不成对电子的物质基团，可以是分子，可以是原子，也可以是原子团。

将"自由基"理解为经常犯自由主义的单身人士，或者不安分的"电子小偷"。

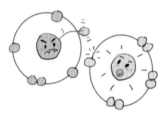

自由基因其存在未配对电子的结构特点，无法安分、稳定地待着，总是要伺机抢夺其他物质身上的电子帮自己的电子配对，看到谁就抢谁，"自由"得无法无天，因此被称为"自由基"也就不足为奇了。自由基抢夺电子的行为被称为"氧化作用"。不难理解，一切打击自由基的行为，都可以被称为"抗氧化作用"。

客观地说，作为人体代谢的中间产物，自由基并非一无是处，自由基对外来的细菌有很强的杀伤力，还能参与肝解毒，促进胶原蛋白的合成，以及参与人体的能量代谢等。

因此，人体产生一定量的自由基并不可怕，只要人体内的自由基能够保持不断产生和不断清除的动态平衡，人体的健康还是有保障的。

只可惜，理想总是很丰满，而现实总是很骨感。我们住在人口拥挤而喧嚣城市中，天天行走在 PM2.5 超标、雾霾笼罩的马路上，吃着地沟油、垃圾食品，呼吸着汽车尾气，面对着手机、电脑辐射，加班、熬夜、压力、疲劳、失眠、落寞……导致人体内的自由基不是产生的过多，就是被清除得过少，平衡被打破，人体细胞中的各种大分子物质（脂质、碳水化合物、蛋白质、DNA）就会被攻击、被氧化，从不同维度造成细胞损伤。

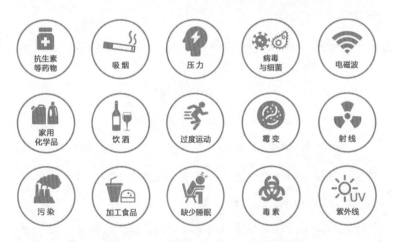

细胞损伤积累到一定程度，就会表现为组织和器官损伤，身体处于动乱不安的局面，正常生命秩序被破坏，早衰、各种斑斑点点、各种慢性病甚至癌症就可能随之而来。

值得庆幸的是，人体内长期活跃着很多对抗自由基的"英雄"，

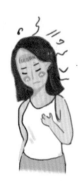

- 多发痘痘 　　• 头晕头痛
- 色斑增多 　　• 眼睛干涩
- 咳嗽不断 　　• 呼吸不畅
- 头屑瘙痒 　　• 肌肤过敏
- 黑头 　　　　• 满面油光

它们组成了强大的抗氧化统一战线，筑起三道抗自由基的防线。

第一道防线：抑制自由基合成

通过体内的各种抗氧化酶来抑制各种自由基的产生。代表"人物"有超氧化物歧化酶（SOD）、以铁为活性中心的酶、以锌为活性中心的酶等。

第二道防线：捕捉自由基

通过一些抗氧化剂的自我牺牲来捕捉自由基，中断它对生物大分子的氧化损伤。典型代表有维生素 C、维生素 E、β 胡萝卜素、辅酶 Q10、番茄红素、花青素、原花青素、生物类黄酮等。

第三道防线：修复受损的生物大分子

通过体内的修复酶来修复受到自由基损伤的 DNA、蛋白质、脂质等生物大分子。代表"人物"有蛋白酶、磷脂酶等。

因此，不难理解，为了确保三道抗氧化防线的稳固，在日常饮食中，大家要确保每天都能吃够优质蛋白、维生素和微量元素。如此一来，在抗氧化统一战线中发挥重要作用的各种"酶"才能够保质保量地被"制造"出来。

同时，针对那些勇于自我牺牲，而人体又无法合成制造的营养物质，我们可以选择额外补充。总之，无论是想永葆青春、还是为了延年益寿，打击自由基的"自由主义"，坚决不能手软就对了！

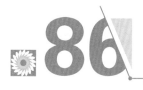

86 关于免疫力，你需要储备
多少知识才有信心提升它

经常说增强免疫力，但什么叫免疫力？这个词比较抽象，除了与生不生病有关，还有没有一些更具体形象的描述？这里 Emma 姐姐就分享一些关于人体免疫力的小知识吧。

知识点 1

人类的周围生存环境中充斥着各种细菌、病毒等微生物，但正常情况下人很少生病。这要归功于人体自身的 3 道保护屏障：皮肤及黏膜、胃肠道、免疫系统。

皮肤和黏膜可以说是人体的第一道免疫防线。一般的微生物要想穿透皮肤可能性不大。但人体也不是铜墙铁壁一块，还是存在薄弱环节的，并且基本都集中在脸上，眼、口、鼻就是外界病菌最可能的突破口。

幸运的是，这 3 个薄弱点的黏膜组织都能自己分泌一些液体，不断冲刷掉在上面的病菌，到达清除病菌的作用。以下 3 件事情对这些黏膜组织至关重要。

❀ 多喝水，让黏膜保持足够湿润。

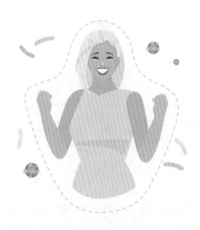

❀ 少吃盐和糖，因为多盐会破坏唾液中的溶菌酶，多糖会造成黏膜的脱水、干燥。

❀ 维生素 A 或维生素 β 胡萝卜素可有效帮助黏膜抵御外敌入侵。

知识点 2

循环系统包括血液循环和淋巴循环。血液循环主要运输营养物质及代谢物，而淋巴循环主要负责运送免疫细胞（这就好比是 2 家不同的快递公司，承接的业务是有差别的，大家可别搞混了）。

淋巴循环流经的线路，分布着人体的免疫器官，包括扁桃体、胸腺、淋巴结、肝、脾、小肠、骨髓等。凡是这些器官容易出问题的人，免疫力易受影响，易生病。

知识点 3

我们身体内的免疫细胞，就是人体健康保卫战的作战部队。这个作战部队分工很是精细，层层把守，各司其职，临危不乱。

❀ **负责"巡逻"的白细胞**

24 小时通过淋巴管、血管在身体里巡逻、站岗、放哨，监视敌情，不放过蛛丝马迹。

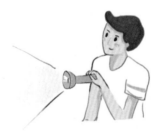

❀ **把守"入口"的吞噬细胞**

专门守卫人体的所有入口，包括伤口。一旦有病菌入侵，立即报警并采用"自杀式"方式吞噬病菌，在消灭"敌人"的同时，也英勇献身，破裂死亡，伤口的脓液就是激战的证明。

❀ **发"通缉令"的 T 细胞**

这类 T 细胞一般会驻守在"后方军部"，承担"数据分析和识别"的任务，也就是根据被吞噬细胞肢解的病菌尸体来识别病菌的特征，然后向其他免疫细胞作战部队发出对该类病菌的通缉令。

❀ **"特种杀手"T 细胞**

这类杀手 T 细胞是免疫细胞中的"特种部队"，它们在收

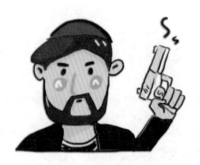

到通缉令后会立即对病菌展开搜捕和围剿，加快整个保卫战的节奏。

◈ 制造"导弹"的 B 细胞

B 淋巴细胞有能力制造出针对某类特定病菌的生物导弹，也就是大家常说的抗体。一旦被抗体攻击的病菌，就会立即失去作战力，只能垂头丧气地等着被吞噬细胞"扫地出门"了。

◈ 负责"战后警戒"的 T 细胞

这类 T 细胞记性特别好，在作战结束各路部队都"回营休息"之后，它们留下来担任警戒任务。只要有相同的病菌出现，它们立即就能识别出来，予以消灭。

之所以要一一介绍这些免疫细胞，就是想让大家了解它们的作用、贡献和重要性。您平时不经意的一些习惯或行为，就会损伤这支免疫部队的战斗力，从而出现免疫力低下的症状。

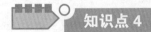
知识点 4

想要有一级棒的免疫力，我们都应该做到以下几点。

❀　作息规律，保证充足而优质的睡眠

这是恢复免疫力的最佳方式之一。

✳　睡觉时要关灯。睡觉的时候，眼球对光线很敏感，只要一接触光源，大脑就会停止分泌"褪黑素"。"褪黑素"可是和睡眠质量超级相关的一种激素，它可以使血压下降，心跳减慢，心脏得到充分休息，从而有利于免疫力的恢复。

✳　尽量不要熬夜。每天的黄金睡眠时间是在晚上 22:00 时至次日 2:00 时这 4 小时，即使你做不到 22:00 时就入睡，也要尽量保证不超过 23:00 时，否则黄金睡眠时间得不到保证，即使其他时间睡得再多，对恢复免疫力也事倍功半，甚至于事无补。

✳　熬夜对于蛋白质、B 族维生素、维生素 C 的消耗量都比较大，所以不得不熬夜者，当日晚餐要多摄入上述营养素。

❀　不滥用抗生素治感冒

感冒其实具有自愈性，一般 7 天左右就能恢复。为什么需要这么长时间？因为身体启动作为特种部队的杀手 T 细胞就需要这么多时间，一旦这支特种部队上来，流感病毒也就落荒而逃了。

因此，感冒期间除非医师认为有必要，否则不要服用任何抗生素。感冒大多是由病毒引发的，而抗生素只能消灭细菌。服用抗生素不仅对治疗感冒无效，还有可能对人体免疫力造成干扰，使其降低。

我自己常用不衰的抗感冒秘方就是：多喝水，多补充维生素 C，多睡觉。如此一来感冒的症状往往都很轻，痊愈的速度也很

快，基本不到 7 天就满血复活了。

❀ 生命在于运动

进行科学规律的运动最能增强免疫力。不能不动，但也不提倡过量运动。每周 3～4 次，每次 30～45 分钟，有氧运动与无氧运动结合。如果运动过量，人体的免疫系统就需要分出一些精力去修复受损的肌肉组织，身体的免疫力反而会下降。

损伤肌肉组织的，往往是在运动过程中产生的自由基，所以运动量大的人，最好在运动前和运动后都能补充一些维生素和微量元素，将自由基带来的氧化损伤减少到最低。

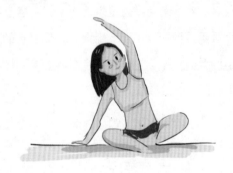

87 冬天感冒了，靠自愈还是治愈

进入冬季，也进入了"感冒季"。周围感冒的人逐渐多起来，有的人还会接连感冒。感冒是流感吗？未必。打疫苗就能预防吗？未必。能自愈吗？得看情况。日常百姓口头上说的"感冒"太笼统了。在医学上，针对不同类型的"感冒"，要严格区分，区别对待。

普通感冒与流感区别

项目	普通感冒	流行性感冒（流感）
定义	一种相对轻微的上呼吸道病毒感染 研究显示超过100种病毒与普通感冒的病因有关，其中鼻病毒最为常见 一年四季均可发病，以冬春季为多	一种由流感病毒引起的传染性疾病，可累及整个呼吸系统（从鼻到肺） 流感一般间隔2~3年流行一次，均在冬春季
起病症状	咽痒、咽干、咽痛 鼻塞、打喷嚏、流鼻涕（开始为清水样，2~3天后可变稠），以局部呼吸道症状为主	高热（体温可达39~40℃） 头痛、畏寒、肌肉酸痛、软弱无力 咽干、咽痛、鼻塞、打喷嚏等呼吸道症状相对不明显
发热及全身症状	一般无发热及全身不适症状，或偶有低热、头痛	经常起病就是突发高热，全身不适症状明显

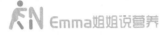

续表

项目	普通感冒	流行性感冒（流感）
病程及预后	无继发细菌感染者 5～7 天可自愈	是一种可严重危害身体健康的呼吸道传染病，常见的并发症有肺炎、病毒性心肌炎和神经系统感染，亦可致命。需要尽快就医诊疗 需要 1～2 周或更长时间
病后免疫力	病后获得的免疫力较弱，短时间内可接连感冒	病后可获得较强的免疫力，且这种保护作用可持续 8～12 个月

◉ 关于"感冒"的误区

❋ 担心外面的冷空气加重感冒症状，不愿意开窗通风。

空气不流通，居室内的病毒就无法被"赶走"，呼吸道持续与病毒"纠缠不休"，很容易加重症状。

❋ 逢感冒就去找医生开抗生素，甚至要求打点滴。

感冒属于病毒感染，抗生素针对的是细菌、真菌，对病毒无效。根据笔者多年经验，无论是普感还是流感，只要做到下图要求，症状都会轻，病程都会短！

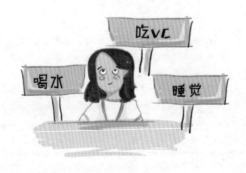

❋　一到冬天就爱感冒，干脆打个流感疫苗算了

需要先判断一下自己容易被哪种感冒"盯上"，要知道流感疫苗不能用于预防普通感冒。并且，流感病毒很容易变异，即使是提前接种疫苗，如果流感来袭时病毒变异了，也可能还会感染流感。

感冒看似不算大病，却是人体免疫力的风向标。如果隔三岔五地总是感冒，每逢流感必"中枪"，多半是机体免疫力"不牢靠，需要"维稳"。与其感冒的时候不堪难受而胡乱打针吃药，不如把功夫用在平时，加强对自身免疫力的"修行"。

88 浅谈过敏

每逢春季，身边总是会有一些朋友要饱受过敏的困扰，打喷嚏、流鼻涕，或出现面部桃花癣，身上荨麻疹。轻者出门戴口罩，重者进门还吃药，真是醒着受罪，睡着也不舒坦。

过敏是一个常见的症状，很多人对过敏已经见怪不怪，过敏也是一个令人捉摸不透的症状，吃同样的食物，生活在同一个屋檐下，有人过敏，有人就不过敏，这次对某种物质过敏了，下一次不一定会过敏，很多人对过敏充满不解和疑问。过敏是一个机制复杂的症状，它事关人体的免疫系统（在人体诸多系统中，Emma 姐姐一向认为免疫系统最复杂），还与遗传因素、环境因素、身体的其他器官系统有着千丝万缕、剪不断理还乱的联系……所以，在医学上，关于过敏，专业人士用了这样一个词：变态反应。

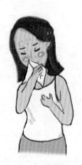

为什么说过敏是一种"变态"的免疫反应?

在解释免疫反应之前，先了解人体正常的免疫反应，它是指人体免疫细胞对于异己成分（本不该出现在身体里的"生面孔"物质）或变异的自体成分（原本是自体成分，却变得人体不认识了）做出的防御反应，有了这样的防御性免疫反应，就如同我们的身体里装备有"警察""派出所""公安局"等安全保卫机构，一旦来了"生面孔"物质捣乱，就会被即时发现、识别、驱逐、甚至是直接消灭。

而所谓的变态反应，说的是人体的免疫细胞对某些外来物质（即环境中的过敏原）的防御性反应过于强烈了，以至于过多地产生了一种特殊抗体，即免疫球蛋白 E（immunoglobulin E，IgE）。当 IgE 累积到一定数量，人体再次接触到相同的过敏原

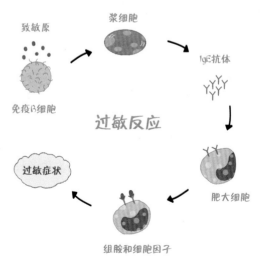

时，两者就开始结合"起反应"，刺激机体肥大细胞过量生产并释放一些化学物质（如组胺），继而导致机体组织损伤，产生轻重不等的过敏症状。

三点认知提示：①第一次接触某种过敏原时，往往只是"种草"，并不会发生过敏反应，当以后再次接触同种或同类过敏原时，才可能发生过敏反应。所以，很多人常常不解，我从前吃过或接触过同样的食物或化学物质，没有过敏啊！其实，你只是不知道自己是何时被"种草"了而已。②大多数的过敏原物质原本对人体是无害的，免疫细胞不应该把它们当作"异己坏分子"来对待。遗憾的是，这些免疫细胞过于敏感了，敏感得有些"变态"了，结果反倒是给身体带来了伤害。所以说，我们可以把"过敏"理解为它是机体免疫系统因免疫识别错误而引发的一种变态反应。③过敏的发生与身体免疫力的强弱没有直接关系。免疫力强有可能发生过敏，免疫力低下也有可能发生过敏，两者之间没有必然的因果联系。

如何理解"过敏体质"？

医学上把容易发生过敏反应或过敏性疾病而又找不到发病原因的人称为过敏体质。具有过敏体质的人可发生各种不同的过敏反应及过敏性疾病，有的患湿疹、荨麻疹；有的患过敏性哮喘；有的则对某些药物特别敏感，可发生药物性皮炎；有的对花粉过敏，有的对螨虫过敏，有的对鱼、虾、桃、小麦、荞麦面等不同的食物过敏等。

❀ 偶尔对某种已知因素出现过敏反应，不能认为就是过敏体质，比如某一次青霉素皮试结果呈阳性。

❀ 过敏体质是导致过敏的内因，而导致一个人成为过敏体质的因素包括以下3个方面。

❀ 遗传性：根据研究显示，过敏有很强的家族遗传性，通常家长有过敏体质，小孩过敏的概率就高。

❀ 体内大量自由基的存在：一些最新的研究显示，过敏体质人群其体内自由基数量比非过敏体质人群高许多，过多的自由基是导致过敏的重要原因。及时清除自由基对于改善过敏体质具有重要意义。

❀ 外环境因素：①首先是环境污染导致过敏原增多，空气污染、二手烟、汽车尾气、工厂废气、PM2.5、空气中的粉尘、灰尘、花粉等。②其他的原因包括对化妆品、化学制品、药品等的滥用、过量接触或不正确使用。③还包括一些不良的生活习惯，如吸烟、酗酒、频繁熬夜等。

过敏原进入人体的方式有哪些?

❀ 吸入式过敏原。

❀ 食入式过敏原。

❀ 接触式过敏原。

❀ 注射式过敏原。

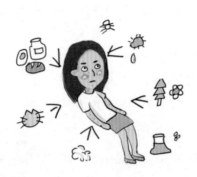

⚜ 自体物质发生变异。

过敏体质还有救吗？

⚜ **了解自己对哪些物质过敏**

如果你经常出现过敏症状，却无法确定过敏原，可以主动去医院的变态反应科查查过敏原。

⚜ **脱离过敏原**

即使不能改变大的生存环境，也要尽量改善自己生活的局部环境及微环境，可以在家里使用空气净化器、出门佩戴口罩、床具卧具定期除螨、避免吃让自己过敏的食物、避免服用导致过敏的药物、停用导致过敏的化妆品或染发剂等。

⚜ **营养改善**

过敏体质的人要尽量少吃加工或精制的食物，尽可能少吃糖，避免高油、高能量。选择富含优质蛋白质、钙及 n-3 脂肪酸的食物（深海鱼、鸡蛋、豆制品等），以及富含维生素 C、类胡萝卜素的蔬果（深绿色蔬菜、红色或橙色水果），必要时还可额外补充膳食补充剂（深海鱼油、维生素 C、钙片），有助于身体及时抗氧化、清除自由基、降低过敏反应。此外，还要避免喝冰水，不要贪食凉性食物，以免刺激诱发过敏反应。

❀　培养良好的生活习惯

定期清洗床单、被罩、枕套，晾晒被褥；有规律地合理运动；不滥用药物、正确选用护肤品、避免过度清洁皮肤或频繁给皮肤去角质；按时就寝不熬夜；保持空气湿度、避免干燥；随身携带抗过敏的药物（特别是有过敏性哮喘的人）。看似都是一件件的生活小事，但对于有过敏体质的人来说，小事不注意就很容易引发大事。

❀　脱敏疗法

脱敏疗法就是让机体先从特别低的浓度或剂量开始接触某类过敏原，随着身体逐步对该过敏原物质的接纳，再一点点逐步增大过敏原的浓度或剂量，直至机体对该类物质的过敏反应消失，或者过敏体质得到明显改善。

脱敏治疗的方法很多，也相当专业，并且往往针对的都是过敏症状比较严重的患者，因此，需要在专业医师的指导下进行。

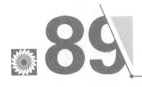

89 食物过敏与食物不耐受是不能混为一谈的

　　生活中有些人喝完牛奶很快就出现恶心、呕吐、腹泻，甚至皮肤起荨麻疹等症状，而有些人喝完牛奶若干小时后出现积食、胀气、恶心、呕吐、腹痛等以消化道症状为主的状况。前者是由牛奶蛋白引发的食物过敏，而后者是对牛奶的不耐受。

　　生活中，也有很多的孩子在添加辅食后表现出对某些食物不适应，出现湿疹、红斑、皮肤瘙痒，以及不同程度的腹痛、便秘、腹泻及腹部饱胀等消化道症状，于是孩子们就会被扣上一顶过敏体质的帽子，对可疑食品"退避三舍"，甚至终身限制不能吃某种食物。事实上，有些孩子并非是对某种食物过敏，而是与过敏同为变态反应性疾病，但发病机制并不相同的食物不耐受。

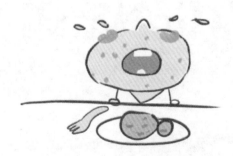

食物过敏与食物不耐受的区别

食物过敏与食物不耐受，很多人以为是同一件事，其实是两回事。它们之间既有联系，也有区别，在某些临床症状上有相同或相似的表现，很容易被混淆（见下表）。

食物过敏与食物不耐受的区别

区别点	食物过敏	食物不耐受
发生机制	免疫系统在人体内攻击来自外源食物的蛋白质，从而引发的Ⅰ型变态反应（即：与免疫球蛋白 E 相关的变态反应，在做诊断时有鉴别意义）	人体无法很好地消化/吸收食物中的某些成分（例如乳糖），导致其被免疫系统当作"不安全"分子来识别，从而引发的Ⅲ型变态反应（即与免疫球蛋白 G 相关的变态反应，在做诊断时有鉴别意义）
发生率	相对较低，成年人发生率为 1%～3%，儿童发生率为 6%～8%	相对较高，更为常见，最高可达 50%
发生速度	进食某种食物后突然出现，症状明显 少量食物即可引发 发作时有可能会危及生命	在进食不耐受食物数小时或数天后出现，症状隐匿不明显 多在大量食用某种食物时发生 一般不会危及生命
相同症状	恶心、呕吐、胃痛、腹泻等消化道症状	
不同症状	皮肤：荨麻疹、皮疹、瘙痒 呼吸：咽喉肿胀、呼吸困难、哮喘 其他症状：头晕、血压骤降、晕厥	更多消化道症状：胃灼热感、积食不消化、腹部绞痛、胀气 皮肤：湿疹、皮炎 头痛、易怒、精神紧张等，但一般不会出现危及生命的重症

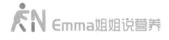

续表

区别点	食物过敏	食物不耐受
引发食物	以富含蛋白质的食物为主，例如：蛋类、鱼类、贝类、奶类、坚果类、大豆、小麦及麸质等	会对含有某种成分的不同食物都出现不耐受，如乳糖：奶及奶制品；组胺：咖啡、巧克力、发酵食品；酿造食品等；食品添加剂：苯甲酸
干预措施	及时就诊，需要药物治疗	调整饮食，一般不需要药物治疗

　　由于很多人对食物不耐受了解不多，很容易们将自己或孩子对某些食物的不耐受症状归因为食物过敏，其实这是片面的，有些症状的出现只是对食物不耐受而已。食物不耐受出现较多的是婴幼儿时期，做父母的完全可以通过从少量添加食物开始，慢慢增加食物分量，让孩子逐渐适应某些食物，而不是盲目"一刀切"地禁止孩子食用某些食物，导致孩子出现营养不良，甚至影响孩子在关键期的生长发育。

 ## 关于食物过敏和食物不耐受的建议

　　❀　对于食物过敏的诊断不可凭借家长的主观臆断，建议及早带孩子前往正规医院接受专业检测。

　　❀　大力提倡对 6 个月以内的婴儿进行纯母乳喂养，避免婴儿期异种蛋白的摄入，从而为孩子消化系统和免疫系统的发育成熟创造良好的条件。母乳中含有许多已知或未知生物活性成分，也对过敏性疾病的发生有重要的预防作用。

◈　母乳喂养至婴儿6个月后再添加辅食，切记不要肉、蛋、鱼虾等多种食物同一时间一起添加，推迟添加胜于过早添加，以预防过敏性疾病。

◈　随着年龄的增长，部分孩子可能会自然脱敏，即对某种食物不再有过敏反应。即使如此，在重新开始进食该种食物时，还是从少量开始吃，无不良反应后再逐渐增加，以免复发。对花生、坚果、鱼虾过敏的人多数为终身过敏，要注意在日常生活中避免过敏反应的发生。

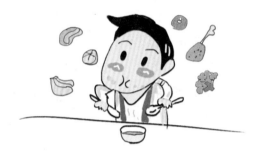

◈　食物不耐受其干预原则就是做饮食调整，忌食不耐受的食物。在禁食6个月后，可重新尝试纳入饮食。

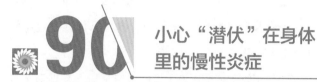

90 小心"潜伏"在身体里的慢性炎症

说起炎症很多人马上会想到 4 个字:红、肿、热、痛,还可能会联想到细菌和病毒等微生物,以及抗生素。

其实,能够以红、肿、热、痛这些明显的症状在人体内"高调亮相"的炎症,无论是咽喉发炎、伤口感染,还是气管炎、肠胃炎,多为急性炎症,而这类炎症的出现是人体免疫系统对抗外界刺激(包括病原微生物)的防御性反应。当局部组织细胞受到刺激损伤时,身体固有的免疫细胞就会被激活,释放炎症因子,从而引起局部的炎症。

一般情况下,炎症有利于提升机体局部的抵抗力并及时修复受损的组织细胞。

但是,如果炎症无法得到有效控制,出现防御过度,使身体长期处于慢性发炎状态,则不再是正常有益的防御反应,而会损害健康,可能诱发一系列严重的疾病。

慢性炎症对身体的危害有哪些?

与高调的急性炎症相比,低调潜伏的慢性炎症往往病程较长，可持续数月至数年以上，一开始人体可能难以察觉，直到数年后症状加重才被发现。

❋　慢性炎症可能会使免疫系统功能紊乱，使识别和清除肿瘤细胞的功能障碍，还可能会为肿瘤细胞的生长提供微环境，引发肿瘤。

❋　慢性炎症导致免疫系统异常活跃，进而导致脂质代谢异常，增加罹患糖尿病的风险。而糖尿病患者由于血糖的持续增高，会刺激机体分泌更多的炎性因子，产生新的慢性炎症。

❋　慢性炎症侵入血管壁内部，造成血管壁破损，在血管中形成斑块，进而形成血栓，引起动脉粥样硬化症和冠心病等疾病的发作。

❋　慢性炎症也是抑郁症的可能病因之一。有研究发现，慢性炎症的轻微增加都会导致抑郁症风险增大。

❋　随着年龄的增长，慢性炎症反应还可能导致神经细胞损伤，增加早年阿尔茨海默病的发病率。

预示身体出现慢性炎症的信号有哪些？

慢性炎症属于长期潜伏型损害，炎症损害如果未累积到一定程度，常常意识不到它的存在。但我们的身体其实很智慧，往往会透过一些看似与炎症无关的症状与表现来传达消息，如下面这些情况出现即提示身体里已埋伏有慢性炎症。

❋　腰上开始囤积脂肪，甚至出现了"游泳圈"。

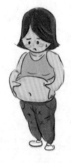

喝水都长胖

- 血糖高。
- 消化系统出现问题：腹胀、腹泻、便秘等。
- 从起床开始就觉得累，到了下午更加觉得筋疲力尽。
- 皮肤发红，有斑点，容易长湿疹甚至患银屑病（牛皮癣）。
- 经常出现流泪、流涕等过敏性症状。
- 面部经常有肿胀感，眼袋特别明显。
- 出现牙龈疾病（牙龈出血、牙周炎）。
- 脑子糊里糊涂的，像有了雾霾一样不清醒，容易出现沮丧或焦虑的情绪。
- 男性出现性勃起功能障碍。

如何通过饮食来预防慢性炎症？

选择膳食纤维丰富的食物

每天要保证摄入 25～30 g 的膳食纤维，因为膳食纤维丰富的食物（蔬菜、水果、全谷物等）本身就含有很多能抗炎的植物营养素，多吃这样的食物有助于减少身体里的慢性炎症。

　　Emma 姐姐建议大家要经常吃下面这些十字花科蔬菜。即使做不到每天吃，一个星期也要吃上 3～4 次，它们含有丰富的能够抗氧化的植物营养成分，不仅有助于抗炎，还能防癌。

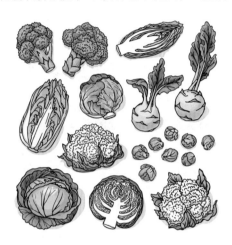

❀ 选择健康脂肪

❀ 限制动物性饱和脂肪的摄入（若 1 个人每天需要 2000 kcal 的热量，那饱和脂肪的摄入最好＜20 g）。

❀ 尽可能减少红肉的摄入，每周＜500 g。

❀ 避免吃富含反式脂肪酸的食物。

❀ 经常吃含 n-3 多不饱和脂肪酸丰富的食物，如深海鱼、亚麻籽、核桃、菜豆、芸豆、黄豆等。n-3 多不饱和脂肪酸有助于对抗机体慢性炎症，可预防很多与慢性炎症相关的慢性病，如心脏病、关节炎及癌症。

❀ 橄榄油、压榨菜籽油或葵花籽油具有很好的抗炎性，值得让它们在厨房里占据一席之地。

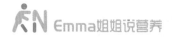

❀ 避免吃加工食品及精制的糖，选择健康零食

选择加工食品就不可避免地要面临高糖、高盐、高热量的问题，尽量不吃。如果习惯在三餐之间吃一些零食，不妨选择水果、蔬菜条（芹菜条、胡萝卜条等）、坚果、低糖或无糖酸奶（最好是希腊式酸奶，相同体积蛋白质含量高一些）。这样的零食虽然口感平淡，但在满足嘴瘾的情况下基本不会给身体带来额外的负担，还能补充有益健康的营养素。

❀ 选择天然食物来增加菜品的风味

❀ 想增加菜品的甜味，不一定要直接加糖，完全可以通过加入天然蔬果来达到目的，例如苹果、杏、各种莓果及胡萝卜等，都是可利用的食材。

❀ 想把菜品的味道调剂得层次更丰富，可以尝试加入一些草本香料，如丁香粉、肉桂粉、姜黄粉、迷迭香、百里香、姜等，这些草本调味品都有抗炎作用，值得食用。

当然，引起慢性炎症的因素还不仅仅是饮食，心情抑郁、不良卫生习惯、经常熬夜、久坐不动、吸烟、喝酒及用药不当等都是引发慢性炎症的坏习惯。所以，身体长期处在慢性发炎状态的人绝不在少数，我们每个人都应予以关注。

想要"赶"走身体里的慢性炎症，功夫要下在平时。以下简简单单的 15 个字，值得我们每天念叨念叨，常常提醒自己及身边的人：均营养、多喝水、勤运动、保睡眠、平心态。

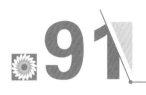

被权威部门列入"黑名单"的致癌物离我们的生活有多远

医学发展到今天，尚有很多疾病无法被完全治愈，癌症是其中的一种。如果说这是一个谈癌色变的时代，似乎并不为过，但看朋友圈这个养生保健类话题以讹传讹的"重灾区"，就不难发现，我们身边似乎充斥着各种五花八门的致癌物：方便面致癌、牛奶致癌、葵花子油致癌、草莓致癌、口香糖致癌、味精致癌、连 3 个月不换的筷子都会致癌。每种说法都是"有鼻子有眼"，传播者不遗余力，听闻者垂头丧气。

请问，人类还有活路吗？请问，哪种说法是真的？请问，癌症到底是喝出来的？是吃出来的？还是吓出来的？

好在，地球上还有一个国际癌症研究中心（international agency for research on cancer，IARC）的权威机构。那里的科学家还在兢兢业业、勤勤恳恳地工作，从 1965 年开始，每年都会发布一个最新的致癌因素"黑名单"。

在 IARC 最近一次公布的致癌物清单上，一共曝光了 970 种致癌物。今天 Emma 姐姐也对此做一次科普，看看清单上都有哪些与吃相关的致癌物。

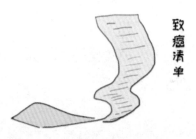

致癌清单

 ｜类致癌物

定义：Ⅰ类致癌物是指对人类是明确致癌物，证据确凿而充分。

⊛ **酒精和酒精饮料**

❋ 致癌物质：乙醛。

❋ 癌症类型：肝癌。

⊛ **霉变的花生和粮食**

❋ 致癌物质：黄曲霉毒素 B_1。

❋ 癌症类型：肝癌。

⊛ **烧烤类／熏制食物**

❋ 致癌物质：苯并芘（汽车尾气中也常见）。

❋ 癌症类型：食管癌、胃癌，经吸入导致肺癌。

⊛ **中式咸鱼等腌制食物**

❋ 致癌物质：亚硝胺类化合物。

❋ 癌症类型：消化道癌症（如鼻咽癌）。

⊛ **槟榔**

❋ 癌症类型：主要导致口腔癌。

Ⅱ类致癌物

定义：Ⅱ类致癌物是指对人类很可能或可能是致癌物。这类物质在动物实验中已证实有明确的致癌作用，但人群研究的证据还不是很充分。

◈ 丙烯酰胺

常见于薯条、薯片、油条等高温油炸食物，以及高温加工的含淀粉的食物中。

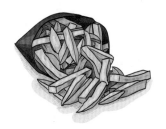

一日三餐的烹调方式要尽量选择生食、凉拌、煮食和蒸食。

◈ 黄曲霉毒素 M1

常见于牛奶中，由于牛的饲料被霉菌污染所致，南方地区多见。

◈ 4-甲基咪唑

常见于酱油、可乐等含有焦糖成分的液体中，但一般来说，含量都不高。

◈ 65℃以上的水、咖啡或茶等饮料

研究表明：人体内环境温度超过 38.5℃，就会造成机体损

伤。如果温度超过50℃，则会改变细胞结构，易癌变。饮用65℃以上的热饮，可能增加罹患食管癌的风险。

✸ 红肉

红肉指的是在烹饪前呈现红色的肉，如猪肉、牛肉、羊肉、鹿肉、兔肉等哺乳动物的肉。红肉的颜色来自肉中含有的肌红蛋白。

世界卫生组织将红肉归类为"可能致癌物"的范畴，是因为红肉（特别是加工的肉，例如香肠）与结肠癌、胰腺癌和前列腺癌有联系。当然，红肉并不是一无是处，它也富含蛋白质、铁和维生素 B_{12} 等营养物质。

看到这里，无肉不欢的人可能要"郁郁寡欢"或者"纠结"了！到底是吃还是不吃？权威机构的建议是：尽量不要吃加工肉制品，每周红肉摄入量不要超过 500 g。

Emma姐姐的建议：如果做不到完全吃素，也要尝试培养素食习惯，如每周有固定的 1～2 天吃素。

Ⅲ类致癌物

定义：Ⅲ类致癌物是指对人类的致癌度不确定。对人体致癌性的证据不充分，对动物致癌性证据不充分或有限。

属于这类的代表物有：苏丹红色素、三聚氰胺、咖啡因、胆固醇、糖精等。

仅了解致癌物的名单，在 Emma姐姐看来还不是最重要的，树立好下面的这些营养观念，才是能让我们有效预防癌症的关键。

❀　"致癌"与"可能致癌"不能混为一谈，避免盲目地恐慌，谈癌色变。

❀　上述致癌物分级，只代表致癌证据是否可靠、充分，但不代表该物质致癌能力的强弱。

❀　在我们生存的环境中，人们不可避免地会接触致癌物。并不是说一种食物中含有某种致癌物就一定致癌。致癌物必须达到一定的剂量才有致癌作用，同时还必须保持一定的接触时间。

❀　有的食物中有致癌物，但也很多食物含有抗癌成分（主要是植物性食物），如膳食纤维、维生素 C、类胡萝卜素、花青素等，所以避免饮食单一，保证每天食物种类的多样化非常重要。营养专家的建议是：每天吃够 12 种以上、每周吃够 25 种以上的食物，摄入足量的蔬菜及水果，尽量多吃全谷类和豆类。

❀　保证睡眠；每天规律运动，控制体重在健康范围。坚持体检，进行合理的癌症筛查，也是预防癌症必不可少的措施。

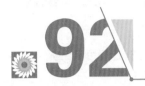 预防乳腺癌只要生个
孩子就可以高枕无忧了吗

乳腺癌对大家来说并不陌生。伴随着改革开放，与西方科技、文化、思想一起闯入老百姓生活的，还有西式的饮食文化与饮食方式。国人对动物性食物的消费量不断攀升、肥胖人群队伍日益壮大，以及食品安全的每况愈下，中国乳腺癌的发病率和死亡率慢慢"崛起"，大有追赶发达国家之势，尽管这并不是我们所愿意看到的，但却是一个不得不面对的残酷现实。

中国女性乳腺癌的发病率早已经超过肺癌，居于首位，死亡率也进入了前十位。

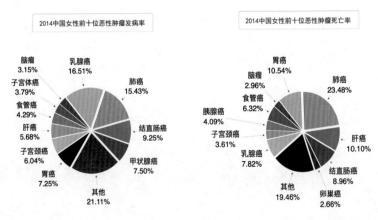

数据来源：Cancer incidence and mortality in China, 2014. Chin J Cancer Res 2018;30(1)

438

乳腺癌致病因素

大量关于乳腺癌病因学的研究发现，乳腺癌是机体内外多种危险因素共同作用的结果。乳腺癌的致病因素大体上可以归纳为以下 3 类。

❀ 不可改变危险因素

家族或基因相关因素、年龄、种族或民族、身高、月经初潮年龄、乳腺疾病史等。

❀ 可改变的危险因素

饮酒、肥胖、服用雌激素或孕激素等。

❀ 潜在可改变的危险因素

生第一胎的年龄、绝经年龄、产次等。

乳腺癌的致病因素如此复杂、乳腺癌又如此高发，且人类的医疗手段尚未完全攻克它，死亡率也不低，因此，很多女性朋友一旦步入婚嫁育龄阶段，就开始关心起自己的乳房健康。通过基因检测可预测出乳腺癌的高危人群。有人第一时间主动选择预防性切除自己的乳房组织。面对发病率持续攀升的乳腺癌，我们还能做些什么？

什么情况属于乳腺癌的高危人群

乳腺癌的高危人群包括：有较明确的乳腺癌和（或）卵巢癌

家族史。

✤ 如一级亲属患双侧乳腺癌、多个一级亲属＜50岁有乳腺癌病史。

✤ 乳腺癌相关基因（*BRCA1/2*、*PTEN*、*TP53*、*CDH1*、*STK11*等）基因突变携带者，有乳腺癌的家族史，担心自己携带乳腺癌风险基因的人可以去专业机构去做乳腺癌的基因检测，就能知道自己是否存在上述风险基因及风险概率。

✤ 30岁之前，接受过胸部放射治疗。

✤ 长期服用雌激素或采用雌激素替代疗法。

✤ 未生育或初产年龄＞35岁。

✤ 乳腺良性疾病史，如乳腺增生等。

✤ 有前述不良饮食习惯或生活习惯者。

针对"可改变危险因素"认真做好预防

✤ **维持理想体重，避免超重或肥胖，特别是绝经后的女性**

大量的研究结果表明，对于绝经后妇女，超重或肥胖是乳腺癌的高危因素。

✤ **培养良好的饮食习惯**

✤ 避免高糖、高脂、低纤维的饮食，避免暴饮暴食。选择简单、清淡却富有营养的饮食，如地中海式的饮食模式，能够有效减少乳腺细胞中的雌激素受体，阻止雌激素刺激乳腺组织，从而降低乳腺癌的发病风险。

❋ 多吃大豆制品。最新的大规模人群研究再一次表明，大豆中的异黄酮不仅能降低乳腺癌患者的死亡率，还能预防乳腺癌的发生。这与大豆异黄酮对于体内雌激素的智能双向调节作用密不可分。

❋ 不贪杯、不酗酒。

❋ 摄入充足的维生素 C、维生素 D、叶酸、维生素 B_6、维生素 B_{12} 等可以降低乳腺癌的发病风险。

尽量减少与电离辐射接触

乳腺组织是对电离辐射致癌活性较敏感的组织。研究显示，日本长崎原子弹爆炸时的幸存者中，患乳癌的比例明显增加。如果在儿童及青少年时期接受过胸部放射治疗的，长大后患乳癌的概率也增加。

避免不健康的生活方式

❋ 避免长期伏案、久坐不动。

❋ 避免长时间戴有钢托的胸罩，回到家后要及时给乳房"松绑"。

❋ 保持乐观心态、保持平和心态，学会释放压力，做好自己的情绪管理，避免因压力得不到有效释放而造成情绪大幅度低落。

❋ 避免不合理的用药。

从 20 岁开始学习做乳房自检

40～45 岁每年定期做乳房的影像学检查（X 线检查、红外线检查、超声检查，具体可咨询专业医师的建议与指导）。

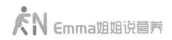

健康小贴士：如何做乳房的自我检查

乳房自检最佳时间是在月经后乳房较柔软时进行。哺乳期的妈妈可以在喂奶后或排空乳汁后进行。已绝经的女性可选择每月固定的一天进行。

❀ **乳房自检方法**

❀ 站在镜子前，双手臂放松置于身体两旁，从正面、侧面等各个角度观察乳房大小、形状、位置，以及皮肤褶皱、凹陷、溃疡或变色。

❀ 再将双手放在臀部上，观察乳房外侧是否有异状（观察项目同上）。

❀ 再将双手举起，观察乳房是否有凹陷。

❀ 拇指和示指捏住乳头和向外拉，观察乳头及周围组织是否有破皮、伤口及分泌物。

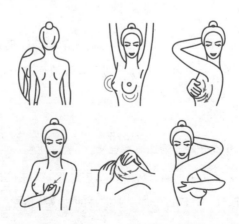

❋　检查两侧腋下与锁骨上方和下方是否有肿大的淋巴结。

❋　用中间的三根手指，大范围按摩乳房，看是否有形状不规则的硬块或结节，以及按压是否有痛感。

❋　若将乳房划分为4个象限，在两边乳房的外上方（靠近腋下方向）发现癌症的比例约有40%，乳头下方的区域约有30%，因此这两个区域是自我检查的重点。

在自检过程中如果发现任何异常，或有任何疑问，建议尽早就医，特别是35～55岁的女性朋友，应提高自己在这方面的警惕性。

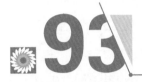 **93** 孩子调皮捣蛋是多动症吗

一位 5 岁男孩的妈妈最近有些闹心，她家的小朋友在幼儿园里似乎越来越调皮了，不但上课时坐不住，不认真听讲，还动不动就爱打人，老师不时就要接到不同小朋友家长的投诉，这位母亲不时要被请去幼儿园赔礼道歉。她问我："从前我只是觉得男孩子多少都是顽皮好动的，这是孩子聪明的表现，长大懂事儿就好了。可这眼看就要上小学了，孩子的顽皮好动似乎愈演愈烈，你说我这孩子是不是多动症啊？"

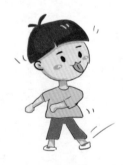

 患多动症的儿童有哪些表现？

注意缺陷障碍［伴多动］（又称儿童多动症）的临床表现如下。

❀ 任何场合下都处于不停活动的状态，走路时爱奔跑，走路急促，上课时小动作不断，动作琐碎且没有目的性，啃铅笔、撕纸、切橡皮、翻书包、拉前面同学的头发或衣服、敲桌子、摇椅子，轮流活动时没有耐心等待，经常迫不及待地乱闯、乱跑且不听劝阻。

❀ 注意力很难集中，或者注意力集中的时间很短暂，与正常孩子有明显差别。无论是老师还是家长，描述这类孩子的用词是：东张西望、心不在焉、听而不闻、溜号儿、走神儿、马马虎虎、寥寥草草、有始无终、虎头蛇尾。

❀ 常喜怒无常，高兴起来欢天喜地、又唱又跳、又喊又叫。不顺心的时候说翻脸就翻脸、容易激惹和发脾气。这种情绪上的不稳定、做事又总是冲动，与周围的小伙伴们不易合群，大家对他"敬而远之"，时间长了会造成其反抗叛逆的心理，导致伤害自己或他人的行为。

❀ 学习上由于注意力不集中、上课不注意听讲，经常发生遗漏作业或理解错误等情况。读书时"6"和"9"不分，也常把"b"和"d"混为一谈，甚至左右不分。写字时不是多一横就是少一竖，或者比例大小失调、偏旁部首反写等。考试成绩容易出现大幅度的波动。

关于儿童多动症的常见问题

❀ **多动症的孩子智力水平正常吗？**

多动症是一类常见的儿童心理疾病，有多动症的孩子智力一

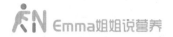

般正常，但存在与实际年龄不相符的注意力不易集中、多动、冲动任性、自我控制力差的特征，从而导致学习困难（并不是因为天生智力缺陷导致学习困难）。

❀ **只有男孩子才会患多动症吗？**

男孩子、女孩子都有可能患上多动症，只是女孩子的发病率相对低，且女孩子的多动症经常表现为注意力不集中、易分散等静态特征。而男孩子的多动症发病率是女孩子的4～9倍，且常表现出好动、好跑、好跳的动态特征。因此有的人才会有错觉，认为只有男孩子才会有多动症。

❀ **多动症会随着年龄增长而自愈吗？**

儿童多动症，需要遵循早诊断、早发现、早治疗的原则。多动症是一种疾病，仅仅通过加强管教并不能有效缓解。如果不治疗，孩子持续出现学习困难及社交困难，影响他们自信心与自尊心的发展，2/3的多动症患儿会持续到青春期，1/3的多动症患儿甚至会延续到成年期持续终身，而成年多动症患者将会出现更严重的反社会人格障碍、情绪障碍和精神障碍，影响其一生的生命质量。

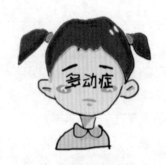

儿童多动症的营养预防措施

❋ **宜多食的食物**

❋ 多补充含铁丰富的食物。铁是造血的原材料，缺铁会造成大脑功能紊乱，影响儿童的情绪，加重多动症状。多吃深绿色、红色的蔬果、瘦肉等。

❋ 补充含锌丰富的食物。锌与人体的生长发育密切相关，锌缺乏常会导致儿童食欲缺乏、发育迟缓，甚至影响智力发育。含锌丰富的食物包括牡蛎、蛋类、豆类、花生等。

❋ 提倡对挑食、偏食的孩子额外补充铁、锌等微量元素。

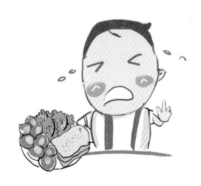

❋ **宜少食或不食的食物**

❋ 少食含酪氨酸的食物，如乳类、乳制品等。

❋ 少食含甲基水杨酸的食物，如西红柿、橘子、苹果、杏等。

❋ 少食含铅的食物，如皮蛋、贝类等水产品。

❄ 少食含铝的食物，如膨化食品、加了泡打粉的面点、海蜇等，以及少用铝制餐具。

❄ 饮食中避免加辛辣的调味品，如胡椒、辣椒等。

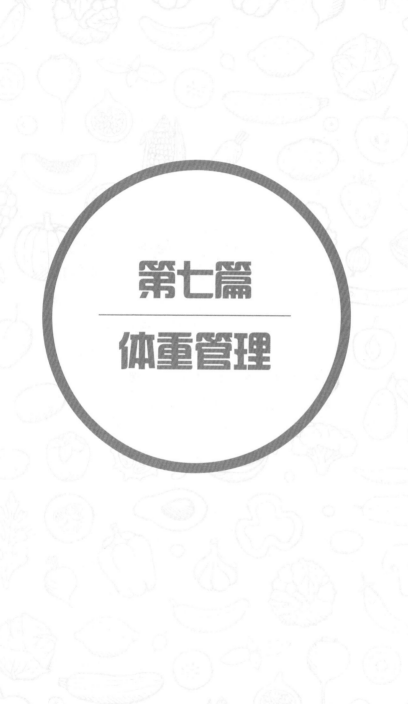

第七篇

体重管理

94 为什么人有压力就容易长胖，并且还会先胖肚子、屁股和大腿

远古时代，当人类因好几天打不到猎物而吃不上、喝不上的时候，人体的血糖会降至低水平，对于大脑来说，低血糖就是代表着面临生存压力的信号，血糖低，大脑就会得到人体正面临饥荒，面临生存压力的信号，于是就会指挥位于肾上端的肾上腺分泌不同的压力激素。这种以低血糖作为压力信号，释放压力激素对抗压力的机制随人类的基因遗传下来，一直到现在。

人类面对的压力，大体上可以分为下面2类。

一类属于紧急压力，就是那种在瞬间如果不采取措施就可能威胁到生命的压力，如冲向自己的汽车、熊熊燃烧的大火、被人追打、被凶恶的动物追赶等，负责处理这类紧急压力的激素是肾上腺素，它负责让人体产生爆发力去处理这些紧急状况。

另一类是在长期压力，如身体长期的慢性炎症、运动时间过长、工作压力、考试压力、人际关系压力等，虽不紧急，但却影响生存质量。而负责处理这类长期压力的激素是皮质醇（糖皮质激素的一种）。

现代日常生活中，我们更容易面临长期压力，所以今天就重点谈谈这个叫作皮质醇的压力激素如果分泌多了，会给人体带来哪些问题？

　　皮质醇被分泌出来，它会热衷于采取以下 4 个方面的行动。

　　✺　总是设法让糖无法进入细胞内，而留在血液中，以备支持紧急压力时所需的爆发力。为了让血糖维持在较高水平，它甚至不惜代价分解身体的肌肉组织，产生蛋白质，然后再想方设法把蛋白质转化为血糖。

　　✺　同时，皮质醇还会忙着将身体细胞将能量合成脂肪，囤积在腹部、臀部和大腿这些部位，作为长期应对压力的能量储备。皮质醇的这种囤积脂肪的意识是相当执着和强大的，即使脂肪仓库已经满了，它还是会执着地囤积。

　　✺　关闭消化、生殖、神经系统等的功能，最大限度节约并保留能量去对抗压力。

　　✺　抑制甲状腺激素的分泌，甲状腺激素是一种促进人体新陈代谢的激素，如果分泌少了，能量消耗减少，也是一种保存能量以应对长期压力的对策。

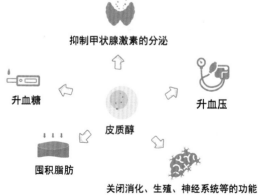

抑制甲状腺激素的分泌

升血糖

升血压

皮质醇

囤积脂肪

关闭消化、生殖、神经系统等的功能

身体不能长期承受压力，一旦压力大，就会不断分泌皮质醇，而这个皮质醇是个超级热衷于在肚子、屁股及大腿囤积脂肪的地方，如果经常让它在身体里"兴风作浪"，会影响很多生理功能，造成健康隐患，如在女性中发病率很高的甲状腺功能减退（简称甲减）。

这下就不难理解，为什么我们总是经常被专家们提醒，要善于自我减压，要学会自我放松、自我调节的技巧。其中，保证充足的睡眠、长期坚持适量的运动，通过合理膳食调整身体的慢性炎症，都是减少压力的好方法。

此外，对于想控制体重的人，更要坚持高纤维、优质蛋白、低脂、低糖的饮食模式，注意碳水化合物与脂肪、蛋白质的搭配比例，避免形成进食后血糖的大幅度波动（即形成"血糖过山车"）。因为一旦血糖波动起伏大，当血糖水平"掉入谷底"时，我们的大脑无法识别是吃错了食物，还是"饥荒来了"，于是皮质醇分泌增加，这种情况下，想要减重的效果就差！所以，想减重的人，每天一定要认真控制糖、淀粉的摄入量。

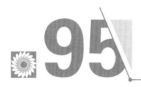

为什么你那么容易饿？
请远离精制碳水化合物

如今一提到健康和养生之道，大多数人都能说出这 6 个字"管住嘴、迈开腿。"但实际生活中，往往知道是一回事，能做到是另外一回事。很多因为无法对抗"饥饿感"，会安慰自己说："饿了，就说明是身体需要这些食物了"果真如此吗？如果认为"饥饿感"仅是一种生理需要，那还真是把它想简单了。

关于"饥饿感"，科学家们做过许多的研究，其中不乏与我们日常生活相关的发现。

首先，"饥饿感"的产生与生理因素、心理因素及周围环境均有关系。如下面这 5 种情况是很常见的让你忍不住"想吃东西"的因素。

⊛　睡眠不足。

⊛　过大的压力。

⊛　激素分泌水平的变化。

⊛　不良情绪。

⊛　坐或"瘫"在沙发上看电视。

不用我过多解释，相信大家都能自己对号入座。不少人（特别是上班一族）就是在长期被上述因素或习惯"骚扰"的状态

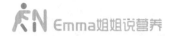

下，不知不觉地吃多了、体重增加了。

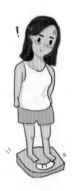

其次，一旦养成在固定时间吃饭或补充能量，"饥饿感"就会准时而至，无论你身体是否需要。如果说一日三餐按时吃饭是好习惯，但有边看电视边吃零食，有吃夜宵习惯的人可要注意，在某个时刻或状态下习惯性地想吃东西，并非真的饿，而是一种"瘾性饥饿感"，一定要忍住不吃，打破这个时间惯性，这与人们经常说的"饿过劲儿"是差不多的意思。

分享这一点，不是让大家不按时吃一日三餐，而是给那些希望靠"管住嘴"来减肥或控制吃东西的人一个方法，如何通过打破时间惯性来对抗正常饮食之外的"饥饿感"。

最后，如果你总是控制不住一直想吃东西，很大程度上与你选择的食物密切相关。如饭菜种类单一、缺乏增加饱腹感的纤维、健康脂肪（含丰富的不饱和脂肪酸的脂肪）、优质蛋白的食物。

多项研究表明，当我们摄入含优质蛋白、膳食纤维、健康脂肪丰富的食物时，这些被消化得较慢的食物会让身体的血糖变化更加平稳，有利于血糖在两餐之间保持一个稳定状态，不会在吃完正餐之后，很快又想吃零食。

而精制加工的碳水化合物（即精制碳水化合物），如白米饭、白面馒头、精面面包、薯片、土豆、含糖饮料、糕点饼干等，会影响我们身体天然的饥饿控制系统，因为这些食物使血糖升高，刺激胰岛素大量分泌，血糖又迅速降低，这种类似"过山车"似的血糖起伏，让人更容易产生饥饿感。

还有那些添加了人造甜味剂的食物，当我们的舌头接触到这些人造甜味剂时，就会有信息被传送到大脑，大脑再发送信号到小肠，"命令"它吸收更多的能量。

很多被我们认为没什么的生活习惯、饮食习惯让我们的身体更容易产生饥饿感，饥饿感引发食欲，使得我们常管不住嘴，摄入更多身体其实并不需要的热量，导致肥胖及一些慢性病，如"三高"（高血压、高血糖、高血脂）。我们需要打破这个恶性循环，从认识饥饿感开始，更需要从日常一点一滴的改变和行动开始。从今天开始，经常变换一日三餐的主食，将白米饭改成糙米饭或杂豆饭，把精面主食改成杂面主食，尝试用红薯、南瓜、芋头、山药等根茎类蔬菜替代掉部分米、面等主食，避开精制加工的甜食、减少外出就餐和外购加工食物的频次，将小小的改变坚持下去，直至变成自己新的习惯，让自己和家人受益终生。

96 用生酮饮食法减肥安全吗

最近总是有朋友谈起关于生酮饮食的话题，让 Emma 姐姐联想到一部美国电影 *First，do not harm*。影片讲述了 1 个 2 岁的小男孩被诊断为难治性癫痫，用了当时能用的所有药物，但还是无效。孩子的父亲始终没有放弃努力，经过不懈地寻访，他尝试性为儿子选择了在美国一所著名医院开展的生酮饮食疗法，最终帮助孩子战胜了疾病。

的确，如今人们好奇于生酮饮食，多半是出于减肥、降脂的需要，殊不知，这一饮食疗法最初在 20 世纪初期成名，是源于对癫痫治疗的有效性，那时候它还与减肥扯不上关系。

生酮饮食（ketogenic diet，KD）是一种含有低碳水化合物、高比例脂肪、适量蛋白质及其他营养素的饮食模式。

生酮饮食模式如下。

❋ 严格限制碳水化合物，尽量避免吃米饭、面食、麦片等谷物类、豆类、各种甜食、含糖量高的根茎类蔬菜（红薯、土豆）、牛奶及水果。

❋ 以高脂食物为主食，包括：鱼、肉、蛋、奶酪、坚果、橄榄油或椰子油、牛油果、奶油等。

❋　辅以含糖量低的蔬菜，包括绿叶蔬菜、瓜类蔬菜、西红柿、辣椒等。

❋　由于不能吃水果，所以需要额外补充复合维生素及微量元素。

在这样的饮食结构中，碳水化合物比例极低（每天<50 g），饮食的总能量不能满足身体的需要，身体会误认为我们又回到了原始社会的那种食不果腹的"饥饿状态"，于是就开始燃烧脂肪产生酮体来代替葡萄糖供能。

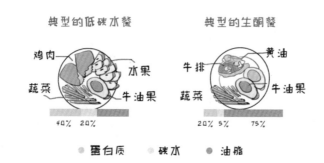

典型的低碳水餐　　　典型的生酮餐

鸡肉　水果　牛油果　蔬菜　　　牛排　黄油　牛油果　蔬菜

40%　20%　　　20%　5%　75%

● 蛋白质　　碳水　● 油脂

目前在临床上，生酮饮食是作为儿童难治性癫痫治疗的辅助手段。因为酮体可以自由通过血 - 脑屏障，减少神经细胞的易激惹性，从而控制癫痫的发作频率。

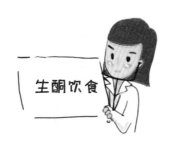

生酮饮食

而现在很多人关注，多半想应用生酮饮食来减肥、减脂，也有人希望靠它来治疗癌症，对此 Emma 姐姐持不提倡的态度。

酮体虽然也能供能，但它对人体不像葡萄糖那般友好。如果身体长期处于酮症状态，会发生代谢酸中毒，引发体内水电解质平衡紊乱，容易出现头晕、虚弱、脱水、困倦、恶心、厌食等症状，长此以往可能引起骨质疏松、缺铁性贫血、肾结石、心肌病甚至猝死。

虽然的确有通过生酮饮食短期快速减肥的研究报道，但这些案例的减肥者都是真正的肥胖症患者，并且在专业医师和营养师的密切指导和监督下完成。

同时，不是所有人都适合采用生酮饮食来减肥，是适宜人群还是禁忌人群，需要由专业医师结合专业的生化检测的结果最终来做判断。

生酮饮食并不适用于长期持续地减肥，更不提倡人们自行采取生酮饮食。

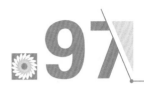

97 用尽"洪荒之力"去减肥，可能"毁"于缺少高质量的睡眠

人生三分之一的时间是在床上睡觉，可是，现代人的生活节奏，现代人的生活方式，现代人的生活压力等，让充足的睡眠成为很多人的"奢侈品"。

睡眠少会影响身体哪些方面？

睡眠是让全身细胞（特别是大脑神经细胞）处于放松和休息状态，让人体的精力和体力恢复正常状态的最佳方式。那些苦于睡得少、睡不好，喜欢通宵，不睡觉的人，付出的代价会很大。

⊛ 大脑程序紊乱，经常"死机"，效率低下，反应力降低，记忆力减退。

⊛ 皮肤暗哑无光，容易出现细纹、皱纹，过早衰老。

⊛ 容易情绪悲观，容易发火，变成人人不愿亲近的"火药桶"。

⊛ 免疫力降低，容易生病，缩短寿命。

一项覆盖 8 个国家 40 多万人周期长达 25 年的研究发现，每天睡眠时间少于 5 小时的短睡眠时间者，患心脏病、脑卒中、糖

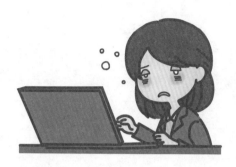

尿病及癌症的风险会大大升高。每天睡眠时间不足 4 小时的人，其死亡率比每天睡眠时间 7～8 小时人高 1.8 倍以上。

与睡眠有关的激素

除了上述因素，还有一点你可能没想到，睡眠还与减肥有关，准确地说，睡眠影响着减肥激素的水平。良好的睡眠能够促进生长激素、血清素等减肥激素的分泌，抑制胃饥饿素等激素的分泌，让人变成易瘦体质。

❋ 生长激素

生长激素作为脂肪分解激素一员，不仅能够让人"返老还童"，还能帮你轻松减脂。生长激素分泌增加，脂肪燃烧的更多。而且生长激素还和蛋白质的合成密切相关，因此能够有效促进人体的新陈代谢。

❋ 血清素

血清素为精神激素，分泌增多有助于身心变得更有活力，更愿意参与活动及运动，人也就更苗条。

◎ 胃饥饿素

胃饥饿素主要影响人的食欲，分泌过多时，食欲难以控制，而睡眠不足则会导致胃饥饿素分泌量的增加，不利于减肥。

睡眠不足的时候，除了上述激素水平会发生变化，身体会更迅速发出饥饿的信号，同时，由于睡眠不足导致大脑程序的紊乱，负责管理自控力的功能区也受到影响，难以抵挡美食的诱惑力，更容易吃多，特别是对于高脂肪食物的欲望更加强烈，这绝对会影响减肥大计。

更为严峻的是，缺少睡眠引起的肥胖，即使是拼尽"洪荒之力"去健身锻炼，恐怕也很难改变身材。看来，要想又瘦又美，除了管住嘴，迈开腿，还必须睡得好。

如何提高睡眠质量？

◎ 按季节规律起居

春、夏季适宜晚睡早起，秋季适宜早睡早起，冬季则适宜早睡晚起。

◎ 保证良好的睡眠环境

- ❋ 舒适的温度和湿度。
- ❋ 良好的室内空气质量。
- ❋ 柔软、暖和的被褥。
- ❋ 保持室内暗淡的光线。
- ❋ 避免"穿堂风"和"隙风"。

❋ 安静的睡眠环境。

⚙ **科学的睡前准备**

❋ 晚餐时间尽量安排在晚上 19 时之前。

❋ 晚餐宜清淡少食，以七分饱为佳。

❋ 晚餐后尽量少喝水。

❋ 避免做剧烈的体育运动，但可散步 20～30 分钟。

❋ 避免喝茶、喝咖啡、吸烟。

❋ 每天坚持热水泡脚。

❋ 避免睡前在看手机、玩游戏。

❋ 长期睡眠不好，可适量服用帮助睡眠的保健品，在医师的指导下用药。

⚙ **充分把握"黄金睡眠时间"**

成年人应保证每天 6～8 小时的睡眠，其中晚上 22 时到凌晨 2 时为"黄金睡眠时间"，这不仅是生长激素分泌的黄金时间，也

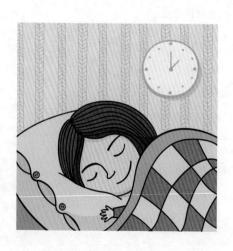

是皮肤细胞修复的黄金时间，更是肝、胆等重要器官休养生息的最佳时间。所以，即使再没时间睡觉，也要尽量睡够这 4 小时。

Emma 姐姐多次听说，不少很有建树的企业家、学者和畅销书作家，都是晚上 21 时睡觉，早上 4、5 点钟起床开始一天的工作。早起的人往往被冠以勤奋的美誉，但我更想说，这些人其实相当有智慧，因为他们充分把握了 4 小时的黄金睡眠时间。从现在开始，请认真、科学地调整睡眠方式。

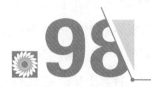

98 减肥路上的"拦路虎"
——体重下降的平台期

为什么减肥需要制订方案，而不建议凭一时冲动去实施？因为几乎所有人的减肥之路都不会是一帆风顺的，都要经过考验，管住嘴的饮食关、迈开腿的运动关，以及减肥期间必经的瓶颈期，又叫作体重下降的平台期。

平台期即当人体为了控制体重而减少食物能量摄取的一段时间后，即使是在坚持运动的情况下，身体出于对自身的保护，会自发地做出调整，降低基础代谢率，减少能量的消耗，促使能量的摄入与消耗达到一个新的平衡状态，体重就很难持续下降了，这种情况被称作减肥的平台期或停滞期。

对于平台期的产生，很多人表示特别不理解，自己正撸胳膊

站上去看看减肥成效！

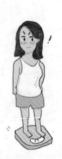
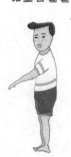

挽袖子减肥减得意气风发呢，为什么会遭遇平台期？

　　其实，平台期的出现也算是人类在进化过程中没有丢失的一种自我保命能力的显现。当初咱们的祖先，哪里有现在想吃就吃、想喝就喝、物质极大丰富的幸福生活，他们经常遭遇恶劣自然环境造成的食物匮乏，体力不支。于是，为了适应这种吃了上顿没下顿的日子，人体的各个器官系统在大脑的统一指挥和调度下，开始集体"开源节流"。

　　当进食减少时基础代谢率降低、减少能量消耗来维持生命。人体的这种调节机制，在人类漫长的繁衍进化过程中一直存在。当开始因为减肥而少吃甚至不吃东西的时候，身体就会误认为是遇到了荒年，于是，一段时间后，新的能量平衡状态会阻止体重的下降，减肥就会迎来平台期。

　　减肥阶段越是少吃或不吃东西，就越早出现平台期，所以采取饿肚子的方式减肥是相当不明智的。平台期就是减肥征程上的"拦路虎"，与其害怕、逃避它，不如坦然面对，科学减重。

调整好心态，全然接受

　　✿　事先有所准备，以主动的心态迎接平台期的到来。一般情况下，平台期一般出现在实施减肥的2～3周，如果仅减少摄入量，平台期会来得早一些，如果配合规律的运动，平台期会来得晚一些，甚至在1个月之后才出现。

　　✿　面对平台期，不要放弃。减肥的人总喜欢每天称体重，

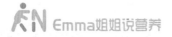

希望用每天体重下降的数字来激励自己。进入平台期后，可以暂时把体重秤放在一边，不需要每天都称体重。

进一步优化饮食结构

✿ 在平台期最错误的做法是继续节食或不吃东西。其实，是吃好了才有力气减肥。正确的做法是优化每天所吃的食物，再适当减少碳水化合物的摄入量（主要减少主食的摄入，特别是晚餐的主食），替代性增加豆类植物蛋白或低脂肉类蛋白，蛋白质摄入可提高基础代谢率，增强体质。

✿ 既不提倡仅吃蔬菜、水果的减肥方式，也不提倡仅吃蛋白质的减肥方式。这些极端的减肥方式不仅导致过早出现减肥平台期，且损害身体健康。

✿ 可以选用代餐减肥，但最好只是替代晚餐。

坚持运动

✿ 改变运动方式

如果之前你只做一种有氧运动，进入瓶颈期后，可以尝试改换另外一种有氧运动，或者加入一些局部的增肌训练。

✿ 增加运动强度

这里要科普大家一个评价人体运动状态下燃脂能力的指标——运动心率。

进入平台期的一个明显标志就是，在保持原有运动强度的情况下，运动心率达不到燃脂标准了。

一个人的运动心率只有达到其最大心率的 60%～80% 时，才算达标，否则就需要再对自己"狠一些"，加大运动强度，让自己顺利度过减肥的平台期。

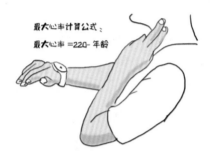

减肥的平台期，绝不是减肥的终点站。这只"拦路虎"在遇到信心、耐心和决心的时候就会变成一只"纸老虎"，用 2 周的时间就能打败它，不信大家可以试试看。

99 还在选择让自己饥肠辘辘的方式减肥？这看上去不太高级

Emma 姐姐曾科普过一个微"拯"体重的话题，很多朋友听后表示要纷纷行动起来。其中有一个微胖的女孩说，自己常常同时受到 2 种画面的诱惑与折磨：一种是美食的诱惑，看到那么多的美食，真想尝一尝。另一种是好身材的诱惑，看到别人的曼妙身材，即使再不爱慕虚荣的女性也想拥有。难道"美食"与"美体"真的只能成为一对"冤家"？

其实并不是！这篇里 Emma 姐姐就再支上几招，让这些微胖的妹子过上既可享受美食又不影响美体塑形的生活，体验一下"鱼与熊掌兼得"的智慧！

改变一日三餐的能量配比

除了管住嘴，每天少吃点，对于饮食能量的控制，还可以通过改变一日三餐的比例来实现。将日常三餐的能量分配比从 3：4：3 调整 4：4：2，可以助你享"瘦"又享受（美食）。

举例说明，一个体重 60 kg 的女孩，为了管理体重，可以将

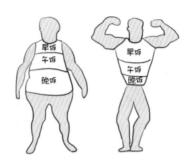

一天总能量控制在 1500～1800 kcal。

具体落实在一日三餐中，能量比例如果是 40%、40%、20%（简称 4∶4∶2），再结合适量运动，1 个月体重减轻 1～2 kg。

但如果一日三餐的能量比例是 1∶4∶5，甚至是 0∶4∶6（完全不吃早餐），她的减肥之路就会崎岖而漫长，收效甚微。

上述这个方案，带给我们以下 3 点启示。

❋ 享受美食的最佳时机是在早餐和中餐，可以把你想吃的或爱吃的高热量美食尽量安排给这两餐（当然，即使如此也应注意摄入量敞开肚皮随便吃）。早餐吃得像皇帝，午餐吃得像贵族，晚餐吃得像贫民，对控制体重绝对是一种智慧策略。

❋ 如果觉得晚餐的热量较难控制，容易吃多，可以选用专业的代餐产品，省心、省力还营养均衡。

❋ 早晨摄入的能量最不容易堆积成脂肪，相反，晚餐摄入超标的能量最容易转为脂肪。

早餐不吃，报复性进食就会发生在中午。所以，想减肥的人该哪一顿多吃、哪一顿少吃，为自己做出正确决定。

合理安排吃饭的时间

按时进餐很重要，早餐最好安排在上午 8 时前，晚餐尽量在晚上 19 时前解决。那些原本不胖，但日渐发福的白领人士可以认真想想，除了久坐、压力带给你体重的增加，一日三餐能量分配比例不合适，晚餐吃得晚、吃得多、吃完就洗洗睡的模式为脂肪增加有"重大贡献"。

改变食物的进食顺序

水果尽量安排在两餐之间吃，外出就餐就别在吃饱后再点果盘了，浪费了钱、撑大了胃不说，关键是水果对身体的营养价值在这种情况下会大打折扣。不知各位是否有留意，很多餐厅，已经将餐后赠送果盘改成餐前水果了。

关于每餐饭的进食顺序，咱们不妨参考借鉴西餐的进食顺序：先吃一些能量低、膳食纤维丰富的食物垫底儿，如蔬菜汤、粗粮主食、蔬菜沙拉等，一方面可以增加饱腹感，以免你"管不

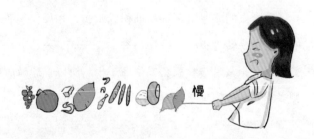

住嘴"过量进食那些高能量的食物。另外一方面有了膳食纤维的包裹，可以阻挡后续进食的脂肪、碳水化合物等高能量的成分被快速吸收进来。

改变你的进食速度

吃东西狼吞虎咽不仅会影响胃肠消化功能，还会造成大脑来不及做出"吃饱了""不饿了"这些反应，导致进食过度。不仅是辜负了美食本身，对减肥不利。不信你再观察吃饭细嚼慢咽的人，鲜少有胖子。

增加咀嚼次数，每一口食物都咀嚼至少 10～15 次。没有养成习惯前可以在心里默默地数，这不仅能够让你尽享舌尖美味，还能在不挨饿的情况下瘦下来，希望大家都来试试。

饥肠辘辘地节食、为了减肥挨饿导致体重快速反弹、内分泌失调。其实，减肥完全不需要让自己如此狼狈，只要你愿意养成科学的好习惯。

100

关于胖瘦这件事儿，还有哪些隐藏的"秘密"是你不知道的

但凡在减肥之路上探索过的人都知道：体重增加是因为吃进来的能量大于消耗的，所以要减重就要少吃、多运动，归结为 6 个字就是多数人耳熟能详的管住嘴，迈开腿。

但对于减肥的认知，如果仅仅停留在"管住嘴，迈开腿"，似乎还不够。为什么自己在计算着热量吃饭，却还是很难瘦下来？为什么每天走上 1 万步但体重还是没发生什么变化？为什么体重迅速降低后又很快反弹了，并且越减越肥？单靠"管住嘴，迈开腿"，的确很难解释在减肥之路上遇到的困惑与不解。因为仔细想想，"管住嘴，迈开腿"诠释的只是关乎胖瘦的外因，而那些隐藏在我们身体里的内因是不可忽视的。哲学有句名言"内因是事物发展变化的根据，外因是事物发展变化的条件，外因的作用无论多大，也必须通过内因才能发挥作用。"

所以，这篇里 Emma 姐姐就和你一起探索 2 个隐藏在我们身体里与胖瘦相关的内因，以便让我们今后的外因更能有的放矢地发挥作用。

靠短期过度节食减肥的"原罪"是什么？

　　过度节食者试图通过减少能量的摄入来快速消耗身体的脂肪，但发生在身体里的事实是，当身体需要的基本能量得不到满足时，会本能地以为遇到了"饥荒"，因此新陈代谢降低、能量的消耗减少（而不会减少脂肪），而一旦节食无法坚持，哪怕只是吃回到正常量的饮食，对于身体会认为摄入量增加，多出来的能量自然就会转化成脂肪，人就会更胖。

　　一旦节食无法坚持，身体会认为不是"饥荒"状态，为了应对未来的挑战而做储备（脂肪可是人体的"战略能源储备"），身体会做一些内分泌激素的调整，减少控制食欲激素的分泌，人往往会比从前吃得更多。

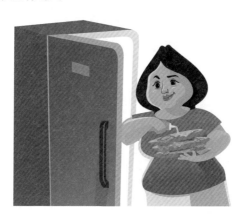

❋　**带给我们的启示**

❋　减肥虽然会减少一部分摄入量，但吃进来的热量无论如

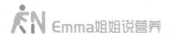

何都要能够满足身体的基本能量需求。如女性每天需要 1200～1500 kcal 的能量，男性每天需要 1500～1800 kcal 的能量，这只是一个参考范围，具体还要根据每个人的体重及活动量做调整。

如果计算食物能量麻烦或有难度，也可以通过下面身体的感觉来判断是否节食过度，饿得心慌、饿得睡不着觉、饿得懒得动、饿得无心做任何事情满脑子想的都是美食等身体一旦出现这些感受，就是在释放节食过度的信号，需要马上做调整。否则，很容易就遭遇到体重反弹或越减越肥。

对体重的管理应该看长期效果，而非短期效果。当我们愿意把目标放长远，就不会仅依靠饿着自己来减肥，而是会尝试通过一些饮食习惯的改变来减肥，如喝咖啡不再放糖、少吃甜食、谢绝喝含糖的饮料、饭菜清淡少盐等，这些看似微不足道的改变，只要坚持每天做，同样会增加减肥效果，常还会有意外的惊喜，如某项不正常的检查指标回到正常水平。

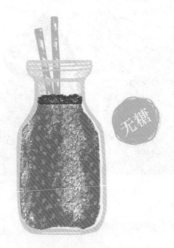

胰岛素与肥胖的关系？

脂肪是人体的战略性能源储备，三大产能营养物质（蛋白质、脂肪、碳水化合物）如果摄入过量，都会有机会贡献成身体的脂肪。而这种贡献过程，都需要一个"关键人物"参与其中，那就是你并不陌生的"胰岛素"。

相信大家对于胰岛素的认知，多是因为糖尿病。但如果你以为胰岛素在人体中的作用就只是降低血糖，那还就真把它想简单了。胰岛素是胰腺 β 细胞分泌的一种激素，它对血液的葡萄糖浓度最敏感，血糖一升高，胰岛素就会被分泌出来开始工作，即打开肝细胞、肌肉细胞、脂肪细胞的"大门"，把葡萄糖从血液中"赶到"这些细胞里面储存起来。

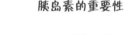

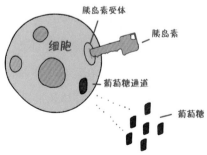

如此一来，血糖虽然降低，但肝细胞、肌肉细胞、脂肪细胞都长"胖"了，如果这些储存进来的能量无法及时消耗出去，身

体就会囤积脂肪。是的，你没理解错，胰岛素会让身体囤积脂肪。胰岛素被释放得越多，身体囤积的脂肪就越多。

想减肥的人，必须少吃或不吃含添加糖或精制糖含量高的食品。因为这些食物会直接转化为葡萄糖，且速度很快，于是短时间内血糖迅速升高，引发胰腺释放过量的胰岛素，把更多的葡萄糖"赶进"细胞，血糖迅速降低，这就是"血糖过山车"。

但细胞接受葡萄糖的能力有限，由于饮食的原因，需要胰腺长期分泌很多胰岛素来应对"血糖过山车"，这些细胞就不是很情愿听从胰岛素的安排乖乖打开"大门"接受葡萄糖了，即形成了所谓的"胰岛素抵抗"。于是，胰岛会更加"疯狂"地分泌胰岛素，让细胞打开大门来接受葡萄糖，从而降低血糖。

这将是很多恶性循环的开始，不仅有因胰岛过度劳累引发高血糖、糖尿病的危机，还会加剧身体的日渐肥胖（因为有更多葡萄糖被胰岛素"塞进"脂肪细胞而又消耗不掉）。

❀ 科学减重

❀ 要想减肥，吃对食物比吃多少食物更重要。与其每天折磨自己的精神、考验自己的毅力般饿着自己，不如学习一下如何吃对的食物，让身体的血糖在进食后尽量保持平稳，避免出现"血糖过山车"，也就避免了身体长胖及出现胰岛素阻抗的危险。

❀ 我们要选择吃有饱腹感，营养价值高、且升糖作用没那么强的食物。这类食物的共同特征是含丰富的水分、纤维、蛋白质，没有被精加工，属于中或低生糖指数食物。

❋　如果非要用"节食"一词，那么，在体重管理的道路上，真正需要被节制的应该是那些精细的主食、含糖的饮料或乳制品、各种烘焙食品（面包、饼干、甜点）、精制的糖及高甜度的水果。

希望今天分享的这些隐藏在身体里的生理学和生物化学秘密，能够让大家更了解自己的身体，多一份科学的认知，就少一份盲目和冲动。减肥如此，管理健康亦如此。

参考文献

［1］ 杨月欣，葛可佑. 中国营养科学全书. 2 版. 北京：人民卫生出版社，2019.

［2］ 孙长灏. 营养与食品卫生学. 8 版. 北京：人民卫生出版社，2017.

［3］ 李勇. 营养与食品卫生学. 北京：北京大学医学出版社，2005.

［4］ 中国营养学会. 中国居民膳食指南 2016（专业版）. 北京：人民卫生出版社，2016.

［5］ 中国营养学会. 中国居民膳食营养素参考摄入量速查手册（2013 版）. 北京：中国标准出版社，2014.

［6］ 杨月欣. 中国疾病预防控制中心营养与健康所. 中国食物成分表标准版. 6 版. 北京：北京大学医学出版社，2019.

［7］ Louise Burke，Vicki Deakin. 实用运动营养学. 常翠青，艾华，译，5 版，北京：科学出版社，2019.

［8］ 顾景范. 中国居民营养与慢性病状况报告（2015）解读. 营养学报，38（6）：525-529.

［9］ 诸骏仁，高润霖，赵水平，等. 中国成人血脂异常防治指南（2016 年修订版）. 中华心血管病杂志，2016，44（10）：833-853.

［10］ 中华人民共和国国家卫生和计划生育委员会. WS/T 579—2017. 0～5 岁儿童睡眠卫生指南. 北京：中国标准出版社，2017.

［11］ World Health Organization. Guidelines on physical activity, sedentary behaviour and sleep for children under 5 years of age [EB/OL]. (2019-04-02) [2022-01-05]. https://www.who.int/publications/i/item/9789241550536.

［12］ 中国超重肥胖医学营养治疗专家共识编写委员会. 中国超重 / 肥胖医学营养治疗专家共识（2016 年版）. 中华糖尿病杂志，2016，8（9）：525-540.

［13］ 曾小峰，陈耀龙. 2016 中国痛风诊疗指南. 中华内科杂志，2016，55（11）：892-899.

［14］ 中国高血压防治指南修订委员会. 中国高血压防治指南（2018 年修订版）.

中国心血管杂志，2019，24（1）：24-56.

［15］ 赫捷，陈青. 2015 中国肿瘤登记年报，北京：清华大学出版社，2017：52-76.

［16］ 单忠艳. 中国居民补碘指南解读. 中国实用内科杂志，2019，39（4）：347-350.

［17］ 中华医学会糖尿病学分会. 中国 2 型糖尿病防治指南（2020 年版）. 中华糖尿病杂志，2021，13（4）：315-409.

［18］ 李汇柯，冯楠，王闻博，等. 皮肤糖化反应发生机制、影响因素及抗糖化在化妆品行业中的发展现状. 日用化学工业，2021，51（2）：153-160.

［19］ U.S. department of health and human services (NIH), National Heart, Lung and blood Institute. Your guide to lowering your blood pressure with dash [EB/OL]. (2015-08-01) [2022-01-05]. https://www.nhlbi.nih.gov/files/docs/public/heart/dash_brief.pdf.

［20］ Morris MC, Tangney CC, Wang Y, et al. Mind diet slows cognitive decline with aging. Alzheimers Dementia. 2015, 11 (9): 1015–1022.

［21］ Gill V, Kumar V, Singh K, et al. Advanced Glycation End Products (AGEs) may be a striking link between modern diet and health. Biomolecules, 2019 (9): 888-909.

［22］ Song YZ, Lobene AJ, Wang YF, et al. The dash diet and cardiometabolic health and chronic kidney disease: a narrative review of the evidence in east asian countries. Nutrients, 2021, 13 (3): 984.

［23］ Emeran Mayer. 第二大脑. 冯仁南，李春龙，译. 北京：机械工业出版社，2018：1-77.